循環器疾患
治療戦略と実践

医事出版社

序

　本書は，年2回定期的に開催されている「大阪湾岸心臓会議（Bay Area Heart Conference）」の第9回から第16回において発表された講演のうち，月刊誌『診療と新薬』（医事出版社）に掲載された記録をまとめたものである．第1回から第8回までの記録は『循環器疾患 UP TO DATE』（永井書店，1999年）としてまとめられており，本書はその続編である．

　この会議は，「大阪湾岸」という人的交流の盛んな地域で開催される循環器疾患研究会であるが，本書の目次をご覧いただければお分かりのように，毎回テーマを決め，症例検討を主体とする実践的な内容を中心に議論することをモットーとしている．本書に収められた会議は1999年秋から2003年春にかけて開催されたものであるが，この間，循環器科をめぐる状況にはいくつかの大きな変化がみられる．たとえば，冠動脈インターベンションの急速な普及があり，また多くの大規模試験からのエビデンスによる，薬物治療を中心とした心疾患の一次予防・二次予防の重要性に対する認識の深まりがある．すなわち，今日の循環器専門医においては「急性期の患者をいかに救命し得るか」という課題に加えて，「いかに重篤な心疾患を予防し得るか，患者の治療予後の質をいかに高めるか」が大きな使命になってきたと言えよう．

　しかしながら，循環器専門医の役割はこれにとどまるものではない．言うまでもなく，現在得られているエビデンスだけでは対処できない症例・疾患は数多く存在し，そこではむしろ個々の具体的な症例に直面する医師の"エクスペリエンス"が重要なものとなる．このことが本会議において，一般的な研究会では取り上げられる機会が少ない，比較的目立たないテーマが立てられていることのゆえんであり，本会のような"face-to-face"の関係の中でお互いの経験を持ち寄り研鑽し合うこともまた，重要なEBMの一環であると考える．また，各テーマについての教科書的な典型例もおおむね網羅されており，第一線で活躍するexpertの講師による"Special Lecture"も含め，循環器専門医のみならず，多くの臨床医，医学生，医療従事者等の方々に本書をご活用いただければ幸いである．

　最後に，ご多忙の中ご執筆をいただいた諸先生方に感謝の言葉を記しておきたい．

2006年7月

編集委員一同

目　次

（所属は各回の大阪湾岸心臓会議開催当時のもの。）

I　二次性心筋症と心筋炎
〔第9回大阪湾岸心臓会議：1999年10月2日・神戸／当番幹事：田内　潤（大阪労災病院内科）〕

1. 治療に難渋した心アミロイドーシスの一例
　　　　瀬口　理（三木市民病院循環器科）ほか… 2

2. 肥大型心筋症を疑われ心筋生検によりFabry病と診断された一症例
　　　　浅井光俊（大阪府立病院心臓内科）ほか… 4

3. 治療抵抗性の急性心不全で死亡したアルコール多飲者の一例
　　　　清水政克（三田市民病院内科）ほか… 6

4. ステロイド治療の奏功した好酸球性心筋炎の1例
　　　　上田亮介（医療法人愛仁会高槻病院循環器内科）ほか… 10

5. 消化器症状にて発症した心筋炎2例
　　　　織田茂哉（大阪府済生会野江病院循環器科）ほか… 11

6. β遮断薬療法が有効であったダウノルビシン心筋症の一例
　　　　合屋佳世子（公立学校共済組合近畿中央病院循環器内科）ほか… 13

7. carvedilolが有効であったアドリアマイシン心筋症の一例
　　　　永井邦彦（市立岸和田市民病院循環器内科）ほか… 15

II　先天性心疾患—ADULT
〔第10回大阪湾岸心臓会議：2000年4月8日・大阪／当番幹事：瓦林孝彦（馬場記念病院内科）〕

1. 三次元CTを用いて瘻管の立体的構造を観察した先天性冠動脈瘻の一剖検例
　　　　瀬口　理（三木市民病院循環器科）ほか… 20

2. 手術に踏み切れなかったhigh flow肺高血圧を伴う心室中隔欠損症の一例
　　　　牧山　武（兵庫県立尼崎病院循環器内科）ほか… 22

3. 右室内異常筋束に肺動脈弁狭窄，左上大静脈遺残・冠静脈洞還流の合併した成人例
　　　　清水雅俊（国立神戸病院循環器科）ほか… 23

4. 高度左側房室弁（三尖弁）逆流を伴った成人修正大血管転位症に対する
　　左側房室弁置換術の一例
　　　　江神康之（大阪労災病院循環器内科）ほか… 25

III 心房細動および上室性頻拍性不整脈

〔第11回大阪湾岸心臓会議：2000年9月30日・神戸／当番幹事：井上智夫（六甲アイランド病院循環器科）〕

1. 慢性心不全患者における発作性心房細動発症予測
   ―P波加算平均心電図と血漿心房性利尿ペプチド濃度を用いて―
   山田貴久（大阪府立病院心臓内科）ほか… 30

2. ワルファリン投与中至適コントロール下においても両心房内血栓が生じた
   非弁膜症性心房細動の一例
   安岡良典（国立大阪病院循環器科）ほか… 32

3. 慢性非弁膜症性心房細動に対する電気的除細動の至適回数と
   エネルギー量についての検討
   西野雅巳（大阪労災病院循環器内科）ほか… 33

4. 肺静脈起源発作性心房細動に対しカテーテルアブレーションを施行した一例
   吉田明弘（兵庫県立姫路循環器病センター循環器科）ほか… 36

IV 肥大型心筋症

〔第12回大阪湾岸心臓会議：2001年4月7日・大阪／当番幹事：松田光雄（岸和田市民病院循環器内科）〕

1. 肥大型心筋症における微少心筋障害の検出―心筋トロポニンTを用いて―
   永井康三（兵庫県立尼崎病院循環器内科）ほか… 40

2. 虚血性心疾患を合併した肥大型心筋症例
   高谷具史（兵庫県立姫路循環器病センター循環器科）ほか… 41

3. 発作性心房細動（Paf）を契機に心不全増悪を繰り返し
   アミオダロンにて心不全がコントロールできた閉塞性肥大型心筋症（HOCM）症例
   大庭宗夫（岸和田市民病院循環器内科）ほか… 44

4. 高齢者の閉塞性肥大型心筋症（HOCM）に対し
   経皮的心室中隔心筋アブレーション（PTSMA）が著効した一例
   渡部徹也（関西労災病院循環器科）ほか… 46

【SPECIAL LECTURE】
PTSMA：閉塞性肥大型心筋症への新しい治療オプション
高山守正（日本医科大学内科学第一講座）… 49

V 慢性腎不全患者の心疾患
〔第13回大阪湾岸心臓会議：2001年10月13日・大阪／当番幹事：伊藤 彰（大阪市立総合医療センター循環器内科）〕

1. 慢性腎不全透析患者における冠動脈造影所見および治療成績の検討
   中島康弘（兵庫県立尼崎病院循環器内科）ほか… 56

2. 血液透析患者での冠動脈疾患の診断
   ―運動回復期血圧遅延を用いたトレッドミル運動負荷試験の有用性について―
   福井政慶（回生会宝塚病院循環器内科）ほか… 58

3. 高血圧, 糖尿病性心腎不全の一治療例―特に利尿剤の使い方の観点から―
   岡田健一郎（市立貝塚病院循環器内科）ほか… 60

4. 慢性透析患者の感染性心内膜炎の2症例
   長江啓二（府中病院循環器科）ほか… 61

【SPECIAL LECTURE】
慢性腎不全患者における心血管疾患
   稲永 隆（国立循環器病センター内科, 高血圧・腎臓部門）… 66

VI 虚血性心筋症・重症虚血性心疾患
〔第14回大阪湾岸心臓会議：2002年3月23日・大阪／当番幹事：梶谷定志（兵庫県立姫路循環器病センター循環器科）〕

1. ミルリノン投与後心室粗細動を繰り返し治療に難渋した心筋梗塞の一例
   上垣内 敬（岸和田市民病院循環器内科）ほか… 70

2. 冠血行再建術にて心機能の著明に改善した無痛性虚血性心筋症の一例
   木岡秀隆（大阪府立病院心臓内科）ほか… 72

3. CABGにて改善を認め, 組織所見も確認しえた虚血性心筋症の一例
   本庄友行（三木市民病院循環器科）ほか… 73

4. 慢性期にICD植え込みを要した虚血性心筋症の一例
   黒田祐一（公立豊岡病院循環器科）ほか… 76

5. 経皮的冠血管形成術（PTCA）で安定透析が可能になった
   糖尿病・3枝病変の一例
   岩佐尚子（淀川キリスト教病院循環器内科）ほか… 78

【SPECIAL LECTURE】
虚血性心筋症に対する外科治療
   向原伸彦（兵庫県立姫路循環器病センター心臓外科）… 80

VII 心臓腫瘍

〔第15回大阪湾岸心臓会議：2002年9月21日・大阪／当番幹事：鷹津良樹（兵庫県立尼崎病院内科）〕

1. 心不全にて発症した多発性左房内腫瘤の一症例

    玉置俊介（大阪府立病院心臓内科）ほか … *84*

2. 孤立，腫瘤形成型の心転移を認めた転移性子宮筋腫の一例

    堀江貴裕（兵庫県立尼崎病院循環器内科）ほか … *85*

3. 右房腫瘍か血栓か鑑別困難であった心房細動の一手術例

    板倉玉季（大阪労災病院循環器科）ほか … *87*

4. 慢性関節リウマチを合併したため腫瘍摘出後診断に難渋した左房粘液腫の一例

    西尾まゆ（関西労災病院循環器科）ほか … *89*

【SPECIAL LECTURE】
心臓腫瘍と心腔内異常構造物

吉川純一（大阪市立大学大学院医学研究科循環器病態内科学）… *91*

VIII β遮断薬

〔第16回大阪湾岸心臓会議：2003年3月15日・大阪／当番幹事：南都伸介（関西労災病院循環器科）〕

1. β遮断薬により僧帽弁閉鎖不全の軽減を認めた肥大型心筋症の一症例

    大西俊成（関西労災病院循環器科）ほか … *94*

2. 心筋梗塞に対するカルベジロールの有用性の検討

    山田慎一郎（兵庫県立姫路循環器病センター循環器科）ほか … *97*

3. 慢性心不全患者におけるカルベジロールの効果―拡張機能からみた検討―

    浅井光俊（大阪府立病院心臓内科）ほか … *99*

4. BMIPP心筋シンチと心筋生検組織型による拡張型心筋症の
   β遮断薬治療反応性の検討

    砂 真一郎（大阪労災病院循環器科）ほか … *101*

【SPECIAL LECTURE】
慢性心不全と筋小胞体機能

矢野雅文（山口大学医学部器官制御医科学講座循環病態内科学）… *102*

心不全治療と核医学

石田良雄（国立循環器病センター放射線診療部）… *104*

● 索引（数字・欧文／和文） …………………………………… *106*

I

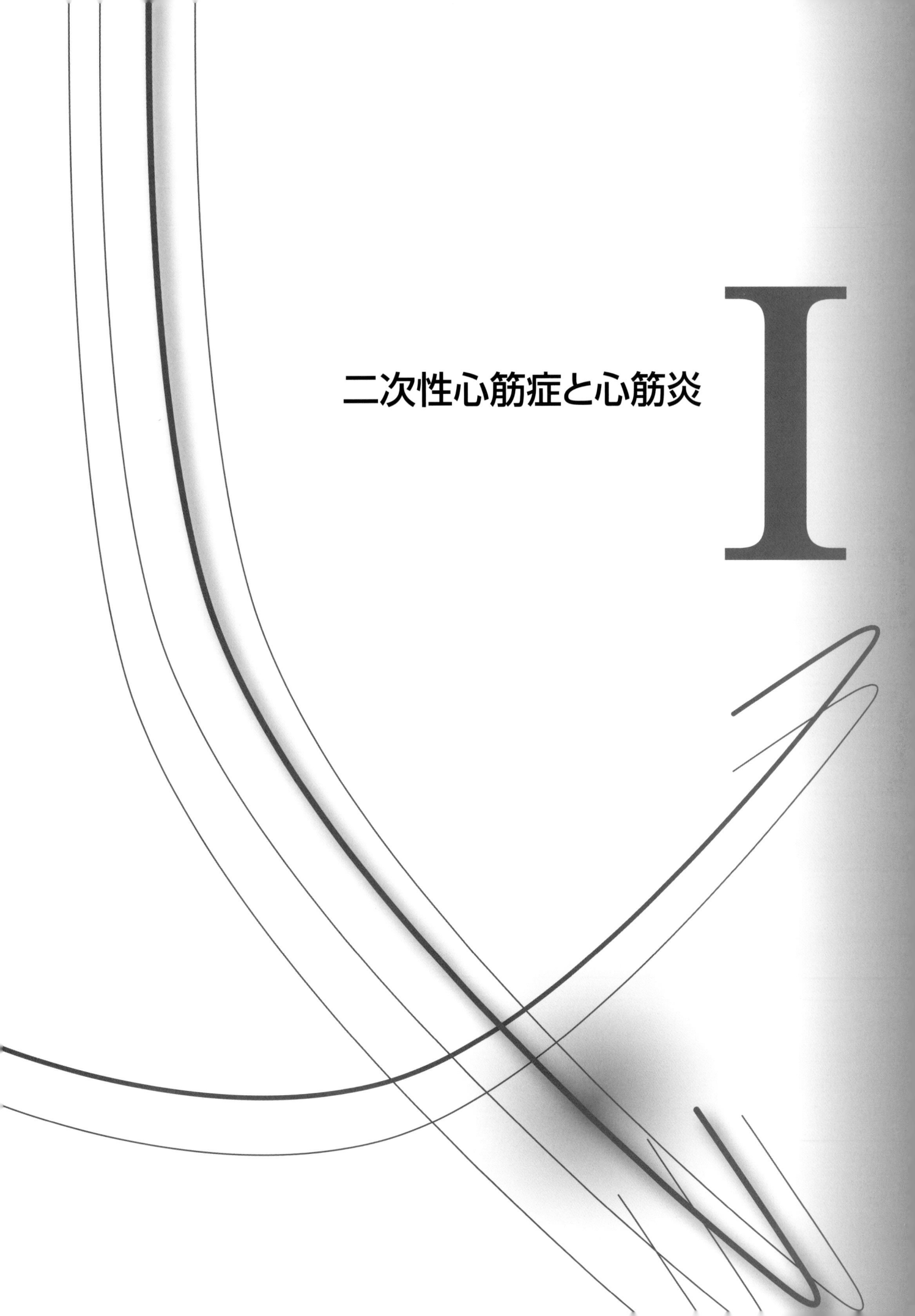

二次性心筋症と心筋炎

■I. 二次性心筋症と心筋炎

治療に難渋した心アミロイドーシスの一例

三木市民病院循環器科　瀬口　理／寺島充康／粟野孝次郎／森　孝夫／服部かおる
高月清宣／藤田英樹／大橋佳隆／稲留哲也／前田和美
国立循環器病センター心臓内科　山岸正和／中谷　敏
同　病理部　植田初江

● はじめに

アミロイドーシスとはアミロイド蛋白が種々の原因によって細胞外に沈着し、組織や臓器の障害を生じる症候群である。なかでも原発性アミロイドーシスは予後不良であり、Mayo Clinicの報告ではその平均生存期間は20.4カ月である[1]。その一病変である心アミロイドーシスの合併例ではさらに予後は不良で、心不全症状出現後の平均生存期間は0.75年と報告されている[2]。今回我々は治療に難渋し、心不全症状出現後約1年の経過で死亡した心アミロイドーシスの一例を経験したので若干の文献的考察を加えて報告する。

● 症例：54歳、男性
主訴：呼吸困難感
既往歴：肝機能障害（平成10年3月）
家族歴：特記事項なし
現病歴：平成10年3月頃より呼吸困難感、腹満感を自覚するようになり、5月初旬に近医を受診した。心エコー検査、心臓カテーテル検査等の結果、肥大型心筋症と診断され、その後他医にて利尿剤等の投薬加療を受けていた。同年10月初旬より呼吸困難感が増強し、10月29日当院を紹介され入院となった。
入院時現症：身長170 cm、体重64 kg、意識清明、体温36.6℃、血圧102/78 mmHg、脈拍64拍/分 整、頸静脈怒張を認め、肺雑音なし、心音にてⅢ音聴取、腹部所見にて肝を2～3横指触知、New York Heart Association（NYHA）Ⅲ度。
入院時血液検査所見：血算に異常所見は認めず、生化学にてGOT 55 IU/l, GPT 51 IU/l, ALP 500 IU/l, LAP 95 IU/l, LDH 620 IU/l, γ-GTP 337 IU/lと肝胆道系酵素の上昇を認めた。またUA 8.9 mg/dlと高値であった。
入院時胸部X線写真：心胸郭比は60%で、肺野にうっ血像は認めなかった。
入院時心電図（図1）：心拍数は63拍/分で、調律は3：1の心房粗動であり、V_1からV_3誘導にR波の減高を認めた。
入院時心エコー図所見（図2）：左室拡張末期径47 mm, 左室収縮末期径38 mm, % fractional shortening (%FS) 19%で、左室収縮能の低下を認めた。中隔壁厚18 mm, 後壁厚17 mmと著明な左室肥大を認めたが、非対称性中隔肥厚、僧帽弁の収縮期前方運動等はみられなかった。また壁内に粒状のエコー輝度の上昇（granular sparkling appearance）が認められた。有意な弁逆流はなかった。左室流入路のパルスドップラー波形（TMF）にて急速流入（E）波は64 cm/s, 心房収縮（A）波は認められず、E波のピークからの減速時間（deceleration time：DcT）は100 msecと短縮していた。

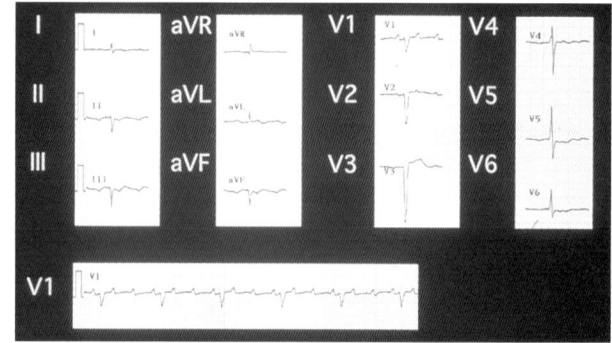

図1　入院時心電図

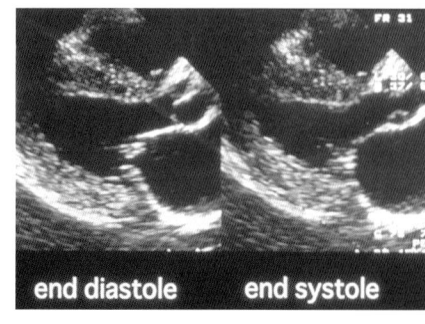
a：傍胸骨長軸像

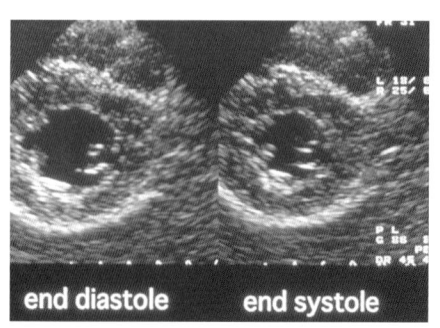
b：傍胸骨短軸像

図2　入院時心エコー検査

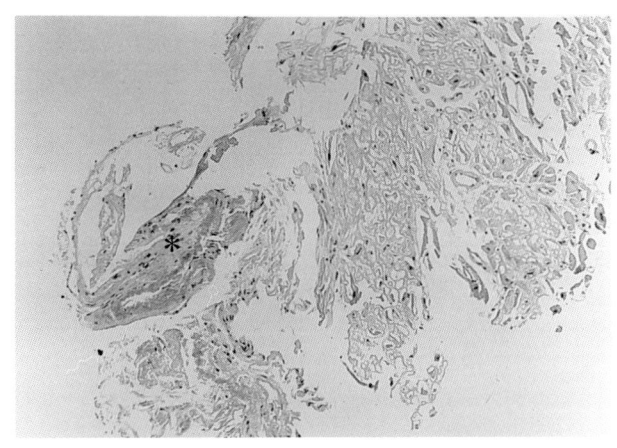

図3 心筋組織所見
ネクロプシーされた心筋組織のcongo-red染色標本。心筋細胞は変性，萎縮が強く，一部心筋および心筋周囲組織にcongo-red陽性の無構造物の沈着（＊）を認めた。

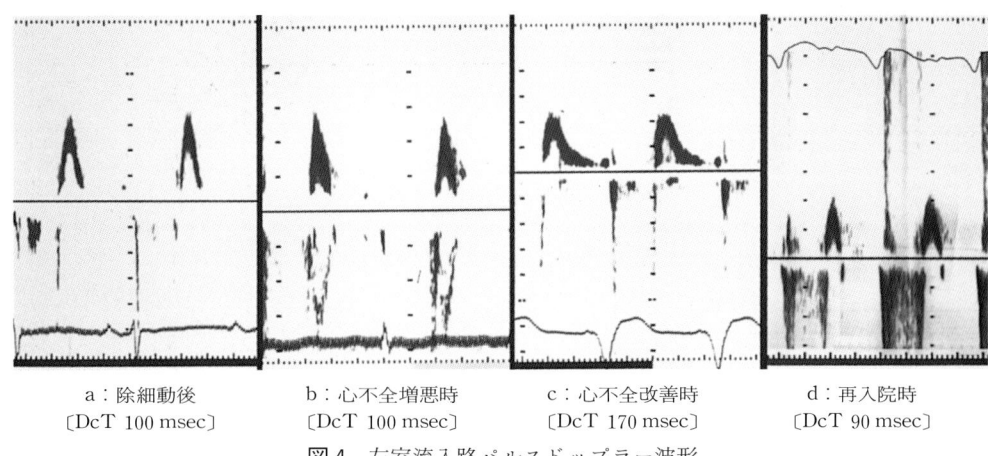

a：除細動後　　　b：心不全増悪時　　c：心不全改善時　　d：再入院時
〔DcT 100 msec〕　〔DcT 100 msec〕　〔DcT 170 msec〕　〔DcT 90 msec〕

図4　左室流入路パルスドップラー波形

特殊検査所見：蛋白分画にてM-bowを認め，免疫電気泳動にて血中M蛋白，尿中Bence-Jones蛋白を認めた。骨髄穿刺にて骨髄像に異常はなかった。十二指腸生検を行ったがアミロイドの沈着はなかった。

入院後経過：平成10年10月29日に当院入院となり，入院翌日に心房粗動に対し電気的徐細動を行い，洞調律に復帰した。洞調律復帰後の心電図ではⅠ度の房室ブロックを認めた。心不全に対してフロセミド（80 mg），スピロノラクトン（50 mg），カルベジロール（2.5 mg），テモカプリル（1 mg）を投与した。徐々に患者の自覚症状も改善したため（NYHA Ⅱ度），12月17日にカルベジロール，テモカプリルを増量した。また患者が口渇を訴えたため18日にはフロセミドを減量した。その後20日に呼吸困難感の増強と胸部X線写真上の胸水の貯留を認め，心不全の増悪と判断した（NYHA Ⅳ度）。そのためカルベジロール，テモカプリルを一時中止し，フロセミドの持続点滴を行った。翌21日には洞停止による房室接合部調律を認めたため体外式DDDペーシングを行い，さらにSwan-Ganzカテーテルを留置した。洞停止の改善がみられないため，25日にDDDペースメーカー埋め込みを行った。その後再びカルベジロール，テモカプリルの内服を再開し，ピモベンダンも開始，さらにフロセミドの増量を行った。入院時は64 kgあった体重もペースメーカー埋め込み後は60 kgに減少し，患者の自覚症状も改善したため（NYHA Ⅱ度），3月13日に退院となった。その後再び3月29日に呼吸困難感の増強を認め，当院へ再入院した。再入院後は内科的治療に反応乏しく，機械的心肺補助の導入，心移植適応の評価も含めて，4月21日に国立循環器病センターに紹介した。しかし，循環器病センター転院翌日，心不全の増悪のため死亡した。ネクロプシーにて得られた心筋標本にて著明なアミロイドの沈着を認め，心アミロイドーシスと診断された（図3）。

● **考察**

心アミロイドーシスは，アミロイドが心臓の間質を中心に沈着することによって正常の心筋細胞が圧迫，萎縮，置換され，心臓自体のコンプライアンスが低下することにより，いわゆる拘束型の血行動態を示す心筋症のひとつである。アミロイドの沈着により著明な心肥大，左室内腔の狭小化を認め，拡張障害を主体とした心機能の低下より，動悸，息切れ，浮腫等の心不全症状を生じる。これまでも心エコー検査を用いた心アミロイドーシス患者の予後の検討は行われている[3]。心エコー検査から求められるTMFのDcTは拡張能を評価するのに有用であるが，本症例においても経過中，定期的にTMFを記録している（図4）。入院時のTMFでは急峻なE波を認め，DcTは100 msecと短縮を示した。ペースメーカーの埋め込みと，利尿剤，β遮断薬およびACE阻害薬の併用により患者の自覚症状がもっとも改善していた頃の心エコー検査にて，収縮能の指標である%FSには変化がなかったが，TMFではDcTは170 msecと延長し，拡張能の改善により自覚症状の改善がもたらされたと考えられた。再入院後のTMFではDcTは90 msecと再び著明

■ I. 二次性心筋症と心筋炎

に短縮しており，その後に死亡した。Klein らは心アミロイドーシスの患者を DcT＞150 msec の群と DcT≦150 msec の群に分け予後を検討しているが，DcT≦150 msec の群で有意に 1 年生存率が低かったとしている[4]。本症例も入院時の DcT は 100 msec であり，治療により一時的に DcT の改善は得られたものの，予後不良群であったと考えられる。さらに本症例の場合，患者の自覚症状と TMF の変化がよく相関しており，TMF は心アミロイドーシスの患者において，予後のみならずその臨床経過の評価にも有用であると考えられた。

● 文献

1) Gertz, M. A., Kyle, R. A.: Primary systemic amyloidosis—a diagnostic primer. Mayo Clin. Proc., 64: 1505〜1519, 1989.
2) Dubrey, S. W., Cha, K., Anderson, J., et al: The clinical feature of immunoglobulin light-chain (AL) amyloidosis with heart involvement. Q. J. Med., 91: 141〜157, 1998.
3) Garcia, L. C., Reeder, G. S., Kyle, R. A., et al: Echocardiographic findings in systemic amyloidosis: Spectrum of cardiac involvement and relation to survival. J. Am. Coll. Cardiol., 6: 737〜743, 1985.
4) Klein, A. L., Hatle, L. K., Taliercio, C. P., et al: Prognostic significance of doppler measures of diastolic function in cardiac amyloidosis. Circulation, 83: 808〜816, 1991.

肥大型心筋症を疑われ心筋生検により Fabry 病と診断された一症例

大阪府立病院心臓内科　浅井光俊／福並正剛／下永田　剛／熊谷和明／山田貴久
　　　　　　　　　　扇田久和／朝野仁裕／平田明夫／伯耆徳武

● はじめに

Fabry 病は 1898 年に Fabry, Anderson らによって初めて報告された伴性劣性遺伝の糖脂質代謝異常で，全身の臓器障害を生じる疾患である。その本態は，lysosome の水解酵素の一つである α-galactosidase の活性の欠損，ないしは低下によって全身の臓器，特に皮膚，腎，神経，眼，心臓にグリコスフィンゴリピッドが進行性に蓄積する疾患である。心臓では，特に心室中隔に沈着し心筋肥厚をきたすため，肥大型心筋症類似の病態を呈する。また，最近，心肥大を主症状とし Fabry 病の典型的全身症状を呈さない非典型的 Fabry 病が明らかとなった[1,2]。

今回，肥大型心筋症を疑われ心内膜心筋生検によって初めて Fabry 病と診断された比較的まれな症例を経験したので報告する。

● 症例

患者：44 歳，男性
主訴：心拡大
既往歴：特記事項なし。
家族歴：母が拡張型心筋症，姉が慢性心不全で他院に通院中。
現病歴：10 歳頃に四肢末端痛を自覚，15 歳頃より低汗症，顔面紅斑を自覚するも放置していた。36 歳時，胸部レントゲン写真で心陰影の拡大を指摘されるも放置。43 歳時，NYHA I 度ではあったが近医で胸部レントゲン

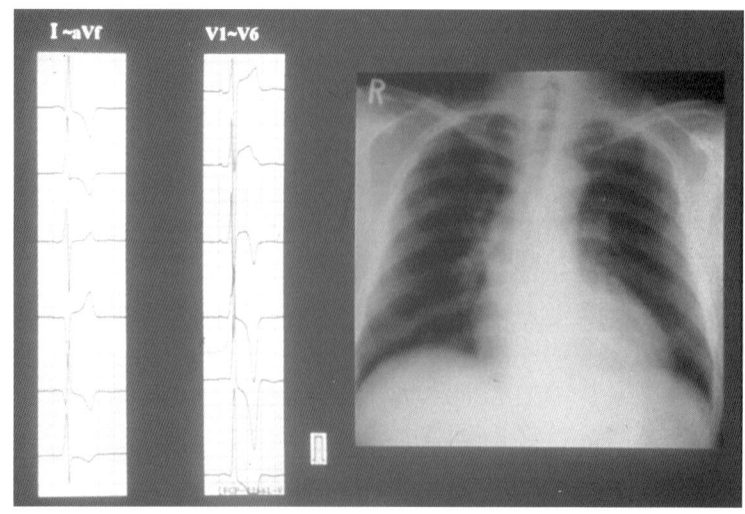

図 1　安静時心電図，胸部 Xp

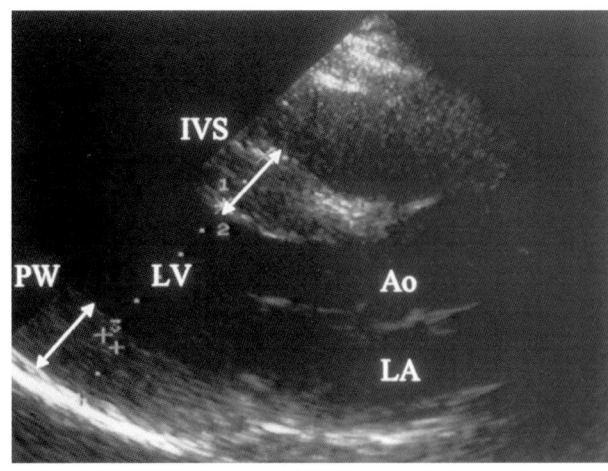

図2 心臓超音波検査
Ao：大動脈, LA：左心房, LV：左心室,
IVS：心室中隔, PW：左室後壁

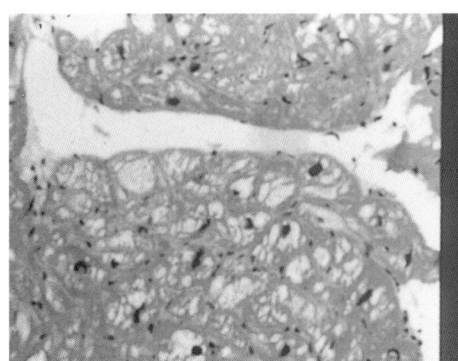

a：光顕像では細胞内の空胞化を認める。　b：電顕像ではlysosome内に年輪状の蓄積物を認める。

図3　左室心内膜心筋生検

写真にて再度心陰影の拡大を指摘されたため当院受診。精査目的で心臓カテーテル検査，心内膜心筋生検施行となった。

入院時現症：身長172 cm, 体重78 kg, 脈拍60拍/分・整，血圧118/60 mmHg。胸骨左縁第3肋間にLevine 2/6度の収縮期雑音聴取。肺野にラ音は聴取されなかった。腹部では肝が二横指触知された。下腿に浮腫は認められなかった。

入院時検査所見：AST 26 IU/l, ALT 21 IU/l, LDH 594 IU/l と軽度の肝障害，血清Cr 1.36 mg/dl, BUN 27 mg/dl と軽度の腎障害が認められた。また，蛋白尿（2＋）も認められた。

入院時心電図：安静時にI, II, $_aV_L$, V_3～V_6で巨大陰性T波を認めた（図1左）。

入院時胸部X線写真：心胸郭比56％と心陰影の軽度拡大を認めたが，肺うっ血像はみられなかった（図1右）。

心臓超音波検査：心室中隔壁20.5 mm, 後壁18.6 mmと著明な壁肥厚を認め，その傾向は特に心尖部で著明であった。左室拡張末期径49 mm, 収縮末期径26 mm, 駆出率81％と収縮能は正常で，左房径は43.3 mmであった。また，僧帽弁，大動脈弁に閉鎖不全や狭窄を認めず，僧帽弁収縮期前方運動も認めなかった（図2）。

心臓カテーテル検査：左室造影にて壁肥厚を認めるも壁運動に異常はなく，僧帽弁逆流も認めなかった。冠動脈造影では，冠動脈に有意な狭窄は認めなかった。

左室心内膜心筋生検：HE染色による光顕で，心筋細胞の径の増大，核の異型，細胞内の空胞化を認め，電顕では，細胞内にmyelin様の層状構造を有する沈着物を認めた（図3）。

Lysosome酵素活性測定：α-galactosidase活性は，1.4 nmol/mg protein/h で正常値（12.0～53.4）の3.0％と著明な低値を示しており，Fabry病と診断した。また，その後の検査にて角膜に渦状混濁を認め，顔面紅斑は被角血管腫であることが判明した。

●考察

Fabry病は1898年に，Fabry, Andersonにより，angiokeratoma corporis diffusumとして初めて報告されており，主に皮膚科領域で注目されていた。その後，lysosomeの水解酵素の一つであるα-galactosidaseの活性の欠損，ないしは低下によって全身の臓器，特に皮膚，腎，神経，眼，心臓にグリコスフィンゴリピッドが進行性に蓄積する疾患であることが明らかとなった。

典型的な男性患者では，学童期の発作的な四肢の疼痛が発見の契機となることが多く，他に臓器生検により偶然発見されることもある。本症例は，近医にて心拡大を指摘され当院受診となった。NYHA I度と心不全症状を認めなかったが，心臓超音波検査で心室中隔壁，後壁

■ I. 二次性心筋症と心筋炎

ともに著明な壁肥厚を認めたことと，家族歴が濃厚であったため心内膜心筋生検を施行した。心筋組織から，細胞内にmyelin様の層状構造を有する沈着物を認め，また，リンパ球中のlysosome酵素活性測定で，α-galactosidase活性が低値であったことからFabry病と診断した。

最近，心肥大を主症状とし，他の全身症状を欠く非典型的Fabry病が存在し，その頻度は典型的Fabry病と異なり，まれではないことが明らかとなっている。本症例も，当初は非典型的Fabry病を疑ったが，問診にて10歳時より四肢末端痛を認め，15歳時より低汗症，顔面紅斑を自覚していたが放置していたことが明らかとなり，腎機能障害，および，角膜に渦状混濁を認め，顔面紅斑は被角血管腫であることが判明したため典型的Fabry病と診断した。

現在，Fabry病に対する根本的治療法はない。しかし，他の脂質蓄積症と異なりFabry病には中枢神経症状がなく，将来的には酵素補充療法の適応となる可能性もある。したがって，今後予後不良の因子となりうる心筋障害の判断，および，そのメカニズム解明のため，典型的Fabry病，ないしは心筋肥大のみを示す非典型的Fabry病においても，可能な限り心内膜心筋生検を施行する必要性はあると考えられる。

● 文献
1) Nakao, S., Takenaka, T., Maeda, M., et al: An atypical variant of Fabry's disease in men with left ventricular hypertrophy. N. Engl. J. Med., 333：288, 1995.
2) 中尾正一郎，竹中俊宏，前田雅人，他：Fabry病はまれな疾患か？ 左室肥大を有する男性患者におけるFabry病のスクリーニングとその臨床像について．厚生省特定疾患・特発性心筋症調査研究班・平成5年研究報告集, p. 65, 1994.

治療抵抗性の急性心不全で死亡したアルコール多飲者の一例

三田市民病院内科　清水政克／増田　茂／関谷純一／矢持　亘
　　　　　　　　　前橋延光／佐野博志／伊藤芳久
神戸大学医学部第2病理学教室　村尾眞一／稲本真也

● はじめに

今回我々は，治療抵抗性の急性心不全で死亡したアルコール多飲者の一例を経験した。本症例では，アルコール多飲によりthiamine欠乏が起こり，劇症型の衝心脚気shoshin beriberiにより急性心不全を呈したと考えられたが，thiamine補充によっても心不全は改善しなかった。劇症型の心不全の原因として，特にアルコール多飲者においては，脚気心の存在を考慮する必要があると考えられた。

● 症例
患者：55歳，男性

主訴：呼吸困難
既往歴：アルコール性肝硬変
家族歴：特記事項なし
現病歴：以前よりアルコール性肝硬変にて当科外来通院中であった。飲酒量は日本酒4合～2升/日で，特に最近はほとんど食事せず多量飲酒していた。平成10年7月14日朝より呼吸困難出現し，症状軽快しないため同年7月15日早朝に当科救急来院した。

入院時現症：血圧82/43 mmHg, 脈拍172拍/分 整，体温39.0℃。眼瞼結膜；やや貧血あり，眼球結膜；黄染なし。心音；頻脈，心雑音なし。肺野；頻呼吸，明らかなラ音聴取せず。腹部；平坦・軟，腫瘤を触知せず，圧

表1　動脈血ガス分析・血液学的検査

ABG：(O_2 ventuli mask, 15 ℓ, FiO_2 100%)
pH	7.251	PCO_2	17.9 mmHg	PO_2	82.8 mmHg
HCO_3	7.8 mmol/l	BE	−17.3 mmol/l	SaO_2	94.8 %

CBC：
WBC	12600	/mm³	Neutro	66.1	%
RBC	328×10⁴	/mm³	Eo	0.1	%
Hgb	8.9	g/dl	Baso	1.2	%
Hct	30.0	%	Lymph	23.7	%
MCV	91.5	fl	Mono	8.9	%
MCH	27.1	pg			
MCHC	29.7	%			
Plt	5.6×10⁴	/mm³			

表2 血液生化学検査(1)

TP	5.6 g/dl	Mg	1.0 mg/dl
Alb	2.6 g/dl		
GOT	249 IU/l	T chol	47 mg/dl
GPT	80 IU/l	TG	173 mg/dl
LDH	562 IU/l	FBS	146 mg/dl
LAP	129 IU/l	HbA$_{1c}$	4.6 %
γ-GTP	574 IU/l		
ALP	326 IU/l	アンモニア	102
T-Bil	1.0 mg/dl		
BUN	32.4 mg/dl	PT 活性	48 %
Cre	2.40 mg/dl	PT-INR	1.53
CPK	75 IU/l	APTT	56.5 sec.
CPK-MB	9.0 IU/l		
AMY	76 IU/l	CRP	0.27 mg/dl
UA	12.6 mg/dl	ESR	7/14 mm
Na	132 mEq/l		(1h/2h)
K	4.5 mEq/l		
Cl	103 mEq/l		
Ca	7.7 mg/dl		

表3 血液生化学検査(2)

Vit.B$_1$	28 ng/ml
lactic acid	66.2 mg/dl
hANP	64 pg/ml
HBs-Ag	(－)
HCV-Ab	(－)
Wa 氏	(－)

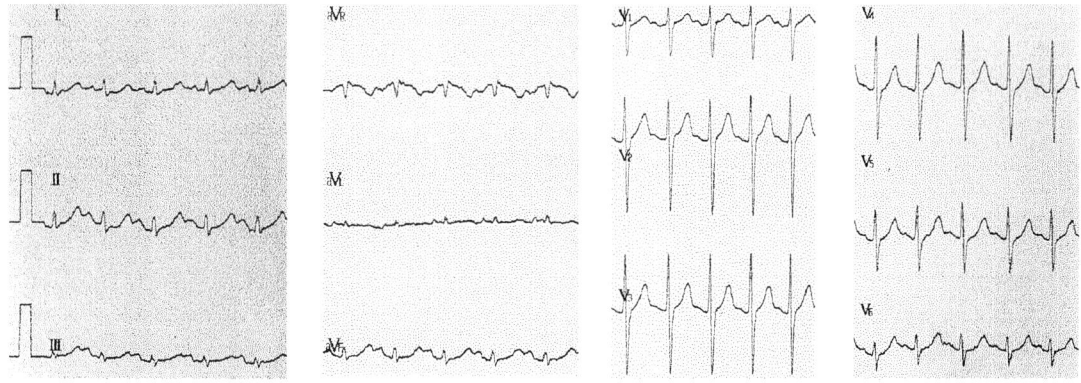

図1 心電図：洞性頻脈，心拍数180拍/分，四肢誘導にて低電位であるが，特異的ST-T変化は認めない。

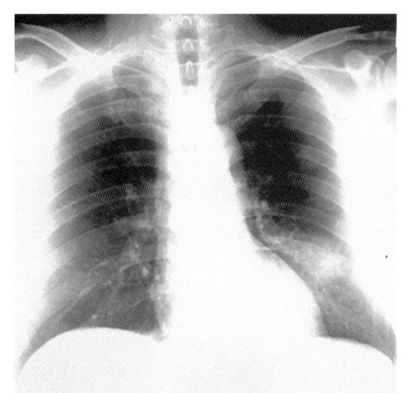

図2 入院時の胸部レントゲン写真：CTR 45.3%，左下肺野に浸潤影を認める。

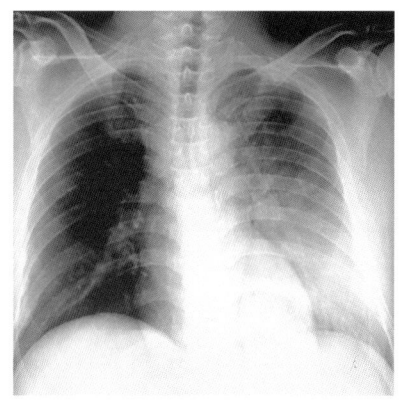

図3 入院約6時間後の胸部レントゲン写真：CTR 46%，左下肺野の浸潤影は中肺野まで拡大している。

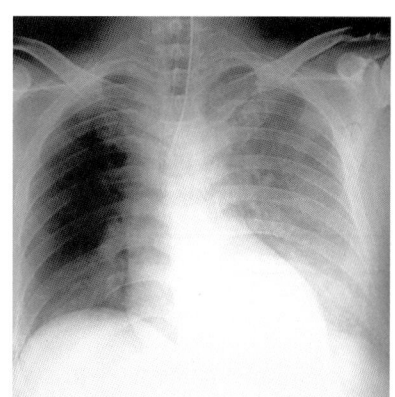

図4 入院約8時間後の胸部レントゲン写真：CTR 52.5%，左全肺野にスリガラス様陰影，右下肺野に浸潤影を認める。

■ I. 二次性心筋症と心筋炎

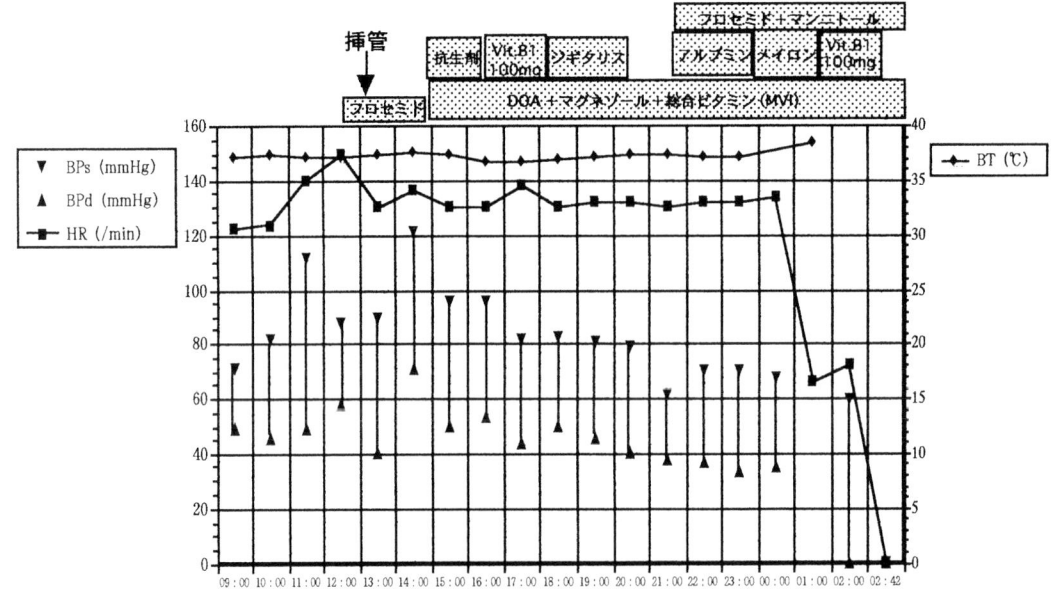

図5 臨床経過グラフ

痛なし，血管雑音なし，肝脾腎は触知せず．四肢浮腫なし，四肢冷感・発汗あり．

入院時検査成績：動脈血ガス分析では，ventuli mask O_2 15 ℓ にて pH 7.251, BE −17.3 mmol/l と著明なアシドーシスを認め，代償性の頻呼吸により PCO_2 17.9 mmHg と低下を認めた．

また，CBC では白血球増多とアルコール性肝硬変によると考えられる貧血および血小板減少を認めた（表1）．

血液生化学所見では，TP 5.6 g/dl, Alb 2.6 g/dl と低栄養状態であり，アルコール多飲によると考えられる肝機能および腎機能異常，尿酸値およびアンモニアの上昇，Mg の低下を認めたが，CRP，血沈等の炎症反応は正常であった（表2）．

ビタミン B_1 については 28 ng/ml と正常値下限であった．また，乳酸値は 66.2 mg/dl と著明な上昇を認めた．hANP は 64 pg/ml と軽度上昇していた（表3）．

心電図では洞性頻脈，心拍数 180 拍/分，四肢誘導は低電位であったが，頻脈によると考えられる非特異的 ST-T 変化を認めたのみで，虚血性の変化は認めなかった（図1）．

超音波心臓エコー検査では，明らかな壁運動異常や弁膜症は認めず，Dd 42 mm, Ds 20 mm, %FS 52%, IVST 8 mm, PWT 8 mm, AoD 40 mm, LAD 26 mm と左室壁運動は hyperkinetic であった．

臨床経過：来院時 AM 5：45 の胸部単純レントゲン写真（図2）では CTR 45.3%，左下肺野に浸潤影を認めた．この時点では肺炎による脱水と考え，300 ml/h の輸液および抗生剤の投与を行った．しかし，徐々に呼吸不全が進行したため，入院約6時間後 AM 11：26 に再度胸部単純レントゲン写真を施行した（図3）．CTR は 46% と著変は認めなかったが，左下肺野の浸潤影は拡大しており中肺野まで拡がっていた．その後もアシドーシスおよび呼吸不全が進行したため，挿管および人工呼吸管理を行った．入院約8時間後 PM 1：30 の胸部単純レントゲン写真（図4）では CTR 52.5% と軽度心拡大を認め，

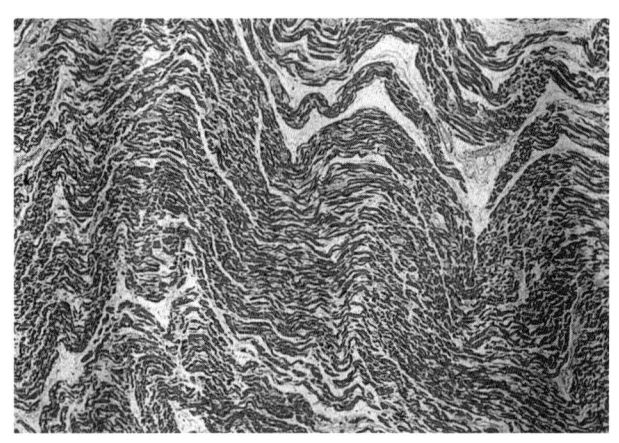

図6 心臓の病理組織像：心筋の waving と間質の浮腫像を認める．

左肺全肺野にスリガラス様陰影，右下肺野にも浸潤影を認めた．適切な尿量を維持できず，呼吸不全が急激に進行していたことや心エコー上 hyperkinetic であることから高拍出性心不全と考え，心不全治療を開始した．

利尿促進および血圧維持目的でカテコラミン製剤，ジギタリス製剤，利尿剤を投与した．また，アルコール多飲者ということを考慮してマグネシウム製剤およびビタミン B_1 100 mg を2回使用し，その後複合ビタミン製剤を使用した．血圧は一時改善を認めたが，次第に低下していった．さらにアシドーシス補正のため炭酸水素ナトリウムを使用したが，pH は 7.115〜7.193 と改善しなかった．発熱は入院時以降認めず，血液培養も陰性であった．その後も呼吸状態改善せず，入院約21時間後に死亡となった（図5）．

病理学的所見：剖検所見では心臓は重量約 400 g とやや肥大していた．肺は両側肺下葉に高度の肺うっ血を認めた．肝臓は重量 2250 g であった．

病理組織学的所見においては，心臓では右冠状動脈領

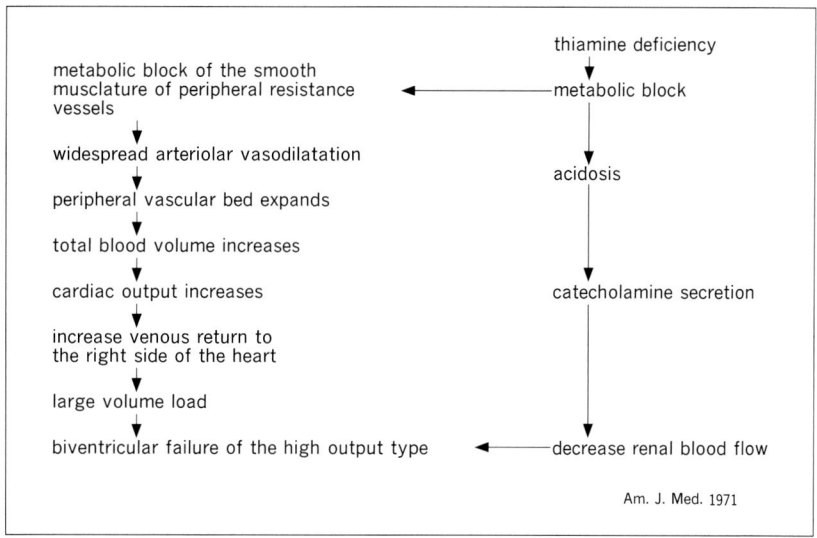

図7 shoshin beriberi の発症機序

域に心筋の waving, 間質の浮腫像を認め, 心室中隔を中心に強い線維化を認めた。冠動脈に明らかな粥腫の破綻は認めず, 非特異的な心筋障害の所見と考えられた (図6)。肺では右下葉に高度の肺うっ血, 右上葉に肺うっ血像と一部肺炎像との混在, 左下葉では高度の肺炎像を認めた。また, 肝臓ではアルコール性肝硬変の像を認めた。

● 考察

本症例では急激に進行する呼吸不全およびショックにより死亡に至った。原因としては, 感染症, DIC, septic shock 等の可能性も考えられたが, 急速に進行する心不全症状, 心エコー所見, 血液検査所見等より, その基礎疾患としてアルコール多飲による心機能障害の存在が強く示唆された。このような難治性の心不全を呈するものとして脚気心, 特に劇症型の衝心脚気 (shoshin beriberi) の関与が考えられた。

脚気心の診断には, ①臨床症状, ②ビタミン B_1 (thiamine) 欠乏状態の証明, ③thiamine 補充による改善の3つが重要であるといわれている[1]。また, 脚気心には病理組織学的に特異的な組織像はなく[2], 本症例では虚血性心疾患の関与は否定的であり, 非特異的心筋障害の所見を認めたのみであった。

shoshin beriberi では低血圧, 頻脈, 頻呼吸, 四肢冷感を伴う低体温を呈し, 適切な治療がなされない場合は, 無尿, 高拍出性心不全より1〜2日で死に至るといわれており, thiamine の投与により病状は劇的に改善するといわれている[3]。thiamine はピルビン酸脱水素反応やトランスケトラーゼ反応などの種々の生化学的反応の補酵素として作用し, 糖質代謝において重要な役割を果たしている[1]。shoshin beriberi は図7に示すように, thiamine 欠乏により種々の代謝障害が起こり, 末梢血管の拡張により末梢血管抵抗の減少が生じ, 右心不全を経て高拍出型の両心不全を呈するといわれている。また, カテコラミン分泌の増加により腎血流の低下が起こり, 尿量が低下し心不全を増悪させると考えられており, shoshin beriberi ではカテコラミン製剤の投与は病状に悪影響を及ぼすともいわれている[4,5]。

本症例では臨床症状および thiamine 低値より脚気心の関与を考えビタミン補充を行ったが, 病状の改善は得られず死亡に至った。肺炎の合併, 治療初期に行った輸液, ショック状態に対して使用したカテコラミン製剤等が肺水腫を悪化させた可能性は否定できないが, 非常に治療に難渋した症例であり今回ここに報告した。

● 結語

アルコール多飲者における治療に抵抗性の急性心不全症例では, 鑑別診断として脚気心 (shoshin beriberi) の存在を念頭に置き, 治療方針を決定する必要があると考えられた。

● 文献

1) 石川恭三, 他：心臓病学, p.1099〜1100, 医学書院, 東京, 1995.
2) Becker, A. E., Anderson, R. H.: Cardiac Pathology, 3.44, Gower Medical Publishing, London・New York, 1982.
3) Campbell, C. H.: The severe lacticacidosis of thiamine deficiency: acute pernicious or fulminating beriberi. Lancet, 25 (August): 446〜449, 1984.
4) Jeffery, F. E., Abelmann, W. H.: Recovery from proved shoshin beriberi. Am. J. Med., 50: 123〜128, 1971.
5) Mcintyre, N., Stanley, N. N.: Cardiac beriberi: two modes of presentation. Br. Med. J., 3: 567〜569, 1971.

■ I. 二次性心筋症と心筋炎

ステロイド治療の奏功した好酸球性心筋炎の1例

医療法人愛仁会高槻病院循環器内科　上田亮介／梶浦　恭／黒田良平／高野貴継／銕　啓司

●はじめに

　好酸球増加に伴って好酸球の脱顆粒や変性が生じ，それに引き続き好酸球顆粒より細胞毒性蛋白が放出され，心筋を障害し，炎症を起こしたものを好酸球性心筋炎と定義されている。Löffler 心内膜炎，好酸球増加性心筋炎，心内膜心筋線維症など一連の疾患は，好酸球が原因となった心障害の1つの疾患単位に含まれ，異なった病期を表すものである。今回我々は心筋生検により経過観察可能であった好酸球性心筋炎を経験したのでここに報告する。

●症例報告

　症例：35歳，女性
　主訴：夜間起座呼吸
　既往歴：花粉症（平成10年3月よりユトラ鼻炎カプセル内服）
　海外渡航歴：なし。**ペット歴**：なし。**有機栽培野菜摂取**：なし。
　現病歴：特に感冒様症状はなかった。平成10年4月15日頃より労作時息切れ出現。4月18日に食後嘔吐あり，食欲低下し，倦怠感出現した。4月19日より夜間に横になっていると息苦しくなり，当院来院され心精査・加療目的で入院となる。
　入院時所見：体温；37.3℃，血圧；122/72 mmHg，心拍数；66拍/分，身長；156.7 cm，体重；46.3 kg，胸部聴診；心雑音（−），肝；右季肋下1横指触知，下腿浮腫認め，チアノーゼ（−）。
　入院時検査所見（Table 1）：白血球 6500/mm³ と正常範囲内も分画では好酸球が 23％（1495/mm³）と上昇していた。IgE 366 mg/dl と上昇，RAST-IgE 検査ではダニ，カモガヤ，ブタクサで陽性であり，アレルギー関与が推測された。骨髄像でも白血球系において好酸球 21.8％と増加，好中球 42.4％と減少を認めた。胸部X線では心胸郭比 50％，血管陰影の軽度増強を認めていた。心電図ではII，III，aV_f で陰性T波，$V_3 \sim V_6$ で二相性T波を認めた。心エコーでは左室心筋の瀰漫性壁運動低下，右房の圧排，心嚢水貯留（＋）を右室後壁に 12～13 mm，心筋は浮腫状で肥厚を認めた。右心カテーテルでは右室圧波形は dip & plateau の所見を認め，圧データより心タンポナーデに近い状態であると考えられた。心筋生検を行い（Fig. 1），光顕像では浮腫状で間質に好酸球の巣状浸潤を認め，心筋の変性も認めた。電顕では心筋細胞の配列不整，核の形態も不整で小型。ミトコンドリアの増加。クリスタに破壊認められず。浸潤する細胞は，電子密度の高い顆粒を含み不均一な部分を認め，好酸球性心筋炎として矛盾しない所見であった。好酸球から放出される細胞毒素である cationic protein（以下 CP），major basic protein（以下 MBP）などの分泌を捉えることはできなかった。

　入院経過：プレドニゾロン 50 mg から治療を開始し，末梢血中の好酸球の減少を認めた。胸部X線では入院時心胸郭比 50％が 46％に縮小し改善，心電図では ST-T 変化を認めず。1ヵ月後の退院直前の心エコーでは壁運動の改善，心嚢水の消失，右房圧排像（−），右室圧排像（−）。心筋生検にて（Fig. 2）光顕像では好酸球の浸潤を認めなかった。心筋の変性に関しては著明な変化を認めなかった。電顕ではリンパ球と顆粒球の浸潤は認めるが，好酸球の浸潤は認めなかった。骨髄像では白血球系（好

Table 1　入院時検査所見

検尿：蛋白（−），糖（−）		HDL-C	34 mg/dl
検便：虫卵（−）		CRP	0.2 mg/dl
WBC	6500/mm³	TSH	6.29 MCE/l
Neutro	42％	ACE	5.2 IU/l
Eosino	23％	ANA	（−）
Baso	0％	IgG	1580 mg/dl
Mono	5％	IgA	155 mg/dl
Lympho	30％	IgM	189 mg/dl
RBC	413×10⁴/mm³	IgE	366 mg/dl
Hb	10.4 g/dl		
Plt	16.3×10⁴/mm³		
GOT	25 IU/l	骨髄像	
GPT	43 IU/l	有核細胞数	10.9×10⁴/mm³
LDH	346 IU/l	巨核球数	15.6×10⁴/mm³
ALP	168 IU/l	白血球系	
CPK	78 IU/l	好中球	42.40％
BUN	15 mg/dl	好酸球	21.80％
Cr	0.7 mg/dl		
Na	138 mEq/l		
K	3.4 mEq/l	RAST-IgE	
Cl	106 mEq/l	ダニ	11.66 (3) UA/ml
T-Cho	159 mg/dl	カモガヤ	65 (5) UA/ml
TG	55 mg/dl	ブタクサ	6.82 (3) UA/ml

		治療前	治療後
心エコー	%FS	23％	34％
	Dd	43 mm	50 mm
	Ds	33 mm	33 mm
	IVST	11 mm	6 mm
	PWT	10 mm	7 mm
右心カテーテル	PC	22/11(14)mmHg	9/4 (7) mmHg
	PA	20/23 mmHg	16/6 mmHg
	RV	22/13 mmHg	22/5 mmHg
	RA	13/8(11)mmHg	5/2 (4) mmHg
	C. O.	4.08 l/min	4.34 l/min
	C. I.	2.85 l/min/m²	3.07 l/min/m²

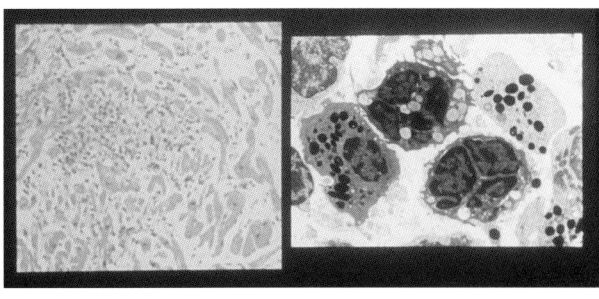

Fig. 1 心筋生検（プレドニゾロン投与前）

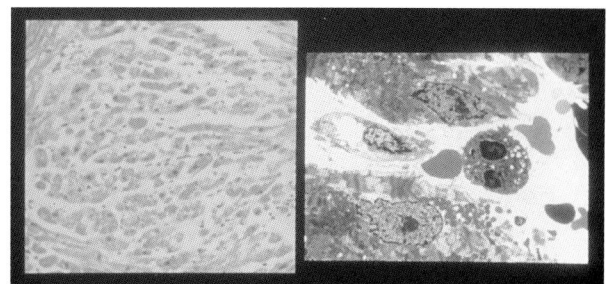

Fig. 2 心筋生検（プレドニゾロン投与後）

中球50.4%，好酸球2.8%）と好酸球の増加を認めず。右心カテーテルでは圧データは正常化していた。

退院後：プレドニゾロン5mg/dayにて加療中。

●結語

好酸球増多と心疾患については多数の報告があり，好酸球性心疾患と総称されている。今回の症例は生検所見より好酸球性心筋炎と診断された。また，その発生機序として現在のところ詳細は不明であるが，好酸球顆粒内にある細胞毒性蛋白であるCPやMBPなどが心筋に障害をきたすためとされている。今回我々は治療前に好酸球の脱顆粒によるそれらの細胞毒性蛋白を捉えることはできなかったが，心筋生検にて直接浸潤する好酸球を同定し得，これによると考えられる心筋変性を認め，ステロイド治療によりその好酸球と間質の浮腫の消失を得られた。好酸球増多の原因としては，既往歴にアレルギー性鼻炎がありRAST-IgEよりダニ，カモガヤ，ブタクサで陽性のためアレルギーによるTh-2タイプのhelper T-cellの過剰反応によるサイトカイン（IL-3，IL-5，GM-CSF，etc）の過剰発現によるものと推察された。

●文献
1) 小野，清水，笠井，他：良好な経過をたどった好酸球性心疾患の2例．J. Cardiol., 21：171～181，1991．
2) 荒木，藤野，田口，他：ステロイド投与が有効であった好酸球増多を伴う急性心膜心筋炎の1例．心臓，28(2)：133～141，1996．
3) 小池，石山：Hypereosinophilic Syndrome. 日本臨牀，51(3)：243～248，1993．
4) 岳マチ子：好酸球増多性心疾患．循環器 NOW No. 6 心筋症・心筋炎，p. 129～131，南江堂，1994．
5) Marc E. Rothenberg : Eosinophilia. N. Engl. J. Med., 338：1592～1600，1998．
6) Parrillo, J. E. : Heart disease and eosinophil. N. Engl. J. Med., 323：1560，1990．
7) Shah, A. M., Brutsaert, D. I., Meulemans, A. L., et al : Eosinophils from hypereosinophilic patients damage endocardium of isolated feline heart muscle preparations. Circulation, 81：1081，1990．
8) deMello, D. E., Liapis, H., Jureidini, S., et al : Cardiac localization of eosinophil-granule major basic protein in acute necrotizing myocarditis. N. Engl. J. Med., 323：1542，1990．

消化器症状にて発症した心筋炎2例

大阪府済生会野江病院循環器科　織田茂哉／馬場雄治／小西弘起／松谷正秀
濱口秀人／武　俊介／清水成人

●はじめに

急性心筋炎の初発症状は不顕性の場合から心原性ショックや突然死をきたすものまで幅広いスペクトラムを示すことが知られており，中には消化器症状で発症するものもあり，心筋炎が見逃されている症例も少なくないと思われる。今回我々は消化器症状を初発症状とした重症心筋炎2例について，その診断および病態上興味あると考えられたため，若干の検討を加え報告する。

●症例1：35歳，女性
主訴：心窩部不快感・嘔気・食欲不振

家族歴・既往歴：特記すべきことなし
現病歴：平成9年3月17日より食欲不振・全身倦怠感・熱発があり，3月21日より心窩部不快感・嘔気も出現してきたため3月22日当科外来を受診した。
来院時現症：脈拍90拍/分　整，血圧94/60mmHg，頸静脈怒張を認め，心音は3音および心膜摩擦音を聴取した。肺にラ音なく，肝脾を触知しなかった。
来院時検査所見および経過：肝胆道系酵素（AST 284 IU/l, ALT 249 IU/l, ALP 302 IU/l）およびCPK 291 IU/l（CK-MB 34.9 ng/ml）といずれも中等度上昇を認め，CRP 18.0 mg/dlと高値を呈した。胸部レ線上うっ血

■ I．二次性心筋症と心筋炎

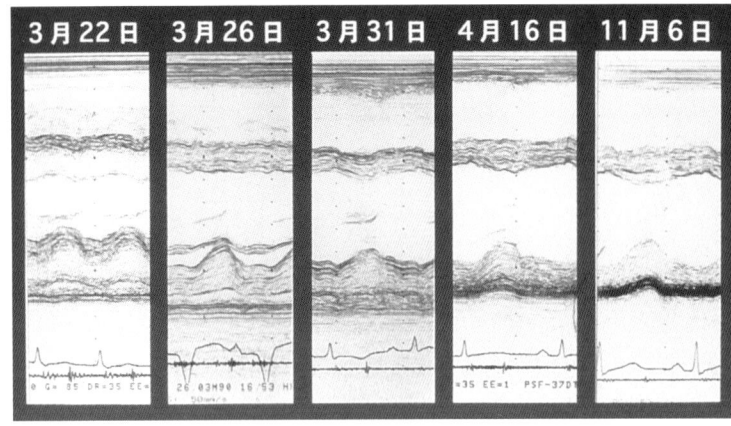

Fig. 1 〔症例1〕心臓超音波検査

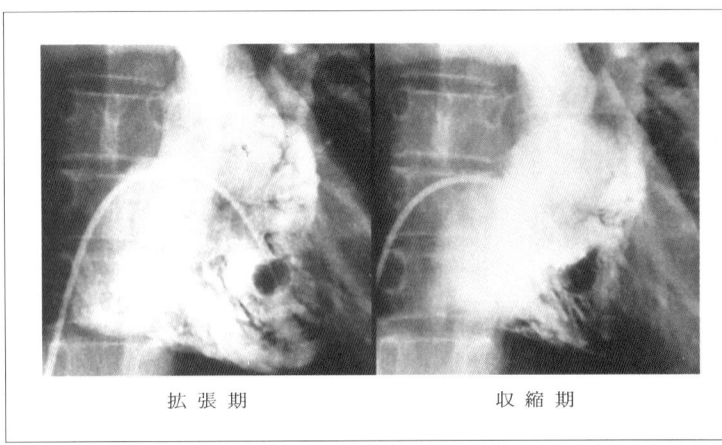

Fig. 2 〔症例1〕右室造影（97年4月11日）

は認めなかった。心電図は心拍数90拍/分の完全右脚ブロックを呈する房室接合部調律で胸部誘導でのSTの上昇を認めた。入院時血行動態では右房圧10 mmHgと軽度上昇，心係数2.22 l/min/m²と低下を認め，肺動脈圧21/14 mmHgであった。心エコー検査（Fig. 1）では左室壁の肥厚と左室および右室の収縮能低下を認め，下大静脈は拡大していた。第21病日に心臓カテーテル検査を施行し，心室造影で左室はdiffuse mild hypokinesisであり，右室は横隔膜面および流入部の収縮能低下（Fig. 2）を呈したが，冠動脈造影では有意狭窄を認めなかった。右室心内膜心筋生検では心筋炎に一致する病理組織像を認めた。慢性期の心エコー検査では左室の壁運動と壁厚は正常化したが，右室の拡大と収縮能低下は残存した。

●症例2：54歳，男性
　主訴：食欲不振・全身倦怠感
　家族歴・既往歴：特記すべきことなし
　現病歴：平成10年8月15日より食欲不振・全身倦怠感・口渇があり，症状増悪するため，8月17日当科救急外来を受診した。
　来院時現症：脈拍84拍/分 不整，血圧86/52 mmHgとショック状態を呈し，全身チアノーゼと頸静脈怒張を認めた。心音は収縮期駆出性雑音聴取，肺にラ音なし，肝臓を3横指触知した。
　来院時検査所見および経過：AST 6515 IU/l，ALT 1124 IU/l，BUN 38.7 mg/dl，Cre 3.6 mg/dlと肝腎障害があり，著明な代謝性アシドーシスも認め，多臓器不全

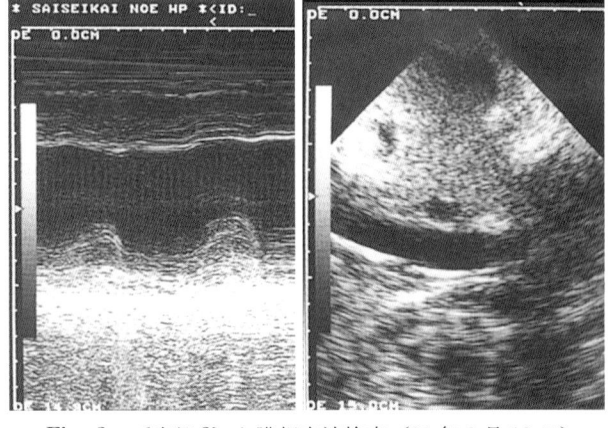

Fig. 3 〔症例2〕心臓超音波検査（98年8月18日）

の状態であった。CPK 1452 IU/l（CK-MB 84.1 ng/ml）と高値を呈した。心電図は心拍数150拍/分の心房細動でwide QRSであった。胸部レ線上うっ血はなかった。入院時血行動態では右房圧12 mmHgと上昇，心係数1.32 l/min/m²と低下を認め，肺動脈圧30/20 mmHgであった。心エコー検査では急性期に左室前壁中隔のakinesisと右室収縮能低下および下大静脈の拡大（Fig. 3）を認め，慢性期にも左室の前壁中隔および心尖部での壁運動異常と右室収縮能低下および右室拡大が残存した。第162病日の心臓カテーテル検査では，左室造影でSeg. 2～4にmild hypokinesisを認めたが，冠動脈造影では有

意狭窄はなかった。右室心内膜心筋生検で心筋炎の慢性期に一致する病理組織像を認めた。

＊

治療として2例とも大量補液とカテコラミン製剤および大動脈内バルーンパンピングにて臨床的に改善を認めた。

●考察

急性心筋炎の自覚症状は多彩であり，胸痛・動悸・呼吸困難・感冒症状・消化器症状などがある。不顕性の場合や軽症例では自然治癒する場合もあると思われるが，今回消化器症状で発症した後，心原性ショックに陥った重症心筋炎2例を経験し，診断上注意を要すると考えられた。重症心筋炎の場合，血行動態の管理が重要であるが，急性期における血行動態に関しては不明な点も多い。心筋炎の心エコー所見としては心室壁運動低下・左室壁肥厚（びまん性または非対称）・心室腔の拡大など[1]が報告されている。今回2例とも左室の収縮能低下を認め，さらに症例1では急性期に一過性の左室壁肥厚がみられ，拡張障害の関与も考えられた。また2例とも右室の壁運動低下と拡大があり，これらが相加的に作用して心原性ショックを呈したと考えられる。Pinamontiら[2]によると41例の心筋炎患者のうち7例（17％）に右室径の増大が認められたと報告している。またMarkkuら[3]は心エコーにて左室壁運動低下とともに右室拡大を認めた急性心筋炎2例を報告し，その原因を肺動脈圧上昇による右心室負荷かまたは右室心筋炎のためであると報告している。今回の2例では肺動脈圧の上昇は認めなかったことより，右室の収縮能低下は心筋炎の右室への波及によるものであり，急性右心不全をきたしたため消化器症状や肝うっ血による肝胆道系酵素の上昇をきたしたものと考えられ，治療としては大量補液が有効であった。心筋炎の循環動態管理を考える上で，左心系のみならず右心系の障害を念頭に置く必要があると考えられた。

●結語

今回消化器症状にて発症した心筋炎2例を経験した。2例とも左室の収縮能低下に加えて右室の収縮能低下も認め，心原性ショックをきたすとともに右心不全兆候として消化器症状を生じたと考えられた。心筋炎の病態を把握する上で右心系の障害も考慮に入れる必要があると考えられた。

●文献

1) 吉川純一：臨床心エコー図学，p.147〜149，文光堂，東京，1991.
2) Pinamonti, B., Alberti, E., Cigalotto, A., et al : Echocardiographic findings in myocarditis. Am. J. Cardiol., 62 : 285, 1988.
3) Markku, J. I., Juha, T. T. : Echocardiography in acute infectious myocarditis. Chest, 89 : 100〜102, 1986.

β遮断薬療法が有効であったダウノルビシン心筋症の一例

公立学校共済組合近畿中央病院循環器内科　合屋佳世子／松崎圭輔／向井幹夫／髙次寛治
奥田偉秀／馬渡秀徳／村上英紀

●はじめに

アントラサイクリン系抗腫瘍剤に起因した慢性心不全は，心不全治療に抵抗性で，予後不良と考えられている。最近，慢性心不全に対するβ遮断薬の有効性が認められている。今回我々は，ダウノルビシン心筋症に長期β遮断薬療法が有効であった一例を経験したので報告する。

●症例

患者：47歳，女性
主訴：労作時呼吸困難，動悸
既往歴：子宮筋腫（42歳）
現病歴：平成9年1月に急性骨髄性白血病と診断され，ダウノルビシンを含めた多剤化学療法を行い完全寛解を得た。次いで平成9年2月から平成10年4月にかけて地固め療法・強化維持療法を計13クールにわたって行った。この間投与したダウノルビシン総投与量は867 mg/m²であった。同年5月より乾性咳が出現，胸部XP上心拡大，血液ガスの悪化を認め，心不全と診断，当科へ紹介され，5月18日入院した。

入院時現症：身長153 cm，体重56 kg，血圧110/88 mmHg，脈拍112拍/分 整，心；奔馬調律，肺；ラ音なし，腹部；平坦・軟，肝・脾触知せず，神経学的所見；特になし。

入院時検査所見：末梢血検査ではWBC 2,410/mm³，RBC 235万/mm³，Hb 8.8 g/dl，Plt 9.5万/mm³と汎血球減少を認め，生化学検査ではLDH 678 U/lと軽度高値，K 3.0 mEq/lと軽度低値を認めた以外は正常であった。血液ガスでは室内気下でpH 7.45，PO₂ 74.1 mmHg，PCO₂ 32.2 mmHgであった。抗癌剤投与前の心電図は特に異常所見を認めず，心拍数は75拍/分であった。抗癌剤投与後（平成10年5月）心不全発症時の心電図では，心拍数109拍/分と洞性頻脈を認め，また胸部および四肢誘導においてR波の低電位化を認めた。抗癌剤投与前後の胸部XPでは投与前心胸郭比（CTR）52.0％だったが，心不全発症時にはCTR 64.2％と心拡大を認めた。

入院後経過：以上より，本症例は臨床経過および心電図経過などよりダウノルビシン心筋症と考えられた。急性期の心不全治療により安静時呼吸困難は消失したが，

■ I. 二次性心筋症と心筋炎

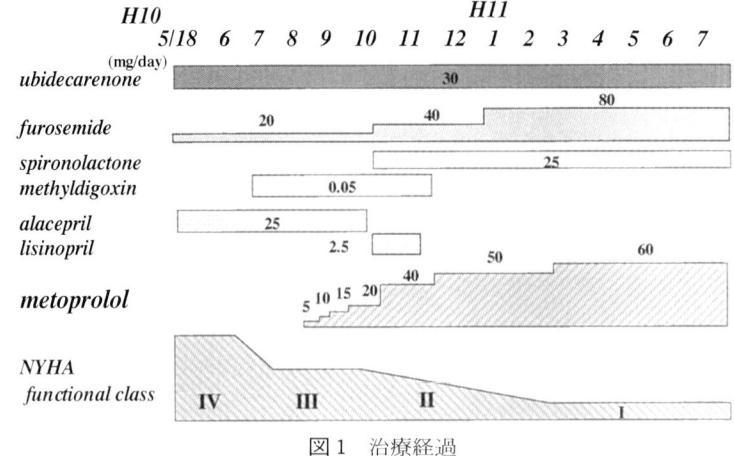

図1　治療経過

表1　心機能の経時変化

	メトプロロール投与前	メトプロロール投与6カ月後	メトプロロール投与12カ月後
自覚症状（NYHA分類）	NYHA III	NYHA II	NYHA I
CTR（％）	64.2	62.7	60.8
血漿BNP（pg/ml）	2490	1138	453
血漿ANP（pg/ml）	406	374	84
H/M比；初期像	2.77	2.69	3.20
H/M比；後期像	2.21	2.27	2.70
WR（％）	58.5	54.6	44.4
FS（％）	9.4	10.7	14.3

頻脈，労作時呼吸困難は残存した．また心エコー図上，左室腔拡大および瀰漫性の壁運動低下は改善を認めなかった．このため慢性心不全治療としてアンジオテンシン変換酵素（ACE）阻害薬，ジギタリス薬の投与を行った．しかし血圧低下，食欲低下，嘔気などの副作用のため服用は困難なため，8月3日よりβ遮断薬メトプロロールの投与を5 mg/日より開始し，その後漸増し最終投与量は60 mg/日まで増量した（図1）．約1年間のβ遮断薬療法により NYHA III から I へと自覚症状の改善を認め，また心拍数に関しても徐拍化を認めた．心機能評価の指標として胸部XP上のCTR，心エコー図上の左室内径短縮率（FS），metaiodobenzylguanidine（MIBG）心筋シンチグラム上の^{123}I-MIBG心筋/縦隔比（H/M比），洗い出し率（WR）および血漿中の脳性ナトリウム利尿ペプチド（BNP），心房性ナトリウム利尿ペプチド（ANP）値について経時的に評価した（表1）．

胸部XP経時変化として，1年間のCTRの経過では，投与後6カ月でのメトプロロール投与量は50 mg/日，投与後12カ月でのメトプロロール投与量は60 mg/日で，CTRはメトプロロール投与前64.2％，投与後6カ月62.7％，投与後12カ月60.8％と改善傾向を認めた．

心エコー図経時変化では，左室収縮期径（Ds）はメトプロロール投与前5.8 cm，投与後6カ月5.6 cm，投与後12カ月4.8 cmと減少傾向を認め，またFSではメトプロロール投与前9.4％，投与後6カ月10.7％，投与後12カ月14.3％と左室収縮機能の経時的改善を認めた．

血漿BNP，ANP経時変化として，血漿BNPに関してはメトプロロール投与前2490 pg/ml，投与後6カ月には1138 pg/mlと著減し，投与後12カ月には453 pg/mlに減少した．また血漿ANPに関しても投与前406 pg/ml，投与後6カ月374 pg/ml，投与後12カ月84 pg/mlと改善を認めた．

MIBG心筋シンチグラムでのH/M比，WRの経時変化では，メトプロロール投与前でのH/M比初期像2.77，後期像2.21，WR 58.5％，投与後6カ月でのH/M比初期像2.69，後期像2.27，WR 54.6％，投与後12カ月でのH/M比初期像3.20，後期像2.70，WR 44.4％と，初期像および後期像のH/M比およびWRはメトプロロール投与後，経時的に改善を認めた．

● 考察

アントラサイクリン系抗腫瘍剤に起因した慢性心不全は，治療に抵抗性で予後不良と考えられている．同心筋症に対するβ遮断薬療法に関する報告例は本邦では少数であり，またその有効性も確立されていない．本症例は1年間にわたる長期β遮断薬療法により心機能の改善を認めたダウノルビシン心筋症の症例である．

アントラサイクリンによる心不全発症機序として1）ミトコンドリア障害，2）膜チャンネル制御部位への結合による細胞内Ca代謝異常，3）フリーラジカルの生成による脂質の過酸化・細胞膜障害，4）DNAへの結合によるmRNA合成・蛋白合成障害，5）心筋内における毒性のあるアントラサイクリン代謝物の産生，などが知られている．一方，心不全に対するβ遮断薬療法の奏功機序としては，1）徐拍化に伴う心筋酸素消費量の減少，2）心筋β受容体数の増加，3）レニン-アンジオテンシ

ン-アルドステロン系の抑制，4）カテコラミンの心筋毒性の遮断，などが考えられている。

心不全の治療効果を評価する上でMIBG心筋シンチグラム，血漿BNP，ANP，心エコー図などが用いられる。Wakasugiら[1]は，心機能の異常よりも交感神経活性の異常の方が早期に出現するとし，MIBG心筋シンチグラムが心エコー図などに比べ，より鋭敏な指標であると報告している。しかし，本症例では血漿BNPが，臨床症状の改善に合致して，β遮断薬投与後6カ月という早期の期間内において，他のどの指標よりも大きな変動幅をもって改善を示した。他の指標に関してはβ遮断薬投与後6カ月から12カ月後において大きな変動幅をもって心機能の改善を認めた。本症例では，心不全の治療効果を評価する上で血漿BNPが最も鋭敏であり，治療効果の早期判定には有効な検査法であることが示唆された。また，本症例ではβ遮断薬の効果が，心エコー図，MIBG心筋シンチグラムにおいて投与後6カ月までに比して投与後12カ月に，より著明に認められたことから，短期間で治療効果が得られない場合でもβ遮断薬を継続すること

も大切であると考えられた。

本症例の問題点としては，急性骨髄性白血病に対する化学療法を優先するあまり，ダウノルビシン投与量が過剰となり心エコー図などの心機能のモニタリングができていなかった点である。アントラサイクリンに起因する慢性心不全の発症を予防するには，可能な限り，MIBG心筋シンチグラム，心エコー図などを経時的に実施することが大切と考えられた。

● 文献
1) Wakasugi, S., et al : Metaiodobenzylguanidine : Evaluation of its potential as a tracer for monitoring doxorubicin cardiomyopathy. J. Nucl. Med., **34** : 1283〜1286, 1993.
2) Signal, P. K., et al : Doxorubicin-induced cardiomyopathy. N. Engl. J. Med., **339** : 900〜905, 1998.
3) Toyama, T., et al : Cardiac sympathetic activity estimated by ^{123}I-MIBG myocardial imaging in patients with dilated cardiomyopathy after β-blocker or angiotensin-converting enzyme inhibitor therapy. J. Nucl. Med., **40** : 217〜223, 1999.

carvedilolが有効であったアドリアマイシン心筋症の一例

市立岸和田市民病院循環器内科　永井邦彦／岩崎真佳／三岡仁和／大庭宗夫
井庭　理／上垣内　敬／松田光雄

● **症例**：25歳，女性
　主訴：労作時呼吸困難
　既往歴：7歳の時に，腸管原発の悪性リンパ腫(diffuse intermediate B cell-lineage)に対して原発巣切除および化学療法＋放射線療法を受けた。
　現病歴：平成10年4月悪性リンパ腫(diffuse large B cell-lineage)が脾臓に再発したために脾臓摘出および化学療法(CHOP-E)＋末梢血幹細胞移植を受けた。前回の化学療法の内容が不明なためアドリアマイシンは375 mg/m^{2}で中止した。
　平成10年11月に治療終了したが，平成11年5月から労作時呼吸困難と下腿浮腫が出現した。症状が増悪するため6月入院精査となった。
　入院時現症：血圧86/58 mmHg，心拍数106拍/分。III音と心尖部にLevine II/IVの汎収縮期雑音を聴取。両下肢に浮腫を認めた。
　入院時胸部X線像：CTR 60%
　入院時心電図：洞性頻脈, III, aV_FにQ波, $V_{1〜4}$にpoor R progression, $V_{5,6}$にST低下を認め，9カ月前と比較して明らかに変化を認めた（図1）。
　血液生化学データ：心筋逸脱酵素の上昇は認めず，甲状腺機能やビタミンB$_1$濃度も正常範囲であった。しかし血漿BNP濃度は794 pg/mlと著明な高値を示した（表1）。
　心エコー：左室壁運動は瀰漫性に低下し，昨年の化学

療法終了直後と比較して左室拡張末期径の拡大を認めた（図2）。また，II度の僧帽弁逆流も認めた。
　MIBG心筋シンチ：前壁，下後壁に集積低下を認めるが，H／M比は2.20と比較的保たれていた（図3）。
　入院後経過：エナラプリル2.5 mg，フロセミド20 mg，ジゴキシン0.1 mgにて治療を開始した。1週間後からβ-ブロッカーを併用した。β-ブロッカーとしては抗酸化作用を期待してcarvedilolを選択した。
　導入1カ月後carvedilol 5 mgの段階でCTR 52.5%と改善を認めた（図4）。また，心エコーでも左室拡張末期径49.8 mm，左室収縮末期径36.1 mm，EF 40%と改善を認めた。
　1カ月後に退院し，以後外来にてcarvedilolを漸増し，10 mgに達した段階で維持量とした。
　初診時とcarvedilol導入3カ月後(carvedilol 10 mg)の心エコーを対比した。左室拡張末期径45.0 mm，左室収縮末期径34.3 mm，EF 48%と，さらに改善を認めた。特に後壁の壁運動改善が顕著であった（図2）。僧帽弁逆流もI度に改善した。現在心機能および左室拡張末期径は順調に改善傾向にあると考えられ，更に回復することが充分期待される。

● **考察**
　アドリアマイシン心筋症の発症機序はfree radicalによる心筋細胞膜障害が重要であると考えられている[1]。

■ I. 二次性心筋症と心筋炎

図1 ECG

表1 血液生化学データ

WBC 4700	RBC 425×10⁴	Plt 30.6×10⁴	
GOT 44	GPT 32	LDH 418	CPK 57
CPK-MB 10	Cr 0.7	BUN 16	UA 4.6
T-Cho 166	HDL 45	TG 62	Na 136
K 45	Cl 107		
TSH 2.61	fT$_3$ 3.18	fT$_4$ 1.50	
Vit B$_1$ 36 ng/ml			
BNP 794 pg/ml (98/4/30：6.8 pg/ml)			

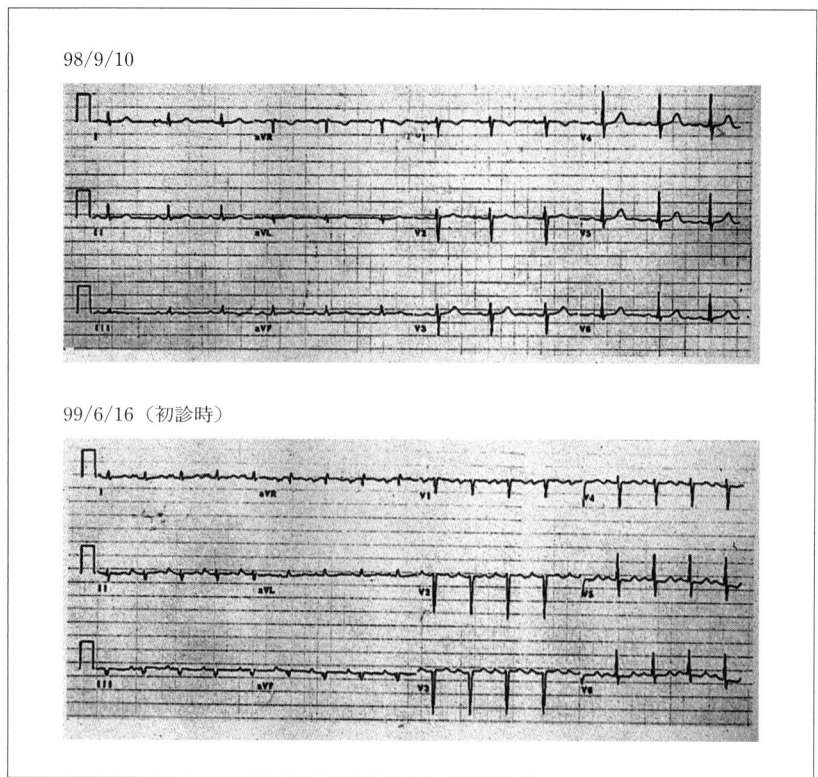

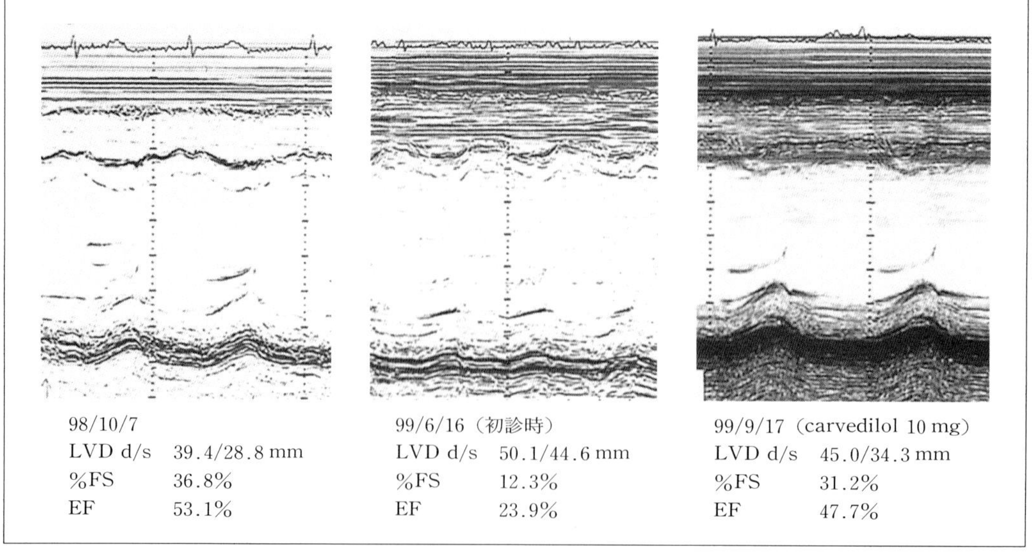

98/10/7
LVD d/s 39.4/28.8 mm
%FS 36.8%
EF 53.1%

99/6/16（初診時）
LVD d/s 50.1/44.6 mm
%FS 12.3%
EF 23.9%

99/9/17（carvedilol 10 mg）
LVD d/s 45.0/34.3 mm
%FS 31.2%
EF 47.7%

図2 心エコー図

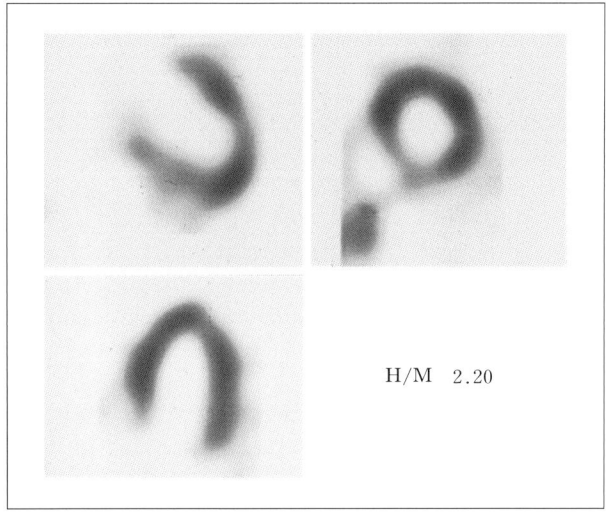

図3 MIBGシンチ（99/7/8）

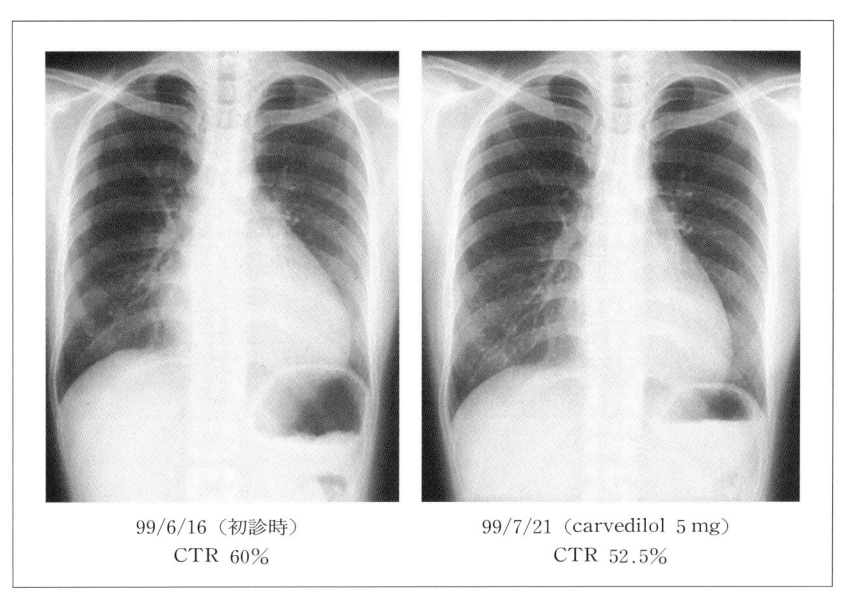

図4 胸部X線写真

その発症頻度は400 mg/m²以下では0.4%未満といわれ[2]，発症時期は治療終了後早期（2年以内）と晩期（4～20年）に認められる[1]。

今回の症例は，晩期障害にいくらかの急性効果が混在したものと考えられる。

近年β-ブロッカーがアドリアマイシン心筋症に対しても有効であると期待されている[3]。また動物実験では，プロブコールはfree radicalによる酸化ストレスを軽減することによりアドリアマイシン心筋症を予防すると報告されている[4]。これらのことより抗酸化作用を併せ持つcarvedilolはより効果的であると考えられるので，今後の症例の集積が待たれる。

●文献
1) Singal, P. K., et al : Doxorubicin-Induced Cardiomyopathy. N. Engl. J. Med., 339 : 900, 1998.
2) Steinherz, L. J., et al : Cardiac Toxicity 4 to 20 Years After Completing Anthracycline Therapy. JAMA, 266 : 1672, 1991.
3) Shaddy, R. E., et al : Efficacy and Safety of Metoprolol in the Treatment of Doxorubicin-Induced Cardiomyopathy in Pediatric Patients. Am. Heart J., 129 : 197, 1995.
4) Siveski-Iliskovic, N., et al : Probucol Protects Against Adriamycin Cardiomyopathy Without Interfering With Its Antitumor Effect. Circulation, 91 : 10, 1995.

II

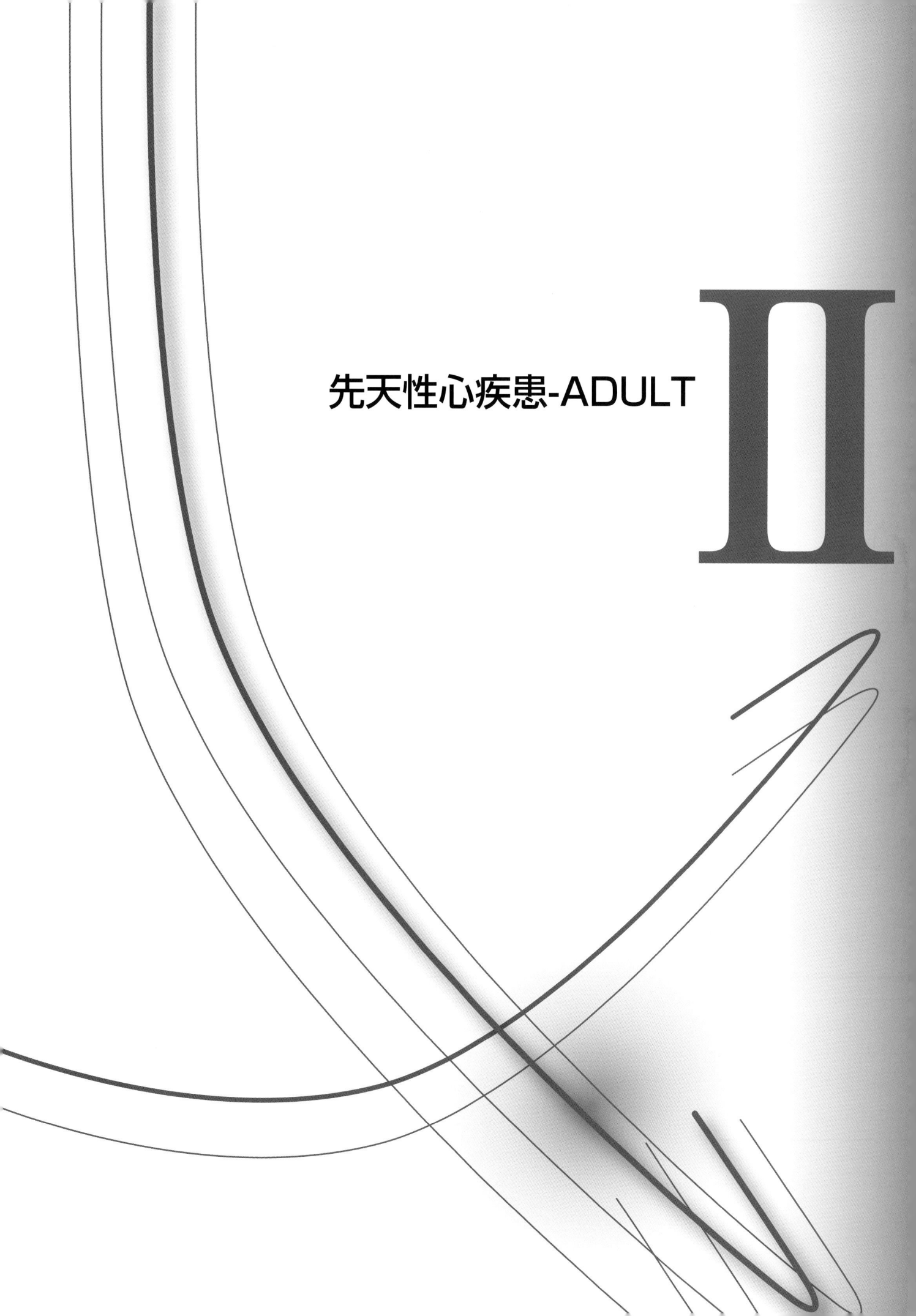

先天性心疾患-ADULT

■ II. 先天性心疾患—ADULT

三次元CTを用いて瘻管の立体的構造を観察した先天性冠動脈瘻の一剖検例

三木市立三木市民病院循環器科　瀬口　理／寺島充康／粟野孝次郎／森　孝夫／服部かおる
　　　　　　　　　　　　　　高月清宣／藤田英樹／大橋佳隆／小林克也／前田和美
姫路循環器病センター病理部　古本　勝

●はじめに

選択的冠動脈造影の普及に伴い，無症候性の先天性冠動脈瘻が診断される機会も増加している。しかし，その形態は症例により異なり，中には瘻管の蛇行や拡張を伴い複雑な形態を示す例も認められる[1)2)]。

そのような場合，心エコー検査や冠動脈造影等にてその解剖学的形態を正確に把握することが困難なため，治療法の選択に難渋することもある。今回我々は左右両冠動脈瘻を持ち，拡張，蛇行，瘤状変化を伴い，複雑な形態を示した先天性の冠動脈瘻症例を経験した。生前にその形態を把握することは困難であったが，死後その剖検心をヘリカルCTにて撮影し，3次元再構築することで，複雑な形態を示す瘻管を描出しえた。冠動脈瘻症例を3次元CTを用いて検討した報告はなく，今回，瘻管の鮮明な3次元像を得ることができたので報告する。

●症例　73歳　女性

主訴：呼吸困難感
既往歴：特記事項なし
家族歴：特記事項なし
現病歴：幼少時より心雑音を指摘されていた。心雑音の精査目的に平成3年に他院に入院し，先天性冠動脈瘻と診断された。症状なく内科的治療にて経過観察されていた。平成6年7月より当院を紹介され，外来通院していた。平成11年3月下旬頃より顔面浮腫，軽労作での息切れを初めて自覚するようになり，徐々に症状が増強するため，4月4日当院入院となった。

入院時現症：身長153 cm，体重41 kg，意識清明，体温35.8℃，血圧138/86 mmHg，脈拍150回/分　整，両下肺野に湿性ラ音を聴取，心音にて胸骨左縁第3肋間に最強点を有するLevine IV/VIの連続性雑音を聴取した。顔面浮腫を認めた。New York Heart Association (NYHA) II度。

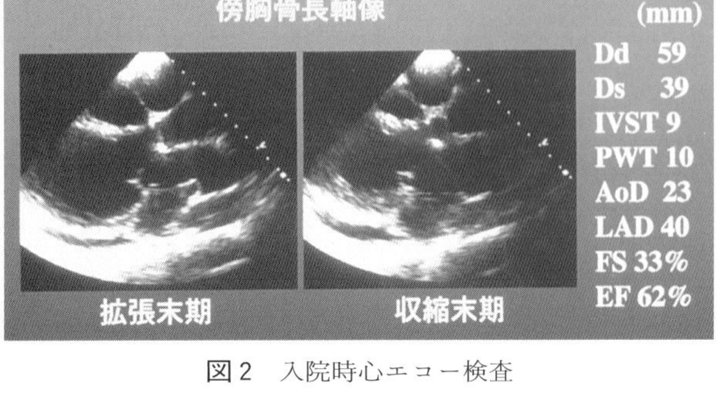

入院時血液検査所見：一般検血にてヘモグロビンは10.8 g/dlと貧血を認め，血液生化学にてGPTが68 IU/lと軽度高値を認めた。BNPは900 pg/mlと高値であった。

入院時胸部X線写真：心胸郭比は73％と心拡大を認め，両肺に軽度の胸水貯留を認めた。

入院時心電図（図1）：心拍数は150回/分の洞性頻脈で，肢誘導に低電位を認め，I，aVL，V_1～V_3誘導にQSパターンを，V_4，V_5誘導にr波の減高を認めた。

入院時心エコー図所見（図2）：左室拡張末期径は59 mm，左室収縮末期径は39 mmと左室の拡大を認めた。左室の壁運動異常は認めなかった。軽度の心嚢水の貯留を認め，右室前面に拡張した冠動脈瘻と思われる腔を認めた。

入院後経過：当院入院後，利尿剤の投与にて心不全は軽快し，その後冠動脈瘻についての精査を行った。ATP負荷タリウムシンチグラムでは心筋虚血の所見はなかった。心臓カテーテル検査を施行し，右心系の酸素飽和度分析では右室にて酸素飽和度のステップアップを認め，Qp/Qsは2.8と高度の左右シャントを認めた。選択的冠

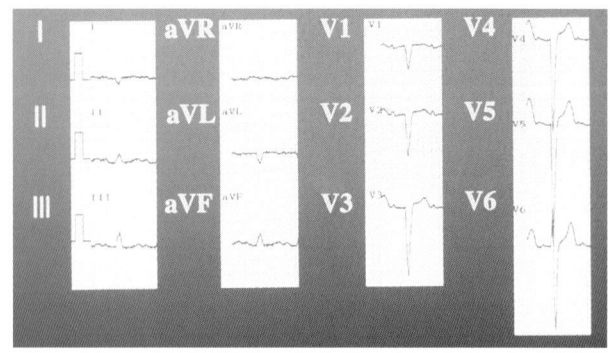

図1　入院時心電図

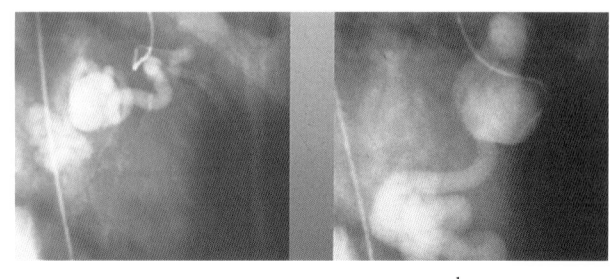

図3　冠動脈造影（a：左冠動脈，b：右冠動脈）

図2　入院時心エコー検査

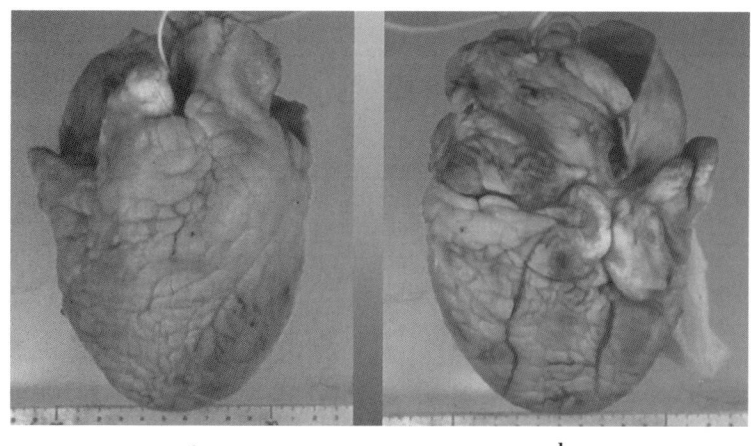

図4 剖検心（a：正面像，b：背面像）

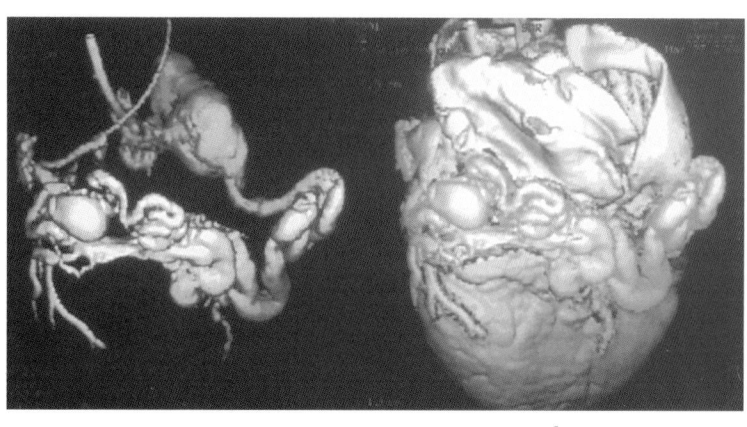

図5 3次元CT像
（a：瘻管のみ描出したもの，b：背面像）

動脈造影では左右の冠動脈より拡張，蛇行，瘤状変化を伴う冠動脈瘻を認めた（図3）。本症例は高度の左右シャントを伴う左右両冠動脈瘻の一例であり冠動脈瘻には瘤状変化も認め，心不全の既往もあることから外科的なシャント閉鎖術の適応であると考えられた。しかし心エコーや冠動脈造影では冠動脈瘻の正確な形態を把握するのに十分ではなく，また心不全も軽快していたため外来にて内科的治療を継続することとした。約半年後の平成11年11月13日，再度心不全の増悪のために入院となったが，入院経過中に致死性心室性不整脈の出現を認め死亡した。

死後，病理解剖を施行したが剖検心の観察にても本症例の複雑な冠動脈瘻の形態の理解は困難であったため（図4），剖検心の冠動脈造影を施行した。左右両冠動脈入口部よりバリウムとゼラチンを混合した造影剤を注入し，瘻管内に充填させ，ヘリカルCTを撮影した。こうして得られた剖検心のCT像より3次元像を再構築した。再構築した3次元像から両冠動脈瘻は拡張，蛇行，瘤状変化を伴い，心臓周囲を取り巻いていることが確認できた（図5）。左冠動脈瘻は左主幹部，前下行枝，回旋枝が明瞭に描出され，それらの分岐後より瘻管を認め冠静脈洞に流入していた。右冠動脈瘻は入口部直後より巨大な瘤を形成し，左と同様に拡張，蛇行しながら冠静脈洞に流入していた。前回入院時に行った心エコーおよび冠動脈造影では正確にその解剖を理解することは困難であったが，ヘリカルCTを用い3次元像を再構築することにより，容易にその形態を理解することができた。

●考察

3次元CTは種々の臓器において応用されており，その有用性は十分に認められている。しかし，正確な3次元像を得るための条件として，再構築前の2次元像を正確に撮影することが必要となってくる。心臓は心拍動のために正確な2次元像が得られにくく，3次元CTの応用が困難な臓器のひとつである。近年電子ビームCTにより心拍動による影響を極力抑えることで，心臓の3次元CTは臨床応用されてきている[3]。しかし，今回のような冠動脈瘻症例を含め，冠動脈病変の正確な評価はいまだ困難である。

今回我々は，先天性冠動脈瘻症例の剖検心より心拍動に影響されない3次元CT像を得ることができた。得られた3次元像は鮮明で，また瘻管のみをとりだして観察することもでき，複雑な瘻管の解剖の理解に有用であった。本症例を通じて，今後の技術の進歩によるさらに正確な3次元画像診断の臨床応用が期待された。

●文献

1) Shiota, K., Kinoshita, M., Kimura, N., et al : Multiple Fistulae of Coronary Arteries to Both Ventricles. Jpn. Heart J., 29 : 741〜746, 1988.
2) Shammas, N. W., Murphy, G. W., Risher, W. H., et al : Giant Right Coronary Artery Aneurysm with Fistulous Connection to the Coronary Sinus : Diagnosis and Management. Clin. Cardiol., 19 : 74〜76, 1996.
3) 森山紀之：実践 三次元CT診断, p.55〜64, 医療科学社, 1999.

■ II. 先天性心疾患―ADULT

手術に踏み切れなかったhigh flow肺高血圧を伴う心室中隔欠損症の一例

兵庫県立尼崎病院循環器内科　牧山　武／佐藤幸人／山田　亮／谷口良司
永井康三／岡田英志／鷹津良樹

●はじめに

今回我々は，high flow肺高血圧を伴う心室中隔欠損症で，手術可否の判断に苦慮し，結局手術に踏み切れなかった一例を経験したので報告する。

●症例　42歳　女性

主訴：労作時呼吸困難

既往歴・家族歴：特記すべきことなし

現病歴：昭和26年（4歳時）に近医にて心室中隔欠損症（VSD）を指摘された。昭和33年（11歳時），労作時呼吸困難，動悸を認めるようになり，手術を勧められたが拒否した。昭和55年（32歳時）当院紹介受診。手術拒否のため外来にて保存的治療を行っていたが，平成2年9月6日（42歳時）胸部圧迫感，呼吸困難，四肢冷感を認め，当科緊急入院となった。

入院時現症：身長156 cm，体重36 kg，血圧124/72 mmHg，脈拍120/分　整。第3肋間胸骨左縁に最強点を持つ汎収縮期雑音V/VI度を聴取。両側下肺野にて湿性ラ音聴取。腹部；平坦，軟であり，下腿に浮腫は認めなかった。

入院時検査所見：血算，生化にて特に異常所見を認めず，動脈血ガス（room air）にて pH 7.386，PCO_2 51.4 mmHg，PO_2 56.6 mmHg，HCO^{3-} 30.4 mmHg，SaO_2 88.5％，低酸素高炭酸ガス血症を認めた。肺機能検査にて肺活量1140 ml，％肺活量41.8％，一秒量670 ml，一秒率71.1％と拘束性換気障害を認めた。

胸部レントゲン（Fig.1）：心胸郭比68％と心拡大を認め，両側肺動脈陰影の拡大を認めた。

心電図（Fig.1）：完全右脚ブロック，I，aV_L，V_5，V_6 にて異常Q波，両房負荷，左室肥大の所見を認めた。

心エコー検査：心室中隔欠損口18 mm（II型）であり，大きな左右シャントを認め，肺動脈拡大著明であった。LVDd/Ds 67/49 mm，IVST/PWT 10/9 mm，EF 52％，AoD 31 mm，LAD 44 mm，右室肥大，左室壁運動の軽度低下を認めた。

心臓カテーテル検査：

【平成2年9月13日】EDV 295.8 ml，EF 55％，冠動脈造影にて有意狭窄を認めなかった。平均右心房圧2 mmHg，右室圧RV 71/0 mmHg，肺動脈圧PA 69/32 mmHg，肺動脈楔入圧PCWP 7 mmHg，肺体血流量比Qp/Qs 1.11，肺血管抵抗PAR 6.7単位・m^2，左右シャント42％，右左シャント36％であった（Fig.2）。

【平成2年9月17日】肺血管収縮の程度を評価するため，100％酸素吸入試験を施行した（Fig.3）〔（　）は100％酸素吸入試験後〕。PA 87/42（→72/35）mmHg，Qp/Qs 2.32（→3.88），PAR 7.9（→3.3）単位・m^2，左右シャント64（→74）％，右左シャント18（→0）％であった。

経過：心臓カテーテル検査にて肺動脈血管抵抗7.9単位・m^2と肺高血圧を認めたが，100％酸素吸入試験にて3.3単位・m^2と反応があり，術後の肺血管抵抗低下が期待でき手術適応と考え心臓血管外科へ紹介した。しかし，最終的には，呼吸機能低下が強く非常に高リスクと判断され，保存的治療を続行することとなった。その後，52歳の現在，心不全，呼吸不全（在宅酸素療法施行中）に

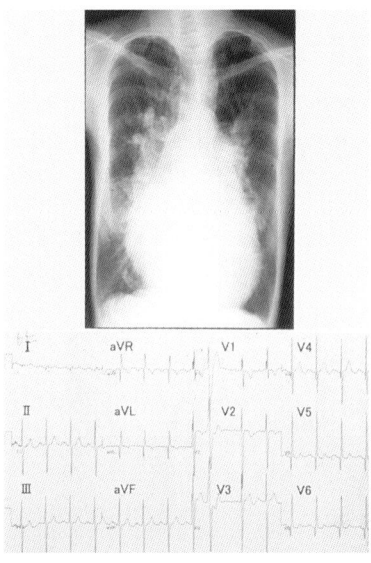

Fig. 1　入院時胸部レントゲンならびに心電図

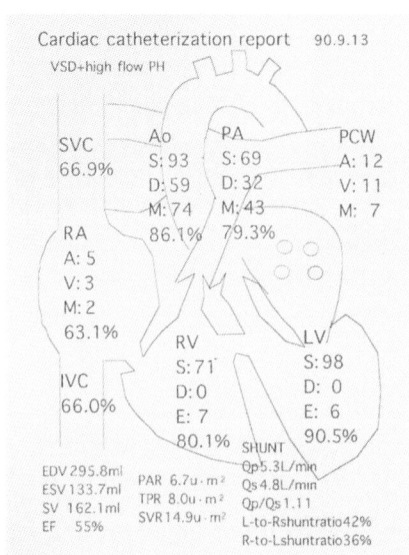

Fig. 2　心臓カテーテル検査

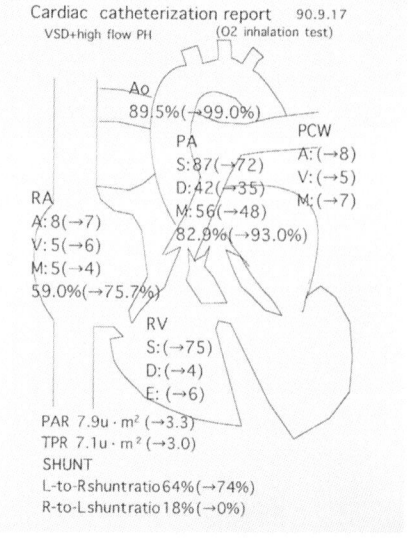

Fig. 3　心臓カテーテル検査（100％酸素吸入試験）

て，入退院を繰り返している。

●考察

成人例VSDを対象に手術適応や予後の検討を行った報告は非常に少ない。報告[1]によるとVSDの40歳までの生存率は53%であり，欠損口の大きなものでは，23%である。本症例は，大欠損[2]のVSD（II型）であり，肺血行動態によるVSD重症度[3]としては，肺体血圧比Pp/Ps 0.82，肺体血流量比Qp/Qs 1.11～2.59，肺体血管抵抗比Rp/Rs 0.20であり，中等度～高度であった。

門間ら[2]は肺高血圧を合併する小児例VSDの手術適応について2歳以上ならば肺血管抵抗PARが10～15単位・m^2以下，Rp/Rsが0.6以下，Qp/Qs 1.5～2.0ならば手術は可能と報告している。また，2歳以上ならPARが8単位・m^2以下またはtolazoline負荷後のPARが7単位・m^2以下なら術後の予後は良いという報告[4]もある。本症例では，PAR 7.9単位・m^2，100%酸素吸入試験後3.3単位・m^2と反応したが，肺機能が非常に悪く手術の危険性が高いと考えられ，保存的治療を行うこととなった。手術は全く不可能ではなかったと思われるが，高リスクであり，術後に人工呼吸器離脱困難，右心不全の可能性が十分考えられた。

手術の決定に難渋した肺高血圧を伴う心室中隔欠損症の一例を経験したので報告した。

●文献

1) Campbell, M. : Natural history of ventricular septal defect. Br. Heart J., 33 : 246～257, 1971.
2) 門間和夫：心室中隔欠損．臨床発達心臓病学（高尾篤良編），p. 325～335，中外医学社，東京，1989.
3) O'Fallon, W. M., Crowson, C. S., Wolfe, R. R., et al : Second natural history study of congenital heart defects. Materials and methods. Circulation, 87 (suppl. I) : I 4～I 15, 1993.
4) Momma, K., Takao, A., Takamizawa, K., et al : Natural and post-operative history of pulmonary vascular obstruction associated with ventricular septal defect. Jpn. Cir. J., 45 : 230～237, 1981.

右室内異常筋束に肺動脈弁狭窄，左上大静脈遺残・冠静脈洞還流の合併した成人例

国立神戸病院循環器科　清水雅俊／河田正仁／岡田敏男
同　内科　田中秀和／竹中かおり／升川健司／小林征一／水谷哲郎

●はじめに

右室内異常筋束[1]は室上稜もしくは右室中央より，右室内を横切って右室前壁に向かい円錐状に広がって付着する肥大した肉柱である[2,3]。今回，右室内異常筋束に肺動脈弁狭窄および左上大静脈遺残・冠静脈洞還流の合併例を報告する。

●症例　66歳　女性

主訴：労作時息切れ

既往歴：特記すべきことなし

現病歴：幼少時より心雑音を指摘されていた。日常生活上は特に制限なく過ごしていたが，平成11年11月より高度の労作で息切れを自覚するようになり当院に紹介となった。

身体所見：154 cm，45 kg。130/70 mmHg，91/分　整。傍胸骨右縁にparasternal heaveとLevine IV/VI収縮期雑音聴取。四肢末梢にチアノーゼや浮腫なし。

検査成績：Total cholesterol 321 mg/dlと上昇のみ。

心電図：電気軸は+75度と正常。胸部誘導でV_1のR/S比>1，反時計方向回転を認めた。

胸部X線写真：CTR拡大（52%），心陰影左2弓突出を認めた。

心エコー図検査：Bモード傍胸骨長軸断（図1，上段左）では，右室内心尖寄りに著明な肉柱の発達と冠静脈洞（CS）の拡大が認められた。同短軸断乳頭筋レベル（図1，上段右）では，右室自由壁から心室中隔へ横断する異常な筋肉束が観察された。左肘静脈から生食によるコントラストを注入したところ，冠静脈洞より右房（RA）へ還流した（図1，下段）。左上大静脈遺残（PLSVC）の冠静脈洞還流と考えられた。右室流出路レベル短軸像（図2，上段）で肺動脈弁（PV）の肥厚と肺動脈（PA）の著明な拡張が観察された。肺動脈弁の連続波ドプラ血流速度波形は，左右対称のドーム型で最大流速は3.4 m/sであった。推定右室-肺動脈間圧較差は46 mmHgで，最大肺動脈圧を25 mmHgと想定すれば，最大右室収縮期圧は約70 mmHgと推定された。傍胸骨右室流入路断面（図2，下段）のカラードプラ法では，右室（RV）内に異常な加速血流が検出された。これは，Bモードで観察された異常筋束の心基部側で認められた。連続波ドプラでは，左右非対称で収縮後期にピークを呈する最大1.1 m/sの加速血流が記録された。冠静脈洞と左房との間に短絡血流は認めなかった。

心臓カテーテル検査：

右室造影像（図3左）；右室内心尖部寄りに異常筋束が観察された。肺動脈弁は収縮期にドーム形成し，肺動脈は著明な狭窄後拡張をきたしていた。

右心系内圧測定；肺動脈圧は最大20 mmHgで，収縮期上行脚の立ち上がりに遅延を認めた。右室圧は最大74 mmHgで，肺動脈圧との間にpeak to peakで54 mmHgの圧較差が認められた。弁性肺動脈狭窄の確診を得た。右室内での引き抜きでは圧較差を認めなかった。よって本例は右室二腔症を伴わない右室内異常筋束と診断し

■ II. 先天性心疾患—ADULT

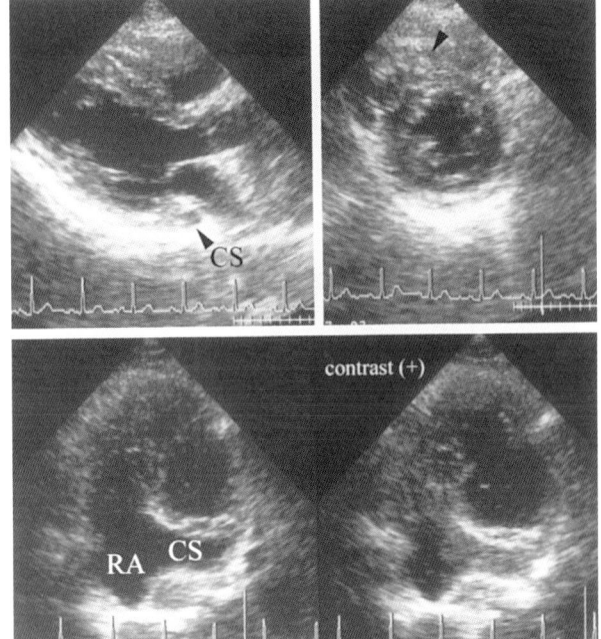

図1 心エコー図検査(1)：Bモード傍胸骨長軸断（上段左）では右室内心尖寄りに著明な肉柱の発達と冠静脈洞（CS）の拡大を認め，同短軸断乳頭筋レベル（上段右）では，右室自由壁から心室中隔へ横断する異常な筋肉束が観察された。左肘静脈から生食によるコントラストを注入すると，冠静脈洞より右房（RA）へ還流した（下段）。

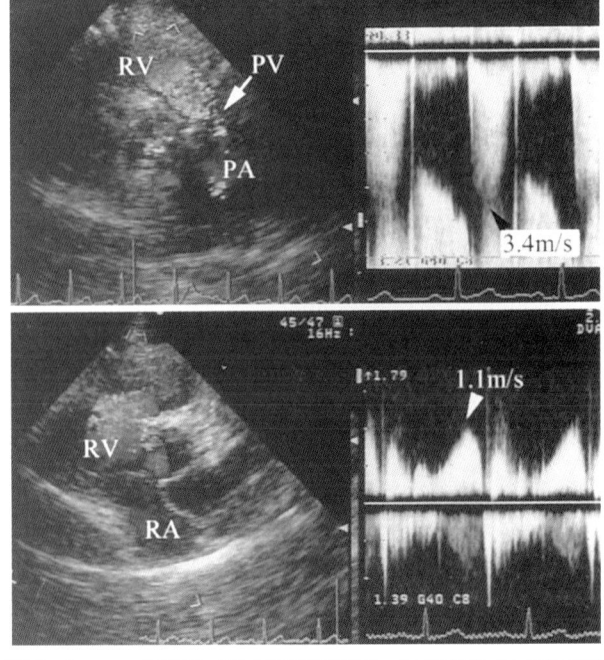

図2 心エコー図検査(2)：右室流出路レベル短軸像（上段）で肺動脈弁（PV）の肥厚と肺動脈（PA）の著明な拡張が観察され，肺動脈弁の連続波ドプラ血流速度波形は，左右対称のドーム型で最大流速は3.4m/sであった。傍胸骨右室流入路断面（下段）のカラードプラ法では，右室（RV）内に異常な加速血流が検出され，連続波ドプラでは収縮後期にピークを呈し最大1.1m/sであった。

た。

左肘静脈造影；造影剤は心陰影の左側を通って冠静脈洞へ還流した（図3右）。

経過：日常生活における自覚症状や右心不全症状に乏しく，経過観察とした。

● 考察

今回の症例は，Bモード心エコー図検査において右室自由壁から心室中隔へ横断する異常に肥大した筋肉束が認められた。カラードプラ法では，右室内に加速血流が観察され，その連続波ドプラ血流速度波形は，左右非対称で収縮後期にピークを呈した。これは，収縮が進むに従い右室内異常筋束により右室腔が狭小化したため生じたものと考えられた。右室内異常筋束により右室が二分され圧較差を生じた場合は，右室二腔症と診断されるが，本例の加速血流は低速で，カテーテル検査でも圧較差を検出し得なかった。右室内異常筋束[1)~3)]は高率（80％）に他の奇形を合併するが，特に心室中隔欠損が多く，ついで肺動脈狭窄とされている。本例では，肺動脈弁狭窄と左上大静脈遺残・冠静脈洞還流が合併していた。肺動脈弁狭窄に対しては，経皮的バルーン拡張術が成人においても有用と報告されている[4)]が，術後に新たな漏斗部狭窄[4)5)]を発生し得る。これは，肥大した漏斗部心筋が急激な後負荷の軽減によって過収縮をきたすためと考えられる。今回の症例も同様に，肺動脈弁狭窄の解除で右室内異常筋束が新たな右室内閉塞を発生する可能性があるため，慎重な対応が必要と考えられた。

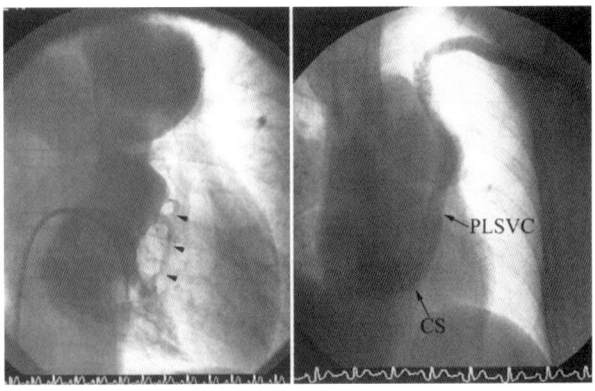

図3 右室造影像（左）：右室内心尖部寄りに異常筋束が観察された。肺動脈弁は収縮期にドーム形成し，肺動脈は著明な狭窄後拡張をきたしていた。左肘静脈造影（右）：造影剤は心陰影の左側を通って冠静脈洞へ還流した。

● 文献

1) Wanderman, K. L., Hirsch, M., Ovsyshcher, I., et al : Isolated anomalous right ventricular muscle bundle in the asymptomatic adult. Chest, 67 : 692~695, 1975.
2) Fisher, C. H., James, A. E., Humphries, J. O., et al : Radiographic findings in anomalous muscle bundle of the right ventricle. An analysis of 15 cases. Radiology, 101 : 35~43, 1971.
3) Fellows, K. E., Martin, E. C., Rosenthal, A. : Angiocardiography of obstructing muscular bands of the right ventricle. Am. J. Roentgenol., 128 : 249~256, 1977.
4) Jarrar, M., Betbout, F., Farhat, M. B., et al : Long-term invasive and noninvasive results of percutaneous

balloon pulmonary valvuloplasty in children, adolescents, and adults. Am. Heart J., 138：950〜954，1999.
5) Kroshus, T. J., Kshettry, V. R., Hertz, M. I., et al：Suicide right ventricle after lung transplantation for Eisenmenger syndrome. Ann. Thrac. Surg., 59：995〜997，1995.

高度左側房室弁（三尖弁）逆流を伴った成人修正大血管転位症に対する左側房室弁置換術の一例

大阪労災病院循環器内科　江神康之／星田四朗／西野雅巳／亀井順子／武田理宏／古本　渉
　　　　　　　　　　　川畑雅義／伊東達夫／加藤順司／棚橋秀生／田内　潤／山田義夫
同　心臓血管外科　　　谷口和博／九鬼　覚／正井崇史
大阪府立成人病センター循環動態科　中川　理／淡田修久／小林　亨

　修正大血管転位症（C-TGA）に房室弁閉鎖不全症（TR）が合併することはよく知られており，外科的修復が行われることが多い。しかしながら，成人例は稀であり，外科手術のタイミングやTRに対する手術方式（弁形成術あるいは弁置換術）に関して一致した見解が得られていない。今回，我々は，高度左側房室弁逆流を伴った成人修正大血管転位症に対する左側房室弁置換術の一例を経験したので報告する。

●症例　38歳　男性
　主訴：呼吸困難
　既往歴：痛風（内服治療中）
　家族歴：特記すべきことなし
　現病歴：小学生の頃より心電図異常，および心拡大を指摘されていたが，放置していた。平成5年頃より動悸を自覚していたが放置。平成7年，咳嗽，下腿浮腫を主訴として大阪府立成人病センターを受診し，心エコー図，左室造影検査より修正大血管転位症と診断され，以後，外来にて経過観察されていたが，服薬，来院のコンプライアンスは不良であった。平成11年3月頃より再び，労作時息切れ，下腿浮腫を認めるようになったが，本人の希望により内科的治療を継続していた。同年12月初め頃より感冒様症状を契機に，胸部圧迫感，起座呼吸出現し，同年12月5日大阪府立成人病センターに再入院となった。入院後，ジギタリス製剤および利尿剤にて心不全症状は軽快した。同年12月27日手術加療目的にて大阪労災病院に入院となった。

　入院時現症：身長171cm，体重59kg，血圧90/50 mmHg，脈拍78回/分　不整。肺野にラ音を聴取せず。心雑音は心尖部に最強点を有するLevine分類でⅣ/Ⅵ度の収縮期雑音を聴取した。肝は触知せず，NYHA心機能分類はⅢ度であった。下腿浮腫は認めなかった。

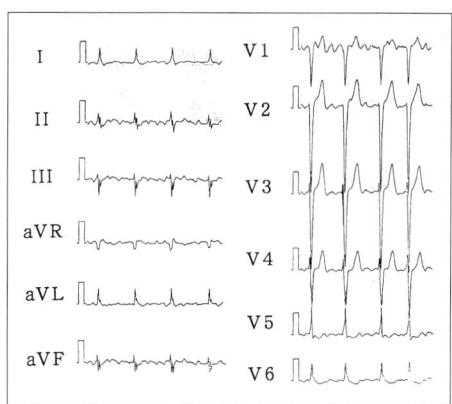

図1　心電図

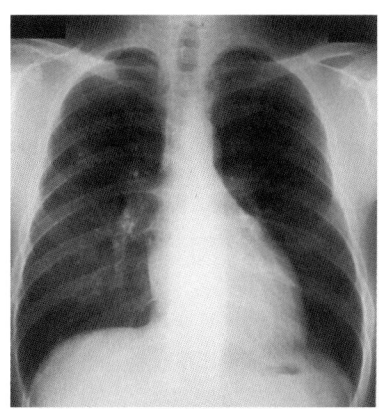

図2　胸部X線（CTR：47%）

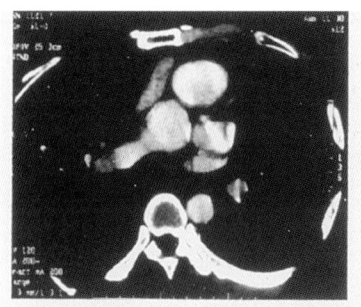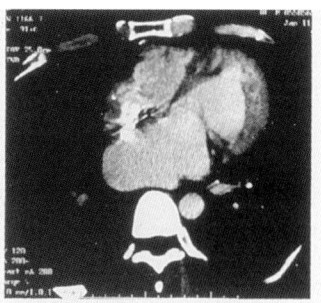

大動脈は肺動脈の左前を上行
右房からは解剖学的左室を介して肺動脈が起始。　　　→S.L.L型
左房からは解剖学的右室を介して大動脈が起始。　　　　修正大血管転位症

図3　胸部CT像

■ II．先天性心疾患—ADULT

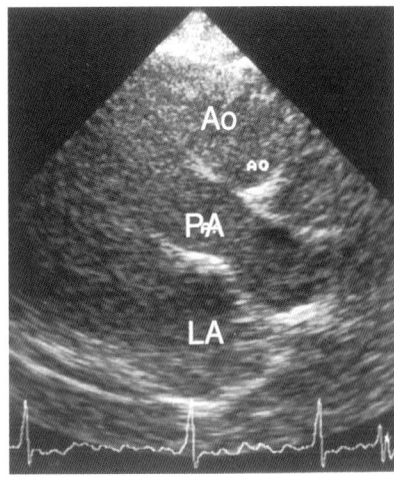

図4a　経胸壁心エコー

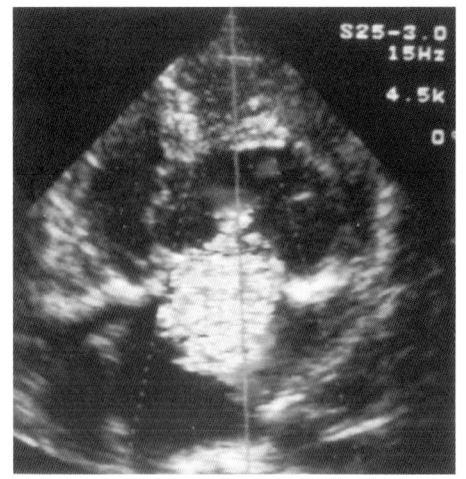

図4b　経胸壁心エコー（カラードップラー法）

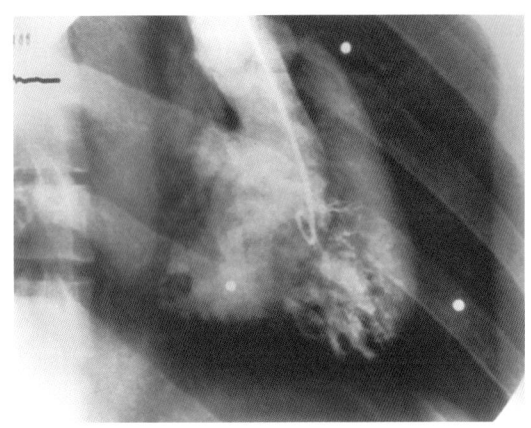

図5　心室造影

入院時検査所見：肝胆道系酵素の軽度上昇以外には，異常を認めなかった。

心電図：リズムは心房細動であり，胸部誘導は V_{1-2} で深いQ波を呈し，V_{4-6} ではq波が欠如しC-TGAに特徴的な所見を呈した。V_{5-6} でST低下が軽度みられたが，完全房室ブロックは認めなかった（図1）。

胸部X線：CTRは47％。肺うっ血は認めなかった（図2）。

胸部CT：大動脈は肺動脈の左前方を上行し，左房は肉柱の発達した解剖学的右室に連続していた。解剖学的右室から大動脈が起始し，右房からは解剖学的左室を介して肺動脈が起始していた（図3）。内臓逆位は認めなかった。

経胸壁心エコー：大動脈は肺動脈の前方に位置し（図4a），解剖学的右室径と左房径の著明な拡大を認めた。心室駆出率は53％と軽度低下し，カラードップラー法では，高度なTRを認めた（図4b）。

経食道心エコー：三尖弁の中隔尖付着部は僧帽弁の前尖付着部より12mm心尖部寄りに位置していた。

なお，心室中隔欠損（VSD），心房中隔欠損（ASD），肺動脈狭窄症（PS），Ebstein奇形は認めなかった。

心臓カテーテル検査：肺動脈圧43/23(34)mmHg，肺動脈楔入圧17mmHgと右心系の圧は上昇し，心拍出量3.4 ℓ/min，心係数2.0 ℓ/min/m² と心機能は軽度低下していた。

心室造影検査：左側心室造影では粗大肉柱を有し，解剖学的右室構造を呈していた。また，房室弁にはSellers IV度の逆流を認めた（図5）。

＊

以上より，高度左側房室弁逆流を伴った成人修正大血管転位症（Van Praaghの分類でS.L.L.型）と診断し，手術を施行した。

● 経過

手術所見：大動脈は肺動脈の左前方に位置していた。体外循環下に大動脈を遮断し，antegradeにcardioplegiaを注入しice slush併用で速やかに心停止を得た。三尖弁は弁輪が右室側に8mm落ち込んでいたが，Ebstein奇形は認めなかった。弁尖部には異常を認めなかったが，torn chordaeを伴っていた。解剖学的右室の機能をできる限り温存するために，弁尖，腱索，乳頭筋はすべて温存し，径31mmのSt. Jude medical弁を縫着した。心房細動に対しては電気的除細動にて洞調律となったためmazeは施行しなかった。

術後経胸壁心エコー：Transvalvular leakageはほとんど認めず，右室径，左房径は縮小傾向を示した。

なお，術後の心室造影検査では有意なTRは認めなかった。

術前・術後血行動態：肺動脈楔入圧は17mmHgから11mmHgと低下し，心拍出量は3.4 ℓ/min から6.1 ℓ/min，心係数は2.0 ℓ/min/m² から3.6 ℓ/min/m² と改善を認めた。

● 考察

修正大血管転位症の全先天性心疾患に占める割合は約1％と報告されている[1]。予後は，平均寿命8～11歳で20歳を越えるのは10％程度で成人例は稀といわれている[2]。予後規定因子は他の心奇形の合併，房室伝導障害，左側房室弁閉鎖不全による心不全などが挙げられる。また，修正大血管転位症は心室中隔欠損症（VSD），肺動脈狭窄症（PS），Ebstein奇形などの他の心奇形を合併する頻度が90％以上と非常に高く，その他，I度房室ブロック（50％）やIII度房室ブロック（10～15％），左側房室弁（三尖弁）閉鎖不全症（30％），全内臓逆位（25％）等の合併が報告されている[3]（表1）。

表1 修正大血管転位症の主な合併症

● 他の心奇形の合併（90％以上）
　心室中隔欠損（70〜80％）
　肺動脈狭窄症（50％）
　左側 Ebstein 奇形（25％）
● 不整脈・伝導障害
　Ⅰ度房室ブロック（50％）
　Ⅲ度房室ブロック（10〜15％）
● 左側房室弁閉鎖不全（30％）
● 全内臓逆位（25％）

表2 左側房室弁閉鎖不全による心不全に対する治療

● 内科的治療：ジギタリス製剤，利尿剤，後負荷軽減
　以前は著明な徴候が出現するまで内科的治療
　最近の報告では心不全発症早期に外科的治療
　（不可逆性心室機能の障害を避けるため）
● 外科的治療：三尖弁形成術，三尖弁置換術

表3 C-TGA に対する外科的治療のタイミングの指標

TVA 施行後	5年生存率	10年生存率
EF＜44％	50％	20％
EF≧44％	100％	100％

cutoff 値：EF 44％

（J. Thorac. Cardiovasc. Surg., 109：642〜653, 1995）

　今回，我々が経験したような左側房室弁閉鎖不全による心不全に対する内科的治療としては，ジギタリス製剤，利尿剤，後負荷軽減療法が用いられる．外科的治療としては弁輪縫縮術，三尖弁形成術，三尖弁置換術が挙げられるが，その選択に関してはいまだ一定の見解が得られていない．特に，小児に対する手術では長期間の抗凝固療法が好ましくないこと，人工弁の耐久性，発育に伴う再弁置換術の必要性などより弁置換は避けるべきとの意見もある[4]．しかし，三尖弁は先天的あるいは後天的な因子によって病変を来し，また，高圧にさらされる体循環系の房室弁としては適当でなく三尖弁置換術が選択されるべきとの意見もある[5]．しかし，自験例のような成人例では，術後の抗凝固療法も小児に比べ容易で，置換術の不全がない限り再置換の必要がなく，弁置換術が第一選択になる場合が多いと報告されている．
　また，中島ら[6]合併心奇形を持たない 52 歳の C-TGA の剖検例において，左側房室弁そのものには異常は認めないが両側心室の拡大と心筋線維の肥大（特に大動脈側心室）および強い線維化を確認している．このことより，高齢者 C-TGA に合併する左側房室弁閉鎖不全症では，外科的治療によって弁逆流が改善しても低下した心機能の改善は期待できないと考えられるため，可及的に動脈側心室の機能を温存することが必要である．僧帽弁手術においては弁輪，腱索，乳頭筋の連続を保つことの有用性がいわれている[7〜9]が，松岡ら[10]これを C-TGA の左側房室弁閉鎖不全症に応用し，自己弁温存による三尖弁置換術を施行し，良好な結果を得たので，今回我々も同様の手術を施行した．
　外科的治療のタイミングについては，以前は著明な症状が出現するまでできるだけ内科的治療を施行し，コントロール不良になった際に外科的治療を選択していた．最近の報告では不可逆性心室機能障害を避けるため心不全発症早期に外科的治療が選択される傾向がある（表2）．また van Son ら[11]の報告によると，C-TGA の三尖弁置換術施行前の動脈側心室駆出率（以下 EF）が 44％未満では5年生存率が 50％，10年生存率は 20％と予後不良であるが，EF 44％以上では5年生存率，10年生存率ともに 100％となっており，EF 44％以上が外科的治療のタイミングの一指標となりうると考えられる（表3）．

● 文献

1) Perloff, J. K. : The Clinical Recognition of Congenital Heart Disease, 3 rd ed., p. 62, 1987.
2) Friedberg, D. Z., Nadas, A. S. : Clinical profile of patients with congenital corrected transposition of the greatarteries. A study of 60 cases. N. Engl. J. Med., 287 : 1053, 1970.
3) Allwork, S. P., Bentall, H. H., Becker, A. E., Cameron, H., Gerlis, L. M., Wilkinson, J. L., Anderson, R. H. : Congenitally corrected transposition of the greatarteries. Morphologic study of 32 cases. Am. J. Cardiol., 38 : 910〜923, 1976.
4) 山田嵩之, 紺野 進, 畑野良待, 長岡秀郎, 峰下 哲, 前村大成, 坂本 徹, 谷口興一, 小関 迪 : 修正大血管転位症に合併した左側房室弁閉鎖不全症の1手術治験例. 心臓, 4 : 900, 1972.
5) 藤原 巍, 山根正隆, 元広勝美, 佐藤方紀, 衣笠陽一, 木曽昭光, 勝村達喜 : 左側房室弁閉鎖不全を伴う修正大血管転位症の1手術治験例. 心臓, 12 : 1025, 1980.
6) 中島克明, 井上正博, 松田佳宣, 松尾茂雄, 中島敏夫, 花田正人 : 長時間生存し得た合併心奇形のない先天性修正大血管転位症の1例. 日内会誌, 76 : 89〜97, 1986.
7) Lillehei, C. W., Levy, M. J., Bonnabeau, R. C. Jr. : Mitral valve replacement with preservation of papillary muscles and chordae tendineae. J. Thorac. Cardiovasc. Surg., 47 : 532〜543, 1964.
8) 鈴木康之, 本郷忠敬, 八巻重雄, 小野寺博則, 石沢栄次, 田所正路, 東郷孝男, 横山和則, 香川 謙, 堀内藤吾, 福田守邦, 巴 朝夫, 尾形 寛 : Marfan 症候群小児の僧帽弁閉鎖不全に対する弁組織を切除しない人工弁移植術. 胸部外科, 34 : 523〜527, 1981.
9) David, T. E., Burns, R. J., Bacchus, C. M., Druck, M. N. : Mitral valve replacement for mitral regurgitation with and without preservation of chordae tendineae. J. Thorac. Cardiovasc. Surg., 88 : 718〜725, 1984.
10) 松岡正紀, 斎藤圭治, 木下肇彦, 藤井英樹 : 両側房室弁閉鎖不全症を伴った高齢者修正大血管転位症の1治験例 — 自己弁温存三尖弁位人工弁植え込み術 — . 日胸外会誌, 39 : 345〜350, 1991.
11) van Son, J. A., Danielson, G. K., Huhta, J. C., Warnes, C. A., Edwards, W. D., Schaff, H. V., Puga, F. J., Ilstrup, D. M. : Late results of systemic atrioventricular valve replacement in corrected transposition. J. Thorac. Cardiovasc. Surg., 109 : 642〜653, 1995.

III

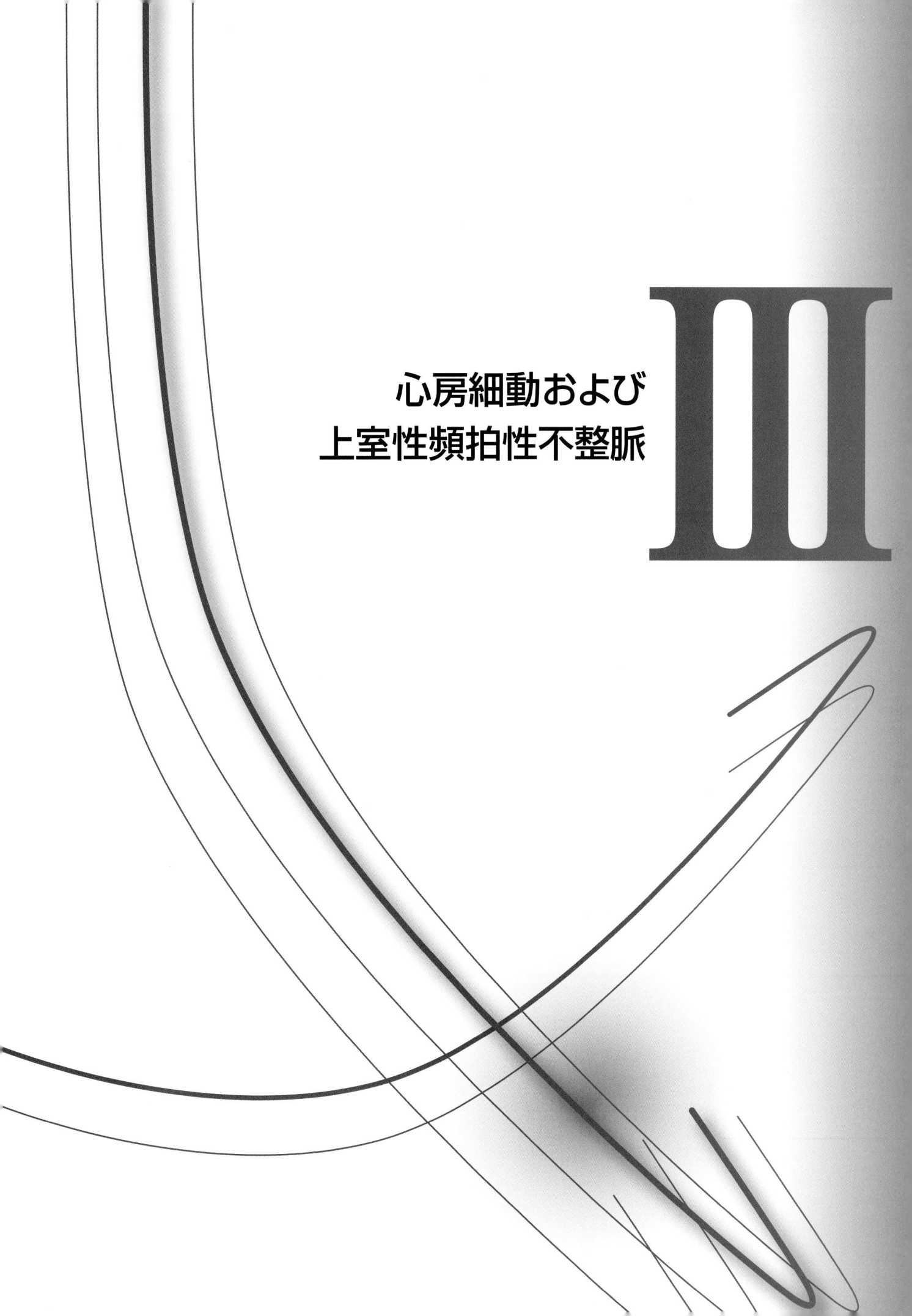

心房細動および
上室性頻拍性不整脈

■ Ⅲ. 心房細動および上室性頻拍性不整脈

慢性心不全患者における発作性心房細動発症予測
― P波加算平均心電図と血漿心房性利尿ペプチド濃度を用いて ―

大阪府立病院心臓内科　山田貴久／福並正剛／下永田　剛／熊谷和明
朝野仁裕／平田明生／浅井光俊／伯耆徳武

● はじめに

慢性心不全（CHF）患者において心房細動（Af）発作は血行動態の増悪および血栓塞栓症を引き起こし，CHF患者の予後を悪化させうるので[1]，CHF患者においてAf発作を予測することは臨床上有意義なことである．近年発作性心房細動（Paf）の予測にP波加算平均心電図（P-SAE）が有用であるとされている[2〜5]が，今までの報告は主に心機能が保たれている患者を対象に行われておりCHF患者でもP-SAEによりPafを予測しうるか否かは明らかではない．そこでCHF患者でP-SAEを含めた臨床検査諸指標によりPaf発症を予測しうるか否かを前向きに検討した．

● 方法

対象は代償期CHF外来患者で心プールシンチの左室駆出率が40％未満の患者連続104例中，(i) 洞調律，(ii) Pafの既往がない，(iii) 抗不整脈剤（Ib群を除く）を服用していないという条件を満たした75例（年齢；65±11歳，男61例（81％），虚血性；50例（67％），NYHA：2.1±0.6，左室駆出率；30±6％）である．

エントリー時に心拍数，血圧，6分間歩行距離を測定し，心プールシンチ，心エコー，ホルター心電図，P-SAE，血液検査を行った．心エコー法では左室拡張末期径，左房径（LAD）を計測し，ホルター心電図では心房性期外収縮が100個/hr以上あるいは2連発以上認められたものをhigh grade APBとした．P-SAEは既報[2〜5]のごとく記録し，空間マグニチュード波形にてフィルター化P波持続時間（Ad）とその終末部20 ms間の平均電位（LP20）を計測し，異常P-SAEをAd＞132 msかつLP20＜2.3μV（健常者132例の90 percentile値）とした．血液検査では心房性利尿ペプチド濃度（ANP），norepinephrine濃度，aldosterone濃度，renin活性を測定した．

これらの患者を2〜4週ごとに経過観察し，Pafの検出はベッドサイド心電図モニター，標準心電図（2〜4週毎に施行），ホルター心電図（エントリー後2，6，12，18，24，30，36カ月後に施行）で行った．

● 結果

P-SAE異常群（n=29）と正常群（n=46）間のエントリー時臨床検査的特徴の比較を表1に示すが，どの指標にも両群間で有意差は認められなかった．平均20±9カ月の間にP-SAE異常群では9例（31％）にPaf発症

表1　P-SAE異常群と正常群における臨床検査的特徴

	P-SAE 異常群	P-SAE 正常群	p Value
No.	29	46	
Clinical			
age （yr）	66±13	65±10	n.s.
gender （male）	26（90%）	35（75%）	n.s.
ischemic heart disease	20（69%）	30（65%）	n.s.
NYHA	2.1±0.7	2.0±0.6	n.s.
6-minute walk distance （m）	358±69	383±70	n.s.
heart rate （bpm）	76±12	74±14	n.s.
systolic pressure （mmHg）	124±13	133±20	n.s.
diastolic pressure （mmHg）	73±10	76±11	n.s.
Radionuclide angiography			
LVEF （%）	30±8	30±7	n.s.
Holter monitoring			
high grade APB （%）	9（31%）	14（30%）	n.s.
Echocardiography			n.s.
LVDd （mm）	60±6	61±7	n.s.
LAD （mm）	39±8	40±6	n.s.
Neurohumoral pattern			
atrial natriuretic peptide （pg/ml）	53±46	59±66	n.s.
norepinephrine （pg/ml）	406±228	392±207	n.s.
aldosterone （pg/ml）	71±57	87±101	n.s.
renin （ng/ml/hr）	6.6±6.9	5.8±6.5	n.s.

P-SAE : P wave signal-averaged ECG
NYHA : New York Heart Association functional class
APB : atrial premature beats
LVEF : left ventricular ejection fraction
LVDd : left ventricular end-diastolic dimension
LAD : left atrial dimension

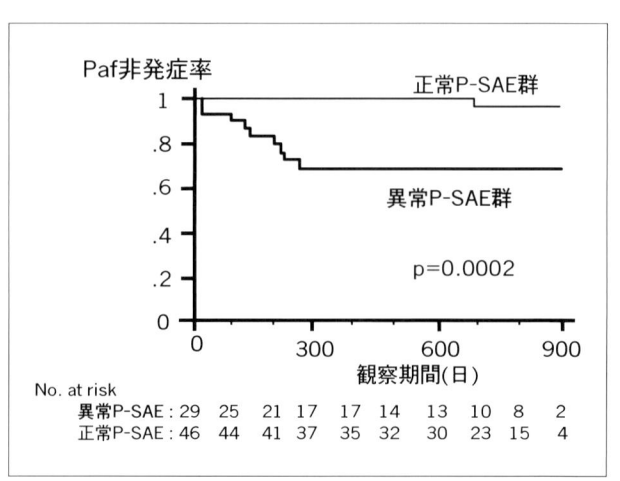

図1　P-SAE正常群と異常群のPaf非発症率の比較

表2 Paf発症群と非発症群における臨床検査的特徴

	Paf（＋）	Paf（－）	p Value
No.	10	65	
Clinical			
age （yr）	71±6	64±11	0.07
NYHA	2.1±0.9	2±0.6	n. s.
heart rate （bpm）	72±12	75±13	n. s.
ACE inhibitors	5（50％）	45（70％）	n. s.
beta-blockers	2（20％）	16（32％）	n. s.
Radionuclide angiography			
LVEF （％）	30±8	30±7	n. s.
P wave signal-averaged ECG			
abnormality	9（90％）	20（31％）	0.001
Ad （ms）	147±8	137±11	0.005
LP 20 （μV）	1.9±0.2	2.8±1.3	0.02
Holter monitoring			
high grade APB （％）	6（60％）	17（26％）	0.07
Echocardiography			n. s.
LVDd （mm）	61±5	61±7	n. s.
LAD （mm）	43±7	39±6	0.09
Neurohumoral pattern			
atrial natriuretic peptide （pg/ml）	75±41	54±60	0.01
norepinephrine （pg/ml）	357±157	403±221	n. s.
aldosterone （pg/ml）	79±78	81±88	n. s.
renin （ng/ml/hr）	7.5±8.2	5.9±6.4	n. s.

Paf : paroxysmal atrial fibrillation
ACE : angiotensin converting enzyme

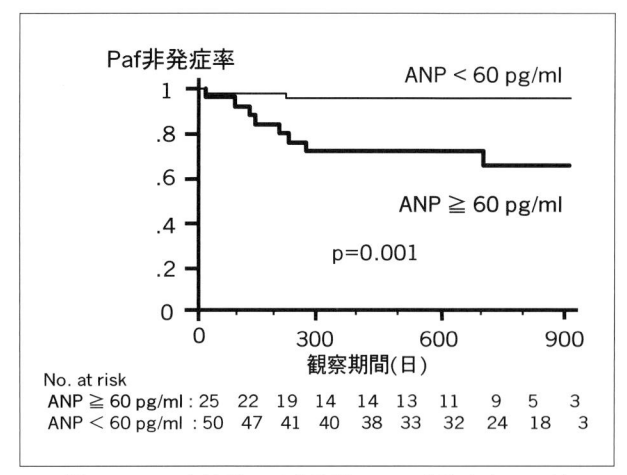

図2 ANP高値群と正常値群のPaf非発症率の比較

が心電図で認められたが，P-SAE正常群では1例（2％）にしか認めず，陽性群でPaf出現頻度が有意に高かった（図1）。

Paf発症群と非発症群間におけるエントリー時臨床検査諸指標の比較を表2に示す。Paf群で年齢は高い傾向を示し，NYHAやその他の臨床的特徴に有意差は認められなかった。P-SAEではPaf群でAdは有意に長くLP 20は小さく，P-SAE異常例の頻度はPaf群で有意に高かった。ホルター心電図でのhigh grade APBの頻度はPaf群で高い傾向を示し，左房径は拡大傾向を示した。神経体液性因子ではANP値がPaf群で有意に高値を示したが，その他の指標には有意差は認められなかった。ANP高値群（≧60 pg/ml）では有意にPaf発症頻度が高かった（図2）。

多変量Cox解析によりPaf発症に関連する独立因子は異常P-SAE（hazard ratio 19.1, p=0.0069）とANP高値（hazard ratio 8.6, p=0.018）であることがわかった。異常P-SAEは感度90％，特異度69％，予測精度72％で，ANP高値は各々80％，74％，75％でPaf発症を予測し得たが，両者の基準を合わせると各々70％，94％，91％となりPaf発症に対する予測精度が有意（p＜0.01）に向上した。

● 考察

この前向き研究により，P-SAEはCHF患者でもPaf発症の予測に有用であることが示された。さらに異常P-SAEにANP高値という指標を加えることによりPaf発症の危険性がより高いCHF患者を同定し得ることがわかった。

本検討ではPaf非発症のCHF例におけるAdは健常例に比し長かった。最近，CHF患者におけるAdはLADよりも左房圧に関連しているとの報告があり[6]，本検討でもAdは左室拡張末期圧と有意相関（r=0.31, p＜0.05［n=40］）を示したが，LADと有意な相関は示さなかった。これらのことよりCHF患者におけるAdは心房内の不均一な遅延伝導という電気生理学的基質に加えて血行動態因子により規定されるものと考えられる。

CHF患者でAfを発症するとANP値が上昇するとの報告はあるが，洞調律時のANP値とその後のAf発症の関連性は今まで検討されていなかった。本検討によりCHF患者でANPが高値を示す例ではAfを発症する危険性が高いことが示された。ANPそのものがAfを引き起こしているのではなく，両者の関係は間接的なものと思われる。即ち左房圧の上昇が左房の壁応力を増大させ，その増大した壁応力がANP分泌を促進させるだけではなく，心房筋に催不整脈的な電気生理学的変化をもたらすものと考えられる。

● 結語

CHF患者において異常P-SAEとANP高値はPaf発症の予測因子となりうることが示唆された。

● 文献

1) Middlekauff, H. R., Stevenson, W. G., Stevenson, L. W. : Prognostic significance of atrial fibrillation in advanced heart failure. A study of 390 patients. Circulation, **84** : 40～48, 1991.
2) Fukunami, M., Yamada, T., Ohmori, M., et al : Detection of patients at risk for paroxysmal atrial fibrillation during sinus rhythm by P wave-triggered signal-averaged ECG. Circulation, **83** : 162～169, 1991.
3) Yamada, T., Fukunami, M., Ohmori, M., et al : Characteristics of frequency content of atrial signal-averaged electrocardiograms during sinus rhythm in patients with paroxysmal atrial fibrillation. J. Am. Coll. Cardiol., **19** : 559～563, 1992.

4) Abe, Y., Fukunami, M., Yamada, T., et al : Prediction of transition to chronic atrial fibrillation in patients with paroxysmal atrial fibrillation by signal-averaged electro-cardiography : a prospective study. Circulation, **96** : 2612～2616, 1997.
5) Yamada, T., Fukunami, M., Shimonagata, T., et al : Dispersion of signal-averaged P wave duration on precordial body surface in patients with paroxysmal atrial fibrillation. Eur. Heart J., **20** : 211～220, 1999.
6) Faggiano, P., D'Aloia, A., Zanelli, E., et al : Contribution of left atrial pressure and dimension to signal-averaged P wave duration in patients with chronic congestive heart failure. Am. J. Cardiol., **79** : 219～222, 1997.

ワルファリン投与中至適コントロール下においても両心房内血栓が生じた非弁膜症性心房細動の一例

国立大阪病院循環器科　安岡良典／吉田純一／習田　龍／阪本紀子
岡崎太郎／市川　稔／陳　若富／橋本克次
内藤丈詞／林　亨／楠岡英雄／是恒之宏

●**症例**　Y. K.　57歳　男性
既往歴：
H5年12月：拡張型心筋症の診断の下，利尿剤，ジギタリス製剤，ACE阻害剤の内科加療を開始。徐脈性心房細動に対しVVIペースメーカーの植込みを施行。
H9年4月：急性下肢動脈閉塞にて入院。下肢動脈造影施行も狭窄病変は認めず，ヘパリン使用後，ワルファリンによる抗凝固療法を開始している。
約2カ月後の6月に一過性脳虚血発作にて入院。経食道心エコーにて左心耳内血栓を認めワルファリンをdose up。
H10年3月：経食道心エコー再検では左心耳内血栓は消失していた。
現病歴：H12年1月6日，会社で仕事中，突然転倒し救急搬送。脳梗塞の疑いにて当院緊急入院となる。
入院時身体所見：血圧102/58，脈拍88不整，神経学的には意識レベルはJCS 0～1，運動性失語，右半側空間無視，右上下肢完全麻痺，右半身感覚低下，右Babinski徴候を認めた。
血液検査所見：血液検査所見では白血球数およびCRPの軽度上昇以外に異常値は認めず。また翌日のPT-INRは2.22，後日測定した凝固機能に明らかな異常は認めず。
心電図：リズムは心房細動で時折VVIペーシングスパイクを認めた。

胸部レントゲン：CTR 62%，肺野にうっ血像は認めず。
経胸壁心エコー：EF 25～30%と全般的な左室収縮能低下およびLVDd 62/Ds 56と左室内腔の拡大を認めた。
頭部CT：入院当日の頭部CTでは左中大脳動脈領域の脳溝が消失しいわゆるearly CT sign陽性と考えられ左中大脳動脈領域の広範な脳梗塞を疑う所見であった。
第2病日の頭部CTでは左中大脳動脈領域の広範な低吸収域を認め脳梗塞の診断を得た（図1）。
臨床経過：慢性心房細動，日中の突然発症の病歴より心原性脳塞栓症と考え，また出血性梗塞を合併していないことよりヘパリン（1万単位/日），グリセオールの内科的治療を進めた。その後，さしたる合併症なく経過した。
そこで嚥下可能と判断した第21病日に経食道心エコーを施行した。経食道心エコーでは左房内のもやエコーは高度で左心耳から左房内へ突出し可動性に富む約30×15 mmの外周がhigh echoicな血栓を認めた。右房内にも同等なもやエコーが存在し約30 mmの激しく浮遊するlow echoicなボール状の血栓を認めた（図2）。
両心房内血栓の外科的摘除も考慮したが，未だ脳梗塞発症後急性期の時期であり術中heparinizeしづらいこと，極めて低左心機能であることよりhigh riskであると判断しワルファリンをPT-INR 2.5～3.0の間で再コントロールしながら運動麻痺に対するリハビリテーションを

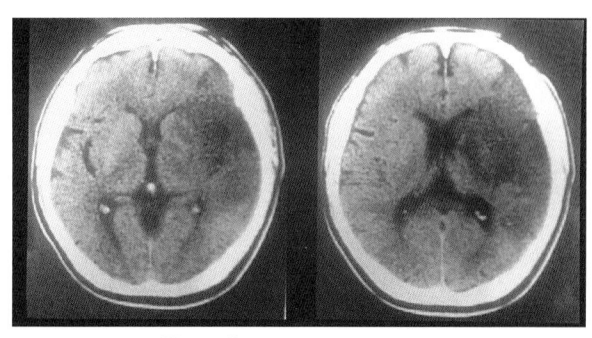

図1　第2病日の頭部CT像

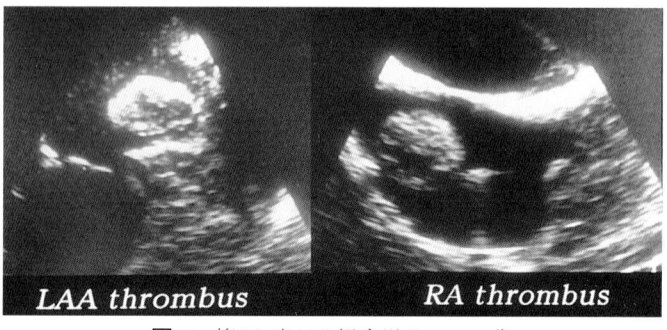

図2　第21病日の経食道心エコー像

徐々に開始した。
　幸い，その後脳梗塞の再発や脳塞栓のエピソードなく経過し第56病日に経食道心エコーを再検したところ両心房内血栓は消失していた。

● PT-INR および D-Dimer の推移

　発症前1年間のPT-INRおよびD-Dimerの月単位の推移を示す。PT-INRは1年間の平均値が2.36で2.0～2.5の間でワルファリンコントロールしていた。D-Dimerに関しては発症前1年間を通じて0.5未満と全く変動を認めなかった（図3）。

● まとめ

　海外大規模臨床試験の結果から非弁膜症性心房細動の塞栓危険因子は収縮期高血圧160 mmHg，100日以内のうっ血性心不全の既往または左室短縮率%FSが25%以下，塞栓症の既往とされており，かかる症例にはワルファリンによる抗凝固療法が推奨されている。
　SPAF-III studyではPT-INR 1.5以下になると急激に脳梗塞の発症率が増加しPT-INR 3.0～3.5付近で脳出血が生じていることが明らかにされ脳梗塞の発症頻度と出血合併症の関係からPT-INR 2.0～3.0でコントロールすべきであるとされている。今回の一例はこの範囲内でコントロールしていたにもかかわらず脳梗塞を発症していることから，心房細動の塞栓危険因子が重複する症例ではより厳格なワルファリンコントロールを必要とする場合があると考えられた。

● 参考文献

1) Petersen, P., et al : Placebo controlled, randomized trial of warfarin and aspirin for prevention of thromboembolic complications in chronic atrial fibrillation—The Copenhagen AFASAK study—. Lancet, **1** : 175, 1989.
2) Stroke Prevention in Atrial Fibrillation Investigators : Adjusted dose warfarin versus low intensity, fixed-dose warfarin plus aspirin for high-risk patients with atrial fibrillation — Stroke Prevention in Atrial Fibrillation III Randomized Crinical Trial—. Lancet, **348** : 633, 1996.
3) William, M., Freiberg, M. D., et al : Prevalence, age distribution, and gender of patients with atrial fibrillation. Arch. Intern. Med., **155** : 469～473, 1995.
4) Connolly, S. J., et al : Canadian Atrial Fibrillation Anticoagulation (CAFA) study. J. Am. Coll. Cardiol., **18** : 349, 1991.
5) Ezekowitz, M. D., et al : Warfarin in the prevention of stroke associated with nonrheumatic atrial fibrillation. N. Engl. J. Med., **327** : 1406, 1992.

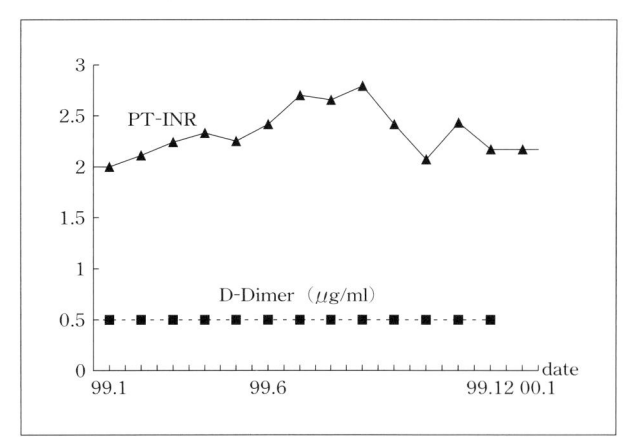

図3　発症前1年間のPT-INRおよびD-Dimerの推移

慢性非弁膜症性心房細動に対する電気的除細動の至適回数とエネルギー量についての検討

大阪労災病院循環器内科　西野雅巳／星田四朗／谷池正行／江神康之
武田理宏／古本　渉／川畑雅義／辻村英一郎
加藤順司／棚橋秀生／田内　潤／山田義夫

● 背景

　心房細動では洞調律例に比し脳塞栓を高率に発症すると報告されており[1]，その上，最近心房細動は脳塞栓だけでなくそれが合併するだけで予後を悪化するとの報告もある[2]。したがって心房細動例，特に非弁膜症性の心房細動例では積極的なリズムコントロールが脳塞栓予防ばかりか生命予後の点でも有用であると考えられる。
　心房細動のリズムコントロール，つまり除細動には薬物的除細動と電気的除細動（DC）があるが数カ月経た慢性非弁膜症心房細動例では前者で回復する場合はまれである[3]。しかし実際の臨床においては多くが慢性心房細動例であり，これらをリズムコントロールするには電気的除細動が必要な場合が多い。また最近の経食道心エコー検査（TEE）の臨床普及によりDC前にTEEを行うことで早く安全にDCを施行できるようになってきた[4]。またTEEを用いてできるだけ早期にDCを行うことはelectrical remodeling[5]の概念からも有用なことである。
　慢性非弁膜症性心房細動例においてDCを施行する場合，一旦洞調律に回復しても高率に心房細動が再発することが臨床上大きな問題である。実際われわれも慢性非弁膜症性心房細動87例にDCを施行し，6カ月以上洞調律が維持できたのは24例のみであった[6]。再発例63例のうち80%は2週間以内に再発した。したがってこのような早期再発例につき，何回までDCを施行すべきか迷

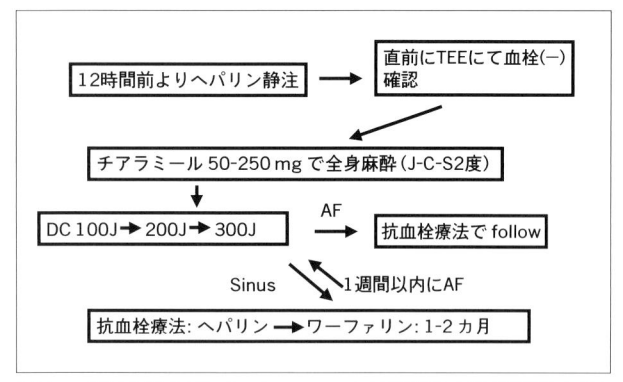

■III. 心房細動および上室性頻拍性不整脈

図1 電気的除細動プロトコール（大阪労災病院循環器内科）

表1 回数検討の患者背景

	α群 (n=42)	β群 (n=15)	γ群 (n=4)
年齢（y）	60±11	61±10	59±8
左房径（mm）	47±6	44±6	44±6
EF（%）	58±13	60±11	64±9
心房細動罹患歴（m）	30±3	43±53	80±10 *#

*p<0.02 vs. β群, #p<0.01 vs. α群

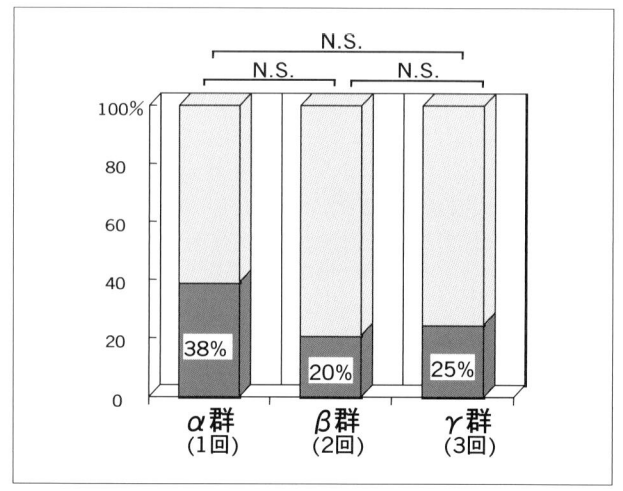

図2 電気的除細動の回数と成功率の比較

う場合がある。
　また慢性非弁膜症性心房細動では，罹患歴の短い心房細動より洞調律回復に要するエネルギー量が多い場合があり，高エネルギーを要することが多い。この場合高エネルギーは一過性の心筋障害を起こす可能性が考えられ，そのあとの臨床経過に影響があるとも考えられる。また心房細動に対するDCを行う場合，教科書によっては200Jまでと書いてあるものもあり，それ以上の高エネルギーを施行すべきか迷う場合もある。
　したがって今回我々は慢性非弁膜症性心房細動でDCを行う場合の上記の2点の疑問について検討した。すなわち(1) 6カ月以上持続している慢性非弁膜症性心房細動例でDCを行う場合，再発例では何回まで施行すべきかを検討すること。(2) 慢性非弁膜症性心房細動例でDCに要したエネルギー量と洞調律復帰後の臨床経過との関連について評価しDCを何Jまで行うべきかを検討すること。

●方法
　1993年10月から1998年4月までで，本院循環器内科でDCを施行した慢性非弁膜症性心房細動連続101例（年齢：60±11歳）につき図1の如くの同一のプロトコールでDCを行った。すなわちDC 12時間前よりヘパリンを静注し，TEEにて心腔内血栓を否定してからDCを施行した。洞調律に回復するとヘパリンからワーファリンに変え，心房機能が回復するまで1～2カ月抗血栓療法を持続した[7]。
　1) 電気的除細動の至適回数についての検討：
　上記対象中少なくとも一回は洞調律に復帰した61例で検討した。2週間以内に心房細動に戻った場合，本人が拒否しない限り3回までDCを施行した。1回のみで洞調律復帰に成功した群をα群，2回で成功した群をβ群，3回で成功した群をγ群とし，各群で洞調律成功率に差がないか検討した。この場合洞調律維持6カ月以上をDC成功と定義した。また同時に各群の臨床的背景である年齢，左房径，左室駆出率，心房細動罹患歴についても評価した。
　2) 電気的除細動の至適電気エネルギー量についての検討：
　上記対象の連続101例において，6カ月以上洞調律維持を成功とし評価した。要した最大電気エネルギー量で100J（A群），200J（B群），300J（C群）に分け成功

率を検討した。また1回洞調律に復帰したが6カ月以内に心房細動が再発した群においても同様に，要した最大電気エネルギー量で100J（D群），200J（E群），300J（F群）に分け洞調律維持期間に差がないかを検討した。

●結果
　1) 電気的除細動の至適回数についての検討：
　α群42例，β群15例，γ群4例で表1の如く，年齢，左房径，左室駆出率に差はなかったが，心房細動罹患歴はγ群でα群，β群に比し高値だった。図2に示す如く成功率には有意差を認めなかった。
　2) 電気的除細動の至適電気エネルギー量についての検討：
　A群39例，B群33例，C群29例で表2の如く，年齢，左房径，左室駆出率に有意差を認めなかった。各群で除細動成功率は図3の如く35.9%，30.3%，44.4%と差がなかった。また6カ月以内に心房細動が再発したD群25例，E群11例，F群21例で洞調律維持期間も，図4の如く各群で39±53日，25±22日，15±27日と有意差を認めなかった。

●考案
　DCの回数についての検討は1993年Thibaultらが米国循環器病学会（AHA）で108人の心房細動患者を対象に検討し2回失敗しても3回で成功する患者も有意数いると報告しているが[8]，この対象は約半数が弁膜症であり，日常臨床で最も問題となる慢性非弁膜症性心房細動にお

表2 エネルギー量検討の患者背景

	A群（100 J）(n=39)	B群（200 J）(n=33)	C群（300 J）(n=29)	p value
年齢（y）	64±10	56±10	60±7	N.S.
左房径（mm）	43±7	47±7	46±4	N.S.
左室駆出率（%）	57±15	60±12	59±8	N.S.

いての至適回数については不詳であった。今回の検討で，慢性非弁膜症性心房細動において罹患歴が長い患者ほどDC回数が多い傾向にあったが，その結果としての洞調律維持成功率に差がなく3回までは施行すべきと考えられた。

またDCに高エネルギーを用いる妥当性についてであるが，RaoらはトロポニンTを用いた検討で高エネルギーを用いても心筋障害は起こしにくいと報告している[9]。またHarjaiらはTEEを用いて，心耳機能も含めた心房機能とDCに用いたエネルギー量との関連を検討したが，高エネルギーを用いても機械的な心房機能に与える影響には差がなかったことを報告した[10]。したがって高エネルギーを用いても早期の心筋障害は少ないと考えられる。しかし，慢性期の臨床経過については報告がなく不詳であった。

今回の我々の検討からは慢性期の臨床経過すなわち洞調律維持成功率や，たとえ心房細動に復帰してもそれまでの経過に要したエネルギー量が影響しなかったことから，高エネルギーを用いても臨床上問題がないと考えられた。

● 総括

慢性非弁膜症性心房細動でDCを行う場合，2週間以内の再発例に対しては罹患歴が長い程回数を要する傾向にあるが，3回までは成功率に差がなく積極的に施行すべきである。また高エネルギーのDCは心筋障害を起こしその後の臨床経過に影響を与える可能性も考えられたが，300Jまでは差がなく積極的に行うべきである。

● 参考文献

1) Cabin, H. S., Clubb, K. S., Hall, C., et al : Risk of systemic embolization of atrial fibrillation without mitral stenosis. Am. J. Cardiol., 61 : 714〜717, 1990.
2) Dries, D. L., Exner, D. V., Gersh, B. J., et al : Atrial fibrillation is associated with an increased risk for mortality and heart failure progression in patients with asymptomatic and symptomatic left ventricular systolic dysfunction : a retrospective analysis of the SOLVD trials. J. Am. Coll. Cardiol., 32 : 695〜703, 1998.
3) Manning, W. J., Silverman, D. I., Katz, S. E., et al : Temporal dependence of the return of atrial mechanical function on the mode of cardioversion of atrial fibrillation to sinus rhythm. Am. J. Cardiol., 75 : 624〜626, 1995.
4) Silverman, D. I., Manning, W. J. : Role of echocardiography in patients undergoing elective cardioversion of atrial fibrillation. Circulation, 98 : 479〜486, 1998.

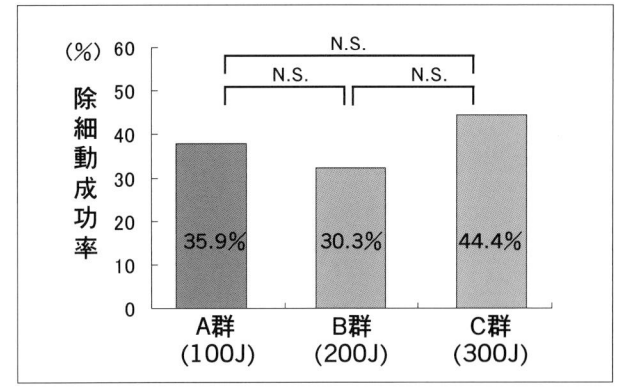

図3 電気的除細動のエネルギー量と成功率の比較

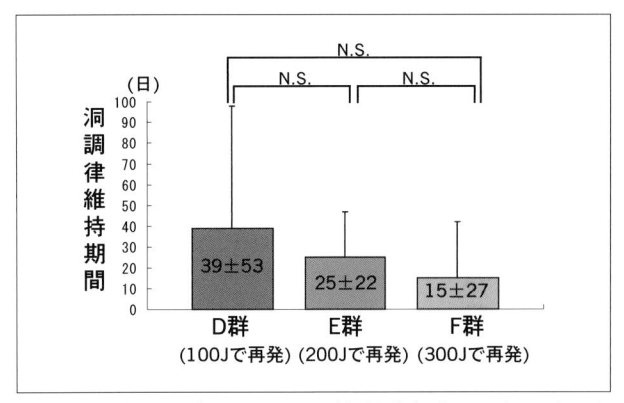

図4 心房細動再発例における電気的除細動のエネルギー量と洞調律維持期間の比較

5) Wijffels, M. C. E. F., Kirchhof, C. J. H. J., Dorland, R., et al : Atrial fibrillation begets atrial fibrillation. A study in awake chronically instructed goats. Circulation, 92 : 1954〜1968, 1995.
6) Nishino, M., Hoshida, S., Tanouchi, J., et al : Time to recover from atrial hormonal, mechanical, and electrical dysfunction after successful electrical cardioversion of persistent atrial fibrillation. Am. J. Cardiol., 85 : 1451〜1454, 2000.
7) Manning, W. J., Silverman, D. I., Katz, S. E., et al : Impaired left atrial mechanical function after cardioversion : relation to the duration of atrial fibrillation. J. Am. Coll. Cardiol., 23 : 1535〜1540, 1994.
8) Thibault, B., Talajic, M., Dubuc, M., et al : Electrical cardioversion for atrial fibrillation : how many attempts are sufficient? Circulation, 88 : I-66, 1993.
9) Rao, A. C. R., John, C., Collinsion, P. O., et al : Direct current cardioversion does not cause cardiac damage : evidence from cardiac troponin T estimation. Heart, 80 : 229〜230, 1998.
10) Harjai, K., Mobarek, S., Abi-Samra, F., et al : Mechanical dysfunction of the left atrium and the left atrial appendage following cardioversion of atrial fibrillation and its relation to total electrical energy used for cardioversion. Am. J. Cardiol., 81 : 1125〜1129, 1998.

■ III. 心房細動および上室性頻拍性不整脈

肺静脈起源発作性心房細動に対し
カテーテルアブレーションを施行した一例

兵庫県立姫路循環器病センター循環器科　吉田明弘／山城荒平／宝田　明／林　孝俊／津村泰弘
志手淳也／山田慎一郎／開發謙次／福沢公二／平野芳奈
藤井健一／高谷具史／宮崎　大／梶谷定志

近年 Haissaguerre らにより，肺静脈起源の心房性期外収縮がトリガーとなり発作性心房細動が誘発される Focal Atrial Fibrillation に対するカテーテルアブレーションの治療が報告されている。今回我々も，発作性心房細動症例において心房細動のトリガーとなる肺静脈起源の期外収縮を認め，カテーテルアブレーションを施行した例を経験したので報告する。

● 症例　64歳　男性
　主訴：動悸，意識消失発作。
　家族歴，既往歴：特記すべきことなし。
　現病歴：1995年頃より狭心症出現し，1995/7/12，1995/11/10，1998/6/1 左前下行枝に対し PTCA を施行された。2000年4月頃より動悸発作を感じるようになり，5/19 ホルター心電図を施行したところ，発作性心房細動（Paf）と Paf 停止時の2.5秒の洞停止を認めた。6/14 自宅にてガーデニング中意識消失発作を来たため，7/12 当科紹介入院となった。
　入院時所見：心電図（図1）は正常洞調律で異常 Q 波や ST-T 変化を認めなかった。心臓超音波検査では，左房径40 mm と軽度拡大を認めたが，左室中隔壁厚9 mm，後壁厚9 mm，左室拡張末期径58 mm，左室収縮末期径40 mm，左室内径短縮率30％，左室駆出率64％，大動脈径35 mm と異常を認めず，僧房弁逆流（－），大動脈逆流（－），三尖弁逆流1度であり，非弁膜症性発作性心房細動と診断された。当センターで入院時施行したホルター心電図では，昼間頻回に出現停止を繰返す，持続時間1分以内の発作性心房細動を認めた（図2）。心房細動は，洞調律から T 波上に出現する非常に連結期の短い心房性期外刺激をトリガーとして繰返し出現していた。
　カテーテルアブレーション：7/18 カテーテルアブレーションを施行した。経中隔アプローチにて左房に2F電極カテーテル3本とアブレーションカテーテルを挿入し，肺静脈マッピングを施行した（図3）。マッピング中3種類の心房性期外収縮を認め，右上肺静脈と左上肺静脈と右房が起源と考えられ，左上肺静脈と右房起源の期外収縮から心房細動が発生していた（図4）。左上肺静脈2カ所の最早期興奮部位に対しアブレーション施行し（図5，6），同部位からの期外収縮は消失した。右房起源の期外収縮からの心房細動の出現頻度は比較的少なく，すでにアブレーション開始から数時間が経過していたためアブレーションを終了した。
　アブレーション後経過：アブレーションに伴う合併症の発生は認めなかった。術直後のホルター心電図では心房細動を認めず，総上室性期外収縮数6512／日，最大連発数6連であったが，術後4日目に心房細動が再発した。アブレーションを施行しなかった右房起源期外収縮からの発生が疑われたため，抗不整脈剤投与を開始した。再

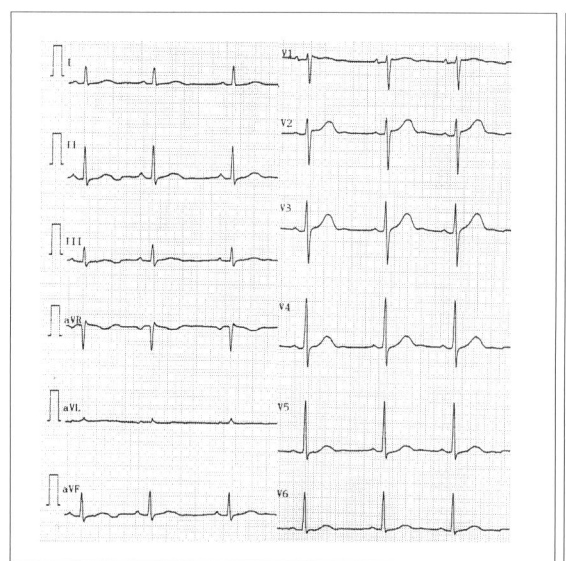

図1　入院時心電図

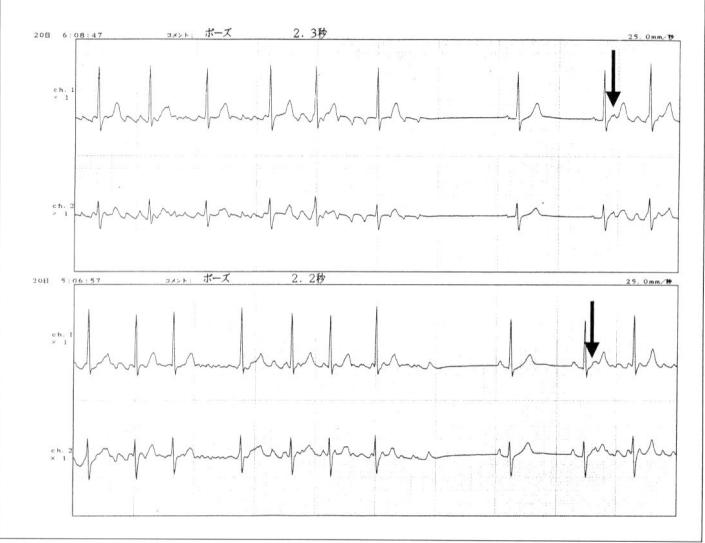

図2　ホルター心電図
上室性期外収縮：4844個/日，発作性心房細動：頻回，最大洞停止：3.3秒，
↓：T波上の心房性期外収縮がトリガーとなり心房細動の出現を認める。

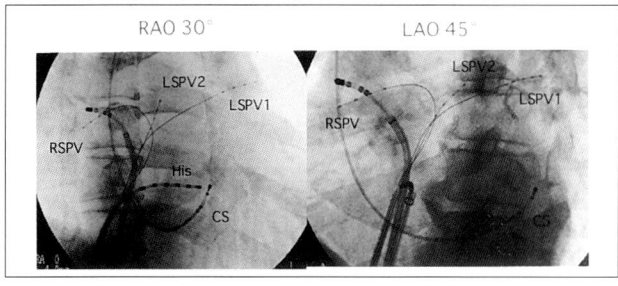

図3 肺静脈マッピング
LSPV：左上肺静脈，RSPV：右上肺静脈，His：ヒス束，CS：冠静脈洞

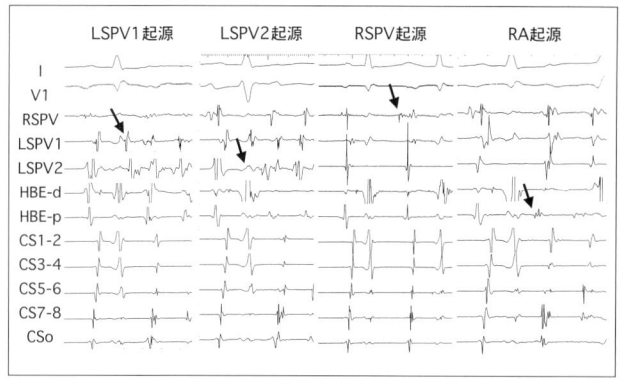

図4 心房性期外収縮起源
↓：最早期興奮部位，LSPVの2カ所，RSPV，RA（右房）が起源の心房性期外収縮を認めた。そのうちLSPVの2カ所とRAからの期外収縮が心房細動を誘発していた。HBE：ヒス束心電図

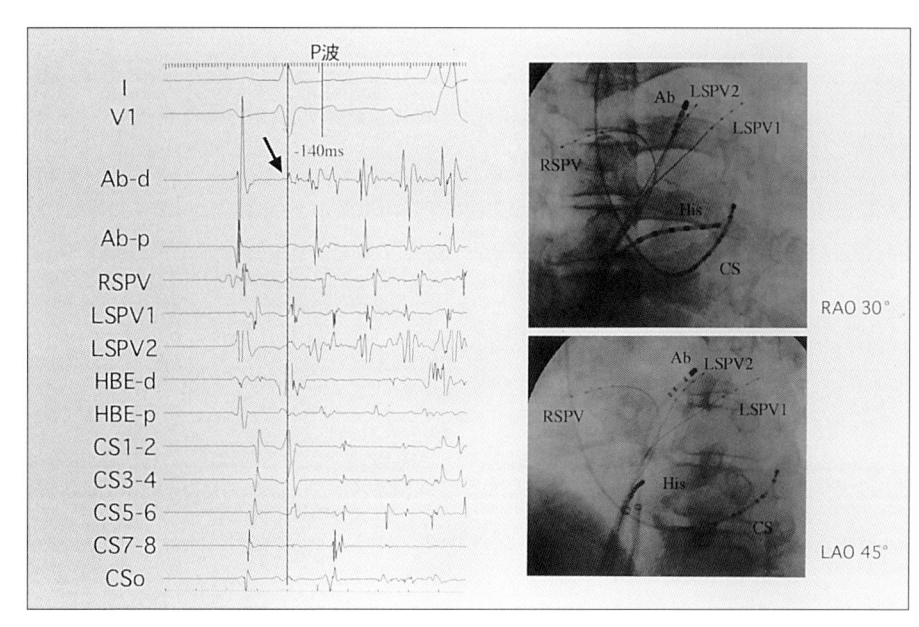

図5 アブレーション部位(1)
↓：最早期興奮部位はLSPV 2であり，アブレーションカテーテルは上室性期外収縮のP波に140 ms先行していた。
Ab：アブレーションカテーテル

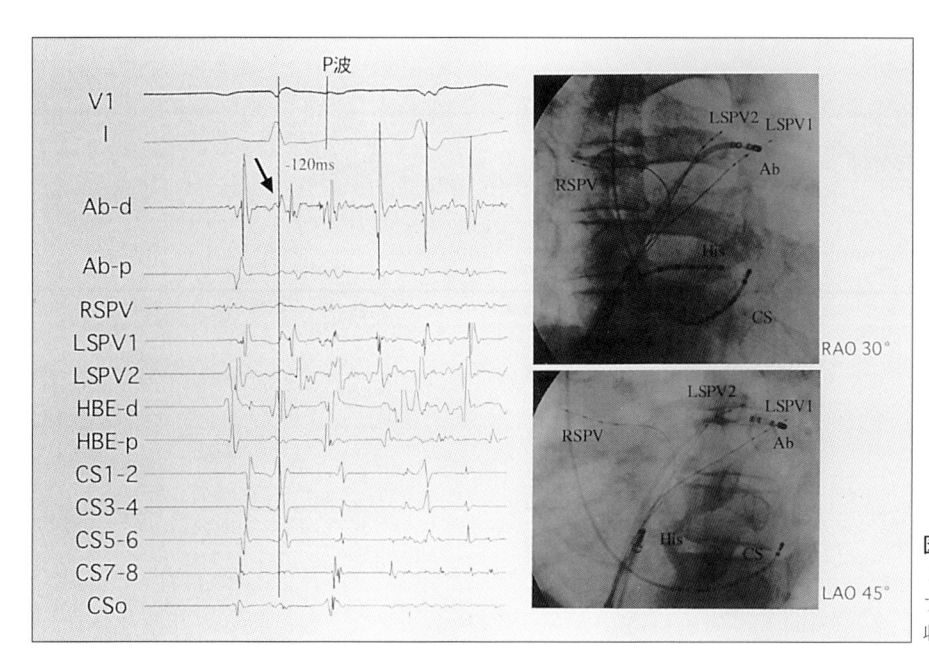

図6 アブレーション部位(2)
↓：最早期興奮部位はLSPV 1であり，アブレーションカテーテルは上室性期外収縮のP波に120 ms先行していた。

■ Ⅲ. 心房細動および上室性頻拍性不整脈

度アブレーションを考慮中であるが，比較的薬剤にて発作頻度が軽減したため現在外来通院加療中である。

● 考案

Haissaguerre らによると，発作性心房細動のトリガーとしての肺静脈起源の期外収縮は，単一でなく複数存在することが多いとされている[2]。熊谷らにより各肺静脈にマッピングカテーテルを挿入することが起源同定のために有用であることが報告され[3]，本症例においても同手技を用いたところ，左上肺静脈の2カ所と右上肺静脈から期外収縮の発生を認め，左上肺静脈の2カ所が心房細動を誘発していた。肺静脈は開口部から複雑に分枝しており，左肺静脈の2カ所の期外収縮起源が，何らかの関係を持っていた可能性は否定できない。今後肺静脈をいかにして詳細にマッピングを行うかが課題と考えられた。また期外収縮の発生はきまぐれであり，アブレーションのエンドポイントの決定をいかに行うかが問題であった。今回右房起源の期外収縮に対するアブレーションは一期的に施行することが時間的に困難であった。Haissaguerre らによると肺静脈起源の期外収縮の発生はT波上に認められることが特徴とされている[4]が，本症では右房起源においても肺静脈起源と同様T波上に認められ，P波形からも心電図上術前に起源部位を予測することは困難であると考えられた。

● 文献

1) Jais, P., Haissaguerre, M., Shah, D. C., Chouairi, S., Gencel, L., Hocini, M., Clementy, J.: A focal source of atrial fibrillation treated by discrete radiofrequency ablation. Circulation, **95** (3): 572～576, 1997.
2) Haissaguerre, M., Jais, P., Shah, D. C., Garrigue, S., Takahashi, A., Lavergne, T., Hocini, M., Peng, J. T., Roudaut, R., Clementy, J.: Electrophysiological end point for catheter ablation of atrial fibrillation initiated from multiple pulmonary venous foci. Circulation, **101** (12): 1409～1417, 2000.
3) 熊谷浩一郎，安田智生，荒川規矩男，他：局所心房細動カテーテルアブレーションにおける肺静脈同時カテーテルマッピングの有用性．日本循環器学会総会 2000, Vol. 64 Suppement 1 ［p.268］
4) Haissaguerre, M., Jais, P., Shah, D. C., Takahashi, A., Hocini, M., Quiniou, G., Garrigue, S., Le Mouroux, A., Le Metayer, P., Clementy, J.: Spontaneous initiation of atrial fibrillation by ectopic beats originating in the pulmonary veins. N. Engl. J. Med., **339** (10): 659～666, 1998.

IV

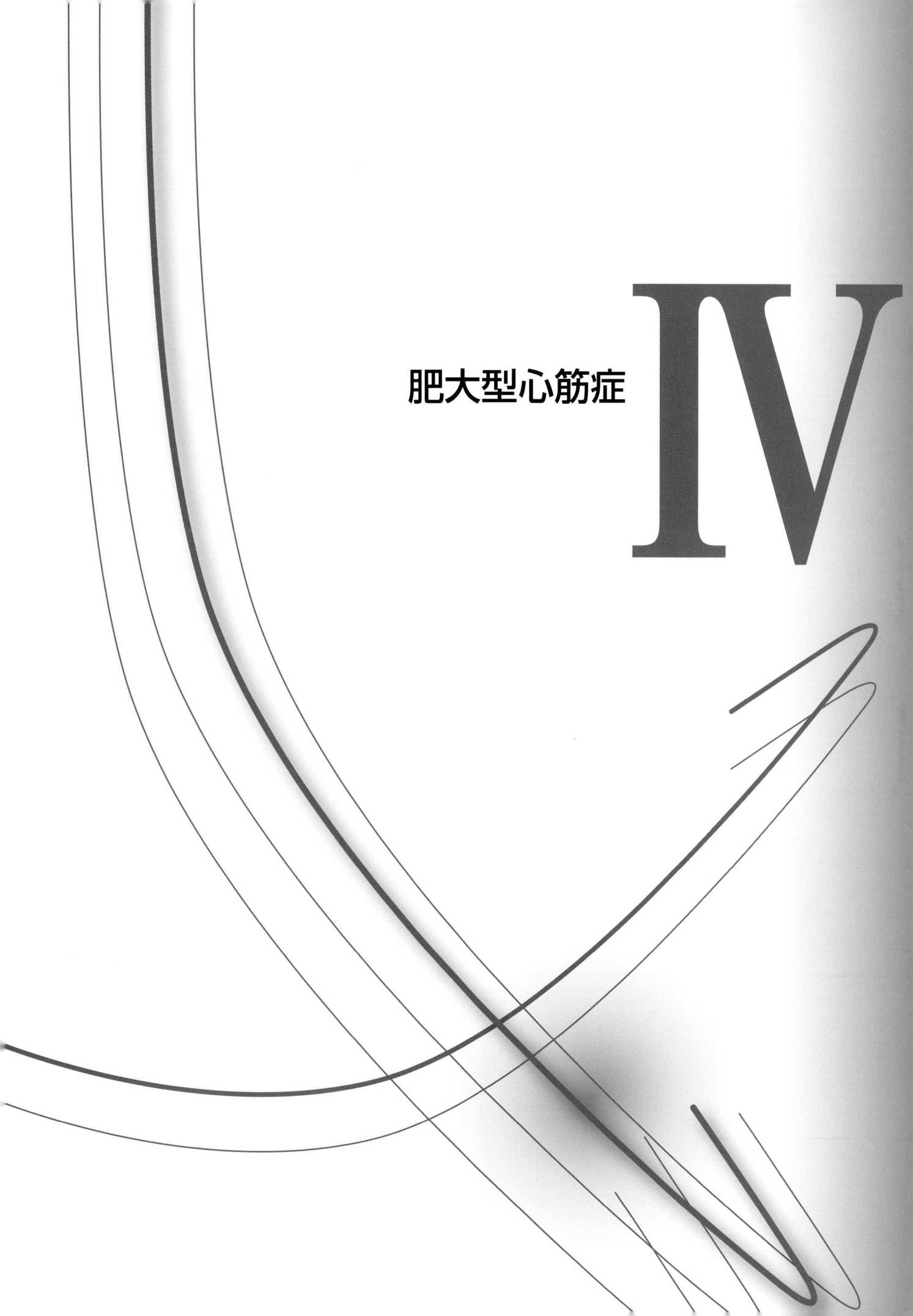

肥大型心筋症

肥大型心筋症における微少心筋障害の検出
—心筋トロポニンTを用いて—

県立尼崎病院循環器内科　永井康三／佐藤幸人／宮本忠司／谷口良司
牧山　武／岡田英志／中島康弘／鷹津良樹

●はじめに

肥大型心筋症（HCM）は原因不明の心筋肥大を呈する疾患であり，その自然経過は予後良好な患者を除くと，大別して突然死を呈する群と心不全を呈する群にわけられる。そのなかには少数ではあるが，左室壁厚の減少と左室収縮力の低下を認め，末期に拡張型心筋症様病態を呈する群が認められる[1〜5]。血中心筋トロポニンT（cTnT）は心筋障害の特異的で非常に感度の高いマーカーであり，急性冠動脈症候群においてこのマーカーを用いた診断および予後判定の有効性は広く確立されている[6〜8]。またそれ以外にも我々は特発性および二次性の拡張型心筋症における血中cTnT測定の有用性を報告してきた[9,10]。

今回，拡張型心筋症における血中cTnT値と心エコー所見との関連について検討するとともに，その測定意義を検討した。

●患者背景および方法

当院におけるHCM患者，連続30例（平均年齢61.9 ± 16.2歳，男性14名）について検討した。血中cTnT値を，1997年1月から2000年12月の期間，市販の第二世代免疫分析キット（Roche Diagnostics）を用いて測定した。HCMの診断基準は，後負荷増大をともなわない左室心筋肥大を認めた症例とした。すべての患者で高血圧症は認めていない。30症例中，25症例は心エコー上心室中隔13mm以上を呈する非対称性心筋肥大型であり，残りの5症例は左室造影検査にてスペード型変形を呈する心尖部肥大型であった。全例において心筋梗塞の既往は認めず，過去5年以内に冠動脈造影検査を含む心臓カテーテル検査を行っている症例を22症例認めたが，いずれも冠動脈有意狭窄を認めていない。血中cTnT測定は，肺うっ血症状および胸痛症状を認めない状態で行い，心エコーにて左室短縮率（FS），左室拡張期径（Dd），心室中隔壁厚（VS）および左室後壁厚（Pw）を測定した。

●結果

対象30症例中15症例（50％）の初期血中cTnT値は0.02 ng/ml未満であり（Group 1），残りの15症例（50％）の初期血中cTnT値は0.02 ng/ml以上の高値群であった（Group 2）。2群間の年齢に有意差はなかった。Group 1では，平均18.6 ± 5.8カ月の観察期間中，血中cTnT値は0.02 ng/ml未満のままであった。Group 2においては，平均17.7 ± 8.9カ月の経過期間中，3症例が血中cTnT値が0.02 ng/ml未満に低下したが，残りの12症例においては血中cTnT値は0.02 ng/ml以上のままであった。Group 2において血中cTnTの観察初期測定平均値と最終測定平均値は，0.034 ± 0.015 ng/ml vs. 0.034 ± 0.014 ng/mlであった。

初期およびフォローアップ時の心エコー所見をTable 1に示す。Group 1（平均観察期間20.9 ± 9.3カ月）ではFS，Dd，VSおよびPwに変化を認めなかったが，Group 2（平均観察期間21.5 ± 11.3カ月）ではFSとVSにおいて有意な減少を認めた（$p < 0.05$, $p < 0.01$）。またGroup 1の7名とGroup 2の6名においての血中cTnT測定期間より以前（4カ月〜120カ月前）の心エコー所見を示した（Table 2）。そのうち前者7名の心エコー所見は観察期間前とフォローアップ時（平均期間40.0 ±

Table 1 Changes in echocardiographic measurements in group 1 and 2 HCM patients

HCM in Group 1 (n=15)	Baseline	Follow up
FS (%)	43.0 ± 6.5	42.1 ± 7.3
LVEDd (mm)	44.8 ± 5.7	44.1 ± 6.5
VST (mm)	15.6 ± 4.5	15.2 ± 3.2
PWT (mm)	10.5 ± 1.7	11.2 ± 2.3
HCM in Group 2 (n=15)	Baseline	Follow up
FS (%)	36.7 ± 8.8	30.8 ± 8.4 *
LVEDd (mm)	46.0 ± 5.4	45.8 ± 5.4
VST (mm)	18.6 ± 3.4	16.8 ± 3.9 **
PWT (mm)	10.3 ± 2.4	10.7 ± 2.2

* $p < 0.05$, ** $p < 0.01$ vs baseline. See text for discussion and explanations of abbreviations.

Table 2 Changes in echocardiographic measurements in 7 patients of group 1 and 6 patients of group 2 (non dilated HCM) who had data available prior to entry into the study

Group 1 (n=7)	Before study entry	At study entry	Follow up
FS (%)	42.2 ± 5.5	41.7 ± 8.0	44.7 ± 9.1
LVEDd (mm)	44.4 ± 4.6	44.5 ± 5.5	41.8 ± 5.3
VST (mm)	15.7 ± 2.8	16.7 ± 3.9	16.2 ± 2.9
PWT (mm)	10.8 ± 2.9	11.2 ± 2.1	11.8 ± 3.0
Group 2 (n=6)	Before study entry	At study entry	Follow up
FS (%)	40.6 ± 4.5	38.0 ± 6.3	31.5 ± 4.9 *
LVEDd (mm)	45.8 ± 5.8	45.3 ± 4.6	45.5 ± 5.2
VST (mm)	18.2 ± 4.0	16.8 ± 2.8	15.8 ± 4.4 *
PWT (mm)	10.1 ± 1.3	9.5 ± 1.3	10.1 ± 0.8

* $p < 0.05$ vs before study entry. See text for discussion and explanations of abbreviations.

18.5 カ月）に有意な変化を認めなかったが、後者 6 名においては同期間（平均期間 79.5 ± 39.3 カ月）の FS および VS に有意な減少を認めた（ともに p < 0.05）。

● 考察

この検討では HCM 患者は血中 cTnT 値によって 2 群に分けられた。そのうち血中 cTnT 高値群は心エコーにおいて FS および VS の有意な減少を認め、これは HCM における血中 cTnT 値の上昇は、潜在性の心筋変性を示唆しているのではないかと考えられた。HCM における心筋変性の機序は完全には解明されていないが、心筋肥大に起因する相対的虚血[1] と、心筋細胞の変性を起こし得る遺伝子突然変異による心筋細胞異常[11]の両因子の関与があるのではないかと報告されている。血中 cTnT 値測定は、簡便に、かつ施設間格差なく繰り返し測定することが可能な検査であり、血中 cTnT 値とこれらの因子の関係を研究することは何らかの手がかりになるかもしれない。

またこの検討では、2 群間において利尿剤、βブロッカーおよびカルシウムブロッカーをはじめとする内服治療に有意な差は認めず、どの治療が血中 cTnT 値を低下させ得るかを同定することはできなかった。しかしこれは、この検討のサンプル症例が少ないことに起因するともいえ、さらなる大規模な検討が必要である。

以上より血中 cTnT 値の上昇は HCM 患者において潜在性微少心筋障害を示唆すると考えられるが、突然死との関連を含めて更なる検討が必要であろう。

● References

1) Maron, B. J., Bonow, R. O., Cannon, R. O., Leon, M. B., Epstein, S. E. : Hypertrophic cardiomyopathy. Interrelations of clinical manifestations, pathophysiology, and therapy. (First of two parts.) N. Engl. J. Med., **316** : 780 〜 789, 1987.
2) Maron, B. J., Bonow, R. O., Cannon, R. O., Leon, M. B., Epstein, S. E. : Hypertrophic cardiomyopathy. Interrelations of clinical manifestations, pathophysiology, and therapy. (Second of two parts.) N. Engl. J. Med., **316** : 844 〜 852, 1987.
3) Maron, B. J. : Hypertrophic cardiomyopathy. Lancet, **350** : 127 〜 133, 1997.
4) Spirito, P., Seidman, C. E., McKenna, W. J., Maron, B. J. : The management of hypertrophic cardiomyopathy. N. Engl. J. Med., **336** : 775 〜 785, 1997.
5) Spirito, P., Maron, B. J., Bonow, R. O., Epstein, S. E. : Occurrence and significance of progressive left ventricular wall thinning and relative cavity dilatation in hypaertrophic cardiomyopathy. Am. J. Cardiol., **60** : 123 〜 129, 1987.
6) Donnelly, R., Millar-Craig, M. W. : Cardiac troponins : IT upgrade for the heart. Lancet, **351** : 537 〜 539, 1998.
7) Coudrey, L. : The troponins. Arch. Intern. Med., **158** : 1173 〜 1180, 1998.
8) Christenson, R. H., Azzazy, H. M. : Biochemical markers of the acute coronary syndromes. Clin. Chem., **44** : 1855 〜 1864, 1998.
9) Sato, Y., Kataoka, K., Matsumori, A., Sasayama, S., Yamada, T., Ito, H., Takatsu, Y. : Measuring serum aminoterminal type Ⅲ procollagen peptide, 7S domain of type Ⅳ collagen, and cardiac troponin T in patients with idiopathic dilated cardiomyopathy and secondary cardiomyopathy. Heart, **78** : 505 〜 508, 1997.
10) Sato, Y., Yamada, T., Taniguchi, R., Nagai, K., Makiyama, T., Okada, H., Kataoka, K., Ito, H., Matsumori, A., Sasayama, S., Takatsu, Y. : Persistently increased serum concentrations of cardiac troponin T in patients with idiopathic dilated cardiomyopathy are predictive of adverse outcomes. Circulation, **103** : 369 〜 374, 2001.
11) Marian, A. J., Roberts, R. : Recent advances in the molecular genetics of hypertrophic cardiomyopathy. Circulation, **92** : 1336 〜 1347, 1995.

虚血性心疾患を合併した肥大型心筋症例

兵庫県立姫路循環器病センター循環器科　高谷具史／宝田　明／開發謙次／林　孝俊／富本　忍
志手淳也／吉田明弘／山田慎一郎／山城荒平／平野芳奈
福沢公二／藤井健一／宮崎　大／梶谷定志

● はじめに

肥大型心筋症は心筋内小動脈の狭小化や毛細血管密度の低下、拡張障害などにより冠血流予備能が低下し、冠動脈に有意狭窄がなくても狭心症類似の胸痛を訴えるとされている。一方で冠血流予備能が低下した肥大型心筋症に冠動脈硬化を合併する例も増加しつつある。今回我々は虚血性心疾患を合併した肥大型心筋症例の臨床的検討を行った。

● 症例 1　69 歳　男性

冠危険因子：高脂血症

病歴：平成 12 年 12 月 26 日、20 分程続く胸痛を認めたが安静にて軽快していた。28 日起床後、胸痛持続するため近医受診したところ、心電図上急性心筋梗塞が疑われ当センター搬送となった。来院時の心臓超音波検査では、非対称性中隔肥大（中隔 15 mm、後壁 12 mm）を認め、肥大型心筋症と診断された。この時点では明らかな

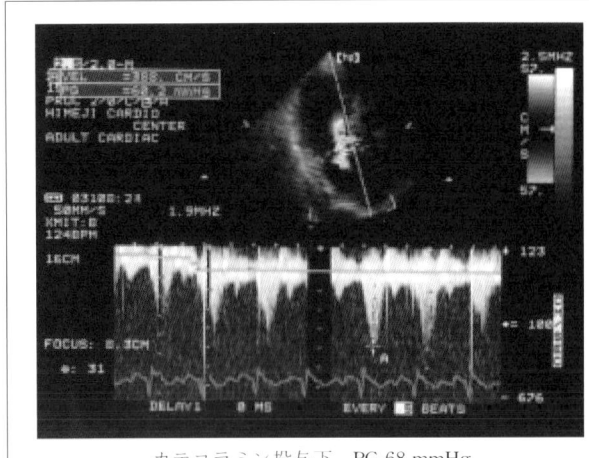

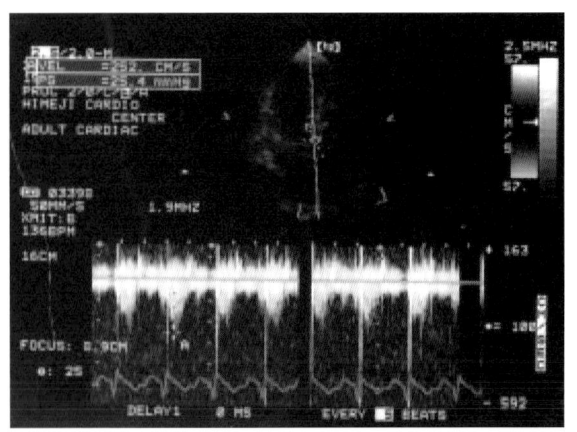

■ Ⅳ. 肥大型心筋症

| カテコラミン投与下, PG 68 mmHg | カテコラミン中止後, PG 25 mmHg |

図1 〔症例1〕左室流出路波形の経過

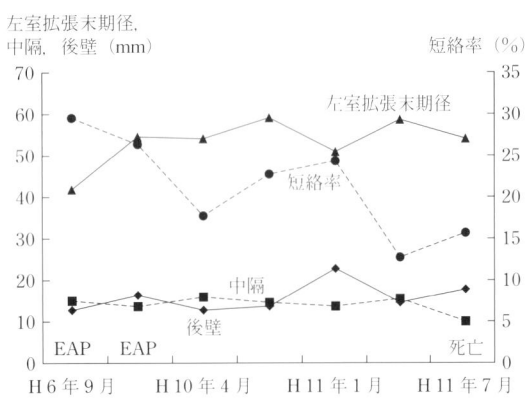

図2 〔症例2〕心臓超音波検査所見の経過

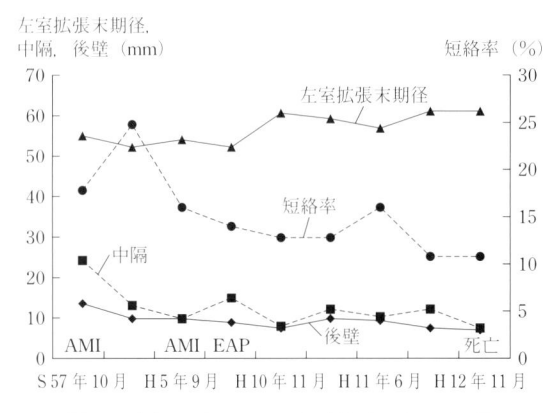

図3 〔症例3〕心臓超音波検査所見の経過

左室流出路狭窄は認めなかった。心電図にて前胸部誘導でSTの著明な上昇を認めたため緊急冠動脈造影を施行し左前下行枝の閉塞を確認。同部位に対して経皮的冠動脈形成術施行した。治療中血圧が低下したためIABPを挿入した上でカテコラミン投与したところ, 逆に収縮期血圧が60 mmHgまで低下した。このため心臓超音波検査を施行したところ, 左室一大動脈圧較差68 mmHgと左室流出路狭窄を認めた。カテコラミン投与による流出路狭窄の出現を疑いカテコラミンを中止したところ血圧は改善した。

● 症例2　56歳　男性
　冠危険因子：喫煙
　病歴：昭和62年動悸, 胸部拘扼感認め, 6月心不全にて当センター入院。心臓超音波検査にて壁肥厚を認め, 肥大型心筋症と診断された。冠動脈造影では有意狭窄は認めなかったが以後も胸部拘扼感を訴えていた。平成6年7月, 繰り返す胸部拘扼感に対して再度冠動脈造影施行, 左前下行枝に90％狭窄認めたため経皮的冠動脈形成術を施行した。平成8年1月心不全で再入院, その際右冠動脈に新たな狭窄病変を認めたため経皮的冠動脈形成術を施行した。この頃より左室拡大と全体的な左室収縮能の低下を認め, 心臓超音波検査上左室拡張末期径が52 mmから60 mmと拡大, 短絡率は42％から13％とな

り拡張相への移行と考えられた。以後計4回心不全にて入院, 平成11年8月4日多臓器不全にて死亡した。

● 症例3　65歳　男性
　冠危険因子：喫煙
　家族歴：長男：肥大型心筋症
　病歴：昭和57年10月胸痛のため入院。心臓超音波検査にて非対称性中隔肥大, 僧帽弁収縮期異常前方運動を認め, 肥大型心筋症と診断した。明らかな壁運動異常は認めなかったが, CPKが551まで上昇したため冠動脈造影を施行したところ, 左回旋枝の閉塞を認めた。この際は末梢病変のため内服加療を行った。平成5年前壁中隔の急性心筋梗塞にて入院, 前下行枝に対して経皮的冠動脈形成術を施行した。この時点での左室駆出率は49％であった。発症4カ月後に胸痛が出現し, 冠動脈造影を再度施行したところ, 前下行枝が再狭窄しており造影遅延を認めたために再度加療した。この際左室造影上駆出率28％と心機能の著明な低下を認めた。以後は慢性心房細動, うっ血性心不全で6回入院加療, 徐々に左房径, 左室拡張末期径は拡大し, 左室短絡率, 駆出率は低下した。平成12年11月30日胃潰瘍で吐血し出血性ショックのため死亡した。

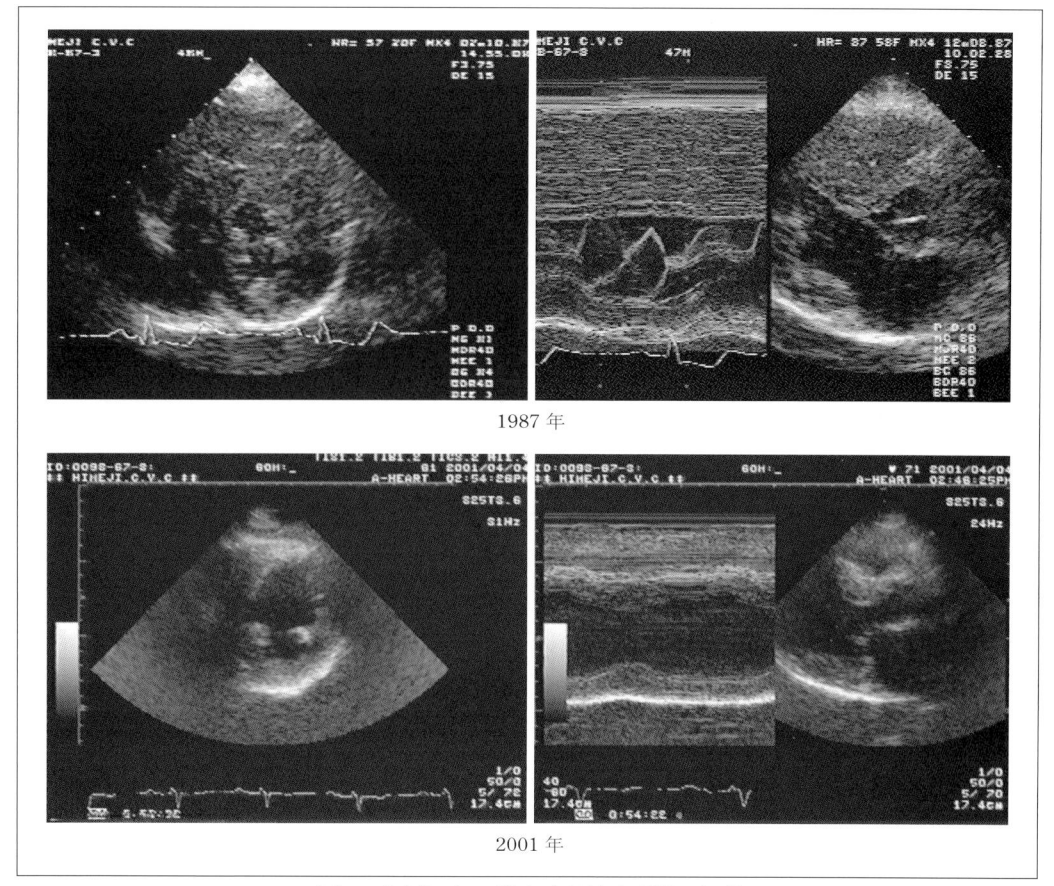

図4 〔症例4〕心臓超音波検査所見の経過

● 症例4　60歳　男性
　冠危険因子：高脂血症，喫煙
　家族歴：母；肥大型心筋症
　病歴：昭和62年心臓超音波検査にて非対称性中隔肥大，僧帽弁収縮期異常前方運動認め閉塞型肥大型心筋症と診断。左室造影，冠動脈造影はいずれも正常で，心筋生検では核の濃染と多型性，細胞質の好酸性の肥大を認めた。その後平成9年に前壁中隔の急性心筋梗塞を発症，経皮的冠動脈形成術を行った。6カ月後の確認造影にて再閉塞認めたが，核医学検査上心筋活性は消失しており加療を行わなかった。その際の左室造影では梗塞部位の壁運動障害認めたが，駆出率は51％と保たれていた。その後平成13年1月感染を契機にうっ血性心不全で入院加療を行った。4月失神発作認め入院，冠動脈造影は前回と著変なかったが，左室造影上全体的な壁運動低下および内腔の著明な拡大を認め，駆出率は20％に低下していた。以上より閉塞型肥大型心筋症例が急性心筋梗塞を経て拡張相に移行したと考えられた。失神に関しては心室頻拍，心室細動が電気生理学的検査にて誘発されアミオダロン開始するも効果得られず，ICD植え込み術を施行した。

● 考察
　肥大型心筋症における冠動脈疾患合併の頻度や冠動脈造影検査の意義に関する報告は少ない。我々の検討では，1993年1月から2000年12月に当センターにて入院加療を要した症候性の肥大型心筋症患者69名のうち，虚血性心疾患を合併した患者は7名（10％）であった。死亡例は2例でいずれも虚血による心筋障害が引き金となって，徐々に拡張相へ移行したことが心不全増悪の原因と考えられた。肥大型心筋症患者において心房細動の合併，拡張相への移行は特に予後が悪いとされているが，虚血性心疾患の合併により拡張相へ移行する症例があるため注意が必要である。

● 文献
1) Cokkinos, D. V., et al：Coronary artery disease in hypertrophic cardiomyopathy. Am. J. Cardiol., 55：1437～1438, 1985.
2) 小宮山伸之，他：心筋梗塞を合併した肥大型心筋症8例の臨床的検討：発症原因および診断上の問題点を中心として．J. Cardiol., 19：805～813, 1989.
3) Maron, B. J., et al：Clinical course of hypertrophic cardiomyopathy in a regional United States cohort. JAMA, 281：650～655, 1999.
4) Fujiwara, H., et al：Progression from hypertrophic obstructive cardiomyopathy to typical dilated cardiomyopathy-like features in the end stage. Jpn. Circ. J., 48：1210～1214, 1984.

■ IV. 肥大型心筋症

発作性心房細動（Paf）を契機に心不全増悪を繰り返しアミオダロンにて心不全がコントロールできた閉塞性肥大型心筋症（HOCM）症例

市立岸和田市民病院循環器内科　大庭宗夫／五十野剛／岩崎真佳／三岡仁和
竹内雄三／上垣内敬／松田光雄

●はじめに

肥大型心筋症（HCM）では持続的な拡張障害により上室性不整脈や心房細動が誘発されやすく、不整脈による心拍数の増加、心房収縮の減少により急速に肺水腫を併発することが少なくない。今回我々は発作性心房細動（Paf）を契機に心不全増悪を繰り返し、アミオダロンにて心不全がコントロールできた閉塞性肥大型心筋症（HOCM）症例を経験したため報告する。

●症例

症例：71歳　男性
主訴：労作時動悸、胸部不快感
家族歴：特になし
既往歴：平成10年1月腎結石による水腎症、腎盂腎炎、多嚢胞腎による慢性腎不全にて入院。
現病歴：平成10年1月水腎症、腎盂腎炎にて泌尿器科入院中心電図異常を認め、以前より労作時動悸、胸部不快感を認めるため当科受診した。
初診時所見：血圧148/82 mmHg、脈拍60/分整。肺野は清でIII音認めず。心尖部にLevine 2/6度の汎収縮期雑音を聴取した。腹部異常所見なく浮腫も認めなかった。
検査所見：BUN 30、CRE 1.8と腎機能低下所見、UA 8.9と高尿酸血症を認めた。
胸部X線写真：CTR 55%、鬱血は認めなかった。
心電図所見：洞調律で心拍数60/分整。左室肥大を認めV$_{4〜6}$にて巨大陰性T波、I、aV$_1$、V$_3$にて陰性T波を認めた。
心エコー（図1）：全体的に心肥大を認めるが心室中隔に特に著明な肥厚を認めた。非対称性心室中隔肥大（ASH）（IVS/PW = 23.7/16.0）、大動脈弁収縮期半閉鎖、僧帽弁収縮期前方運動（SAM）を認め左室流出路圧較差70 mmHgであったためHOCMと診断した。
経過（図2、3参照）：初診時よりビソプロロール5 mg/日の投与開始。9日後Pafを認めシベンゾリンが著効したためにてビソプロロール5 mg/日、シベンゾリン150 mg/日にて経過観察となりその後安定していた。

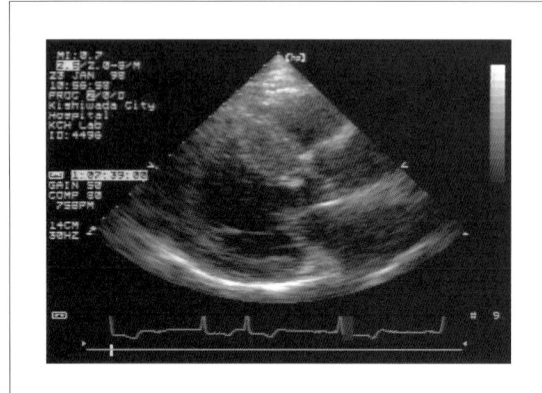

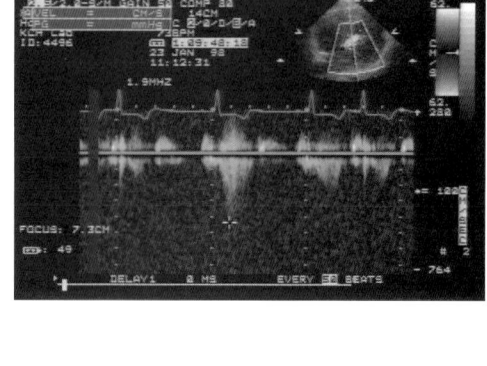

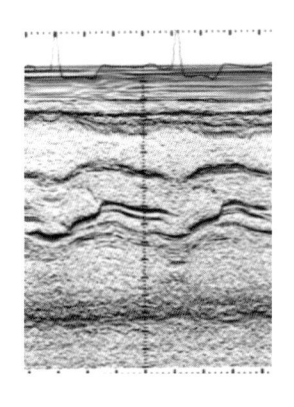

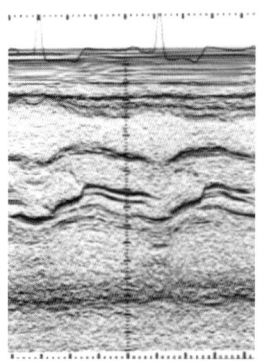

PG ≒ 70 mmHg
Dd/Ds = 44.8/27.3
IVS/PW = 23.7/16.0
LA/Ao = 39.2/31.4
EF 74.0%
SAM（＋）（記録なし）
MR II

図1　心エコー所見

発作性心房細動 (Paf) を契機に心不全増悪を繰り返しアミオダロンにて心不全がコントロールできた閉塞性肥大型心筋症 (HOCM) 症例

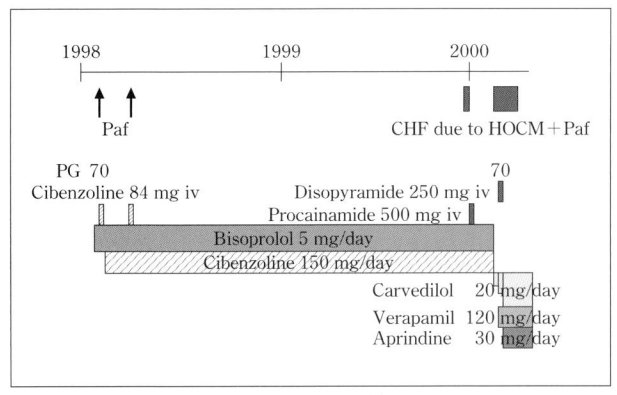

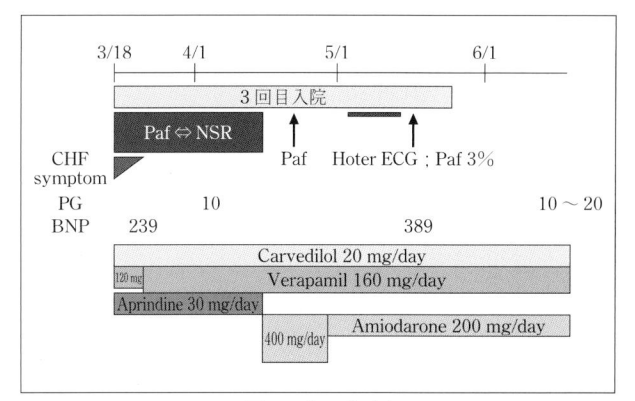

図2 経過 (1)

図3 経過 (2)

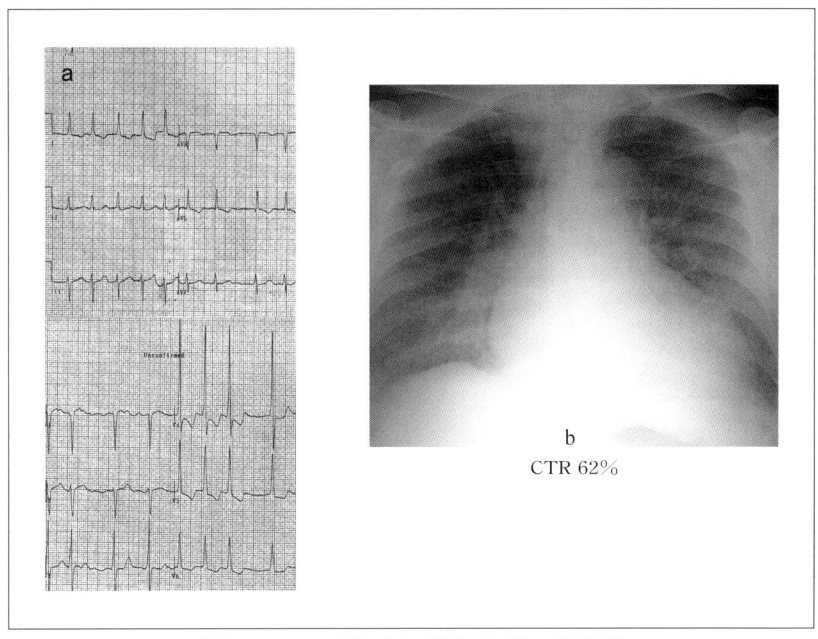

図4 3回目入院時心電図, 胸部X線写真

〔第1回目入院〕

平成11年12月23日より動悸出現。その後倦怠感, 呼吸困難が出現し25日救急搬送。血圧100/58 mmHg, 脈拍136/分 不整, 酸素飽和度89～94% (room air)。肺野は清であるが心電図上頻脈性心房細動であり胸部X線上CTR 57.5%, 軽度肺鬱血を認め入院となった。入院後ベラパミルにてレートコントロール後シベンゾリン84 mg, プロカインアミド500 mg ivにてもAf持続。入院後数時間で自然にNSRに回復し心不全も軽快し退院となった。

〔第2回目入院〕

平成12年1月26日より動悸持続しその後起坐呼吸も出現したため27日朝救急搬送。血圧180/90 mmHg, 脈拍100～110/分 不整, 酸素飽和度83% (room air), 肺野に喘鳴認め心電図上頻脈性心房細動, 胸部X線上CTR 61%, 著明な肺鬱血認めた。CPAP mask, フロセミドの慎重投与にて呼吸状態, 血行動態は軽快したが, Pafを繰り返した。ジソピラミド125 mg iv (×2回) も無効であり, カルベジロール20 mg/日, ベラパミル120 mg/日, アプリンジン30 mg/日にてPafを認めず退院となった。

〔第3回目入院〕

平成12年3月18日昼頃より動悸認め, その後呼吸困難も出現したため救急搬送。血圧190/110 mmHg, 脈拍120/分 不整, 酸素飽和度92% (O₂ 10 L/min)。全肺野に喘鳴認め心電図上頻脈性心房細動 (図4a), 胸部X線上CTR 62%, 著明な肺鬱血を認めた (図4b)。CPAP mask, フロセミドにて軽快したがPafを繰り返すため4月13日よりアミオダロン400 mg/日開始。2週間後より200 mg/日の維持量とした。導入中に若干Pafを認めたがその後洞調律が維持できているため退院となった。退院後外来のホルター心電図にて時折Pafを認めるが持続時間短く, またレートコントロールされているため心不全入院を認めていない。

●考察

Pafを契機に心不全増悪を繰り返し, またPafのコントロールが困難であったHOCM症例である。① Canadian Trial of Atrial Fibrillationにてアミオダロン群の再発率は35%, ソタロールまたはプロパフェノン群では63%[1], ② HCMに伴うAf予防効果が64%であったこと[2], ③過去のIa, Icとを比較した研究で除細動,

— 45 —

IV. 肥大型心筋症

洞調律維持においてアミオダロンが優れていること[3]，④腎不全のため他の薬剤が使い難いこと，⑤難治性であることにより投与開始した。その後心不全入院を認めないのはアミオダロンの Paf 再発予防効果，β遮断作用による心室レート抑制（Paf 時）によるものと考えられる。本邦においてアミオダロンは重篤な副作用のこともあり欧米と比べ利用率は低いが，慎重に使えば特に問題なく今後は症例を選んで積極的に投与していきたい。

●文献

1) Denis, R., et al : Amiodarone to prevent recurrence of atrial fibrillation. N. Engl. J. Med., 342 : 913～920, 2000.
2) Mckenna, W. J., et al : Amiodarone for long-term management of patients with hypertrophic Cardiomyopathy. Am. J. Cardiol., 54 : 802～810, 1984.
3) Stuart, J. C. : Evidence-based analysis of amiodarone efficacy and safety. Circulation, 100 : 2025～2034, 1999.

高齢者の閉塞性肥大型心筋症（HOCM）に対し経皮的心室中隔心筋アブレーション（PTSMA）が著効した一例

関西労災病院循環器科　渡部徹也／南都伸介／上松正朗／大原知樹
両角隆一／西尾まゆ／肥後修一朗／田中文子
大西俊成／飯田　修／永田正毅

●概要

症例は82歳女性。主訴は呼吸苦。1999年2月より閉塞性肥大型心筋症（HOCM）および僧帽弁閉鎖不全症（MR）にて近医加療中であった。5月頃より呼吸苦増悪を認め，近医入院。内科的に入院治療されるも症状軽快せず，手術目的にて当院心臓血管外科紹介。大動脈の石灰化が強く手術による危険性が高いと判断され，経皮的心室中隔アブレーション（PTSMA）目的にて当院循環器科入院となった。7月29日 PTSMA 施行。PTSMA により左室-大動脈圧較差は期外収縮後で 130 mmHg から 80 mmHg へ，洞調律時で 40 mmHg から 5 mmHg へ改善。MR の程度もⅢ/Ⅲ度からⅠ-Ⅱ/Ⅲ度へ減少し，症状も NYHA Ⅳ度から NYHA Ⅰ度に著明改善した。術後1年以上経過しても症状・心機能ともに増悪を認めていない。

●はじめに

肥大型心筋症は，左室または両心室の肥大を特徴とする疾患であり，左室内圧較差の有無によって閉塞性と非閉塞性に二分されている。Maron らは 30 mmHg 以上の左室内圧較差を有する患者（閉塞性肥大型心筋症；HOCM）の予後が不良であると報告している[1]。本疾患の治療法として，Ca拮抗薬やβ遮断薬などの薬物療法やペースメーカー療法，手術療法などがあるが，なかでも経皮的心室中隔心筋アブレーション（PTSMA）は優れた治療効果を有し[2]，手術療法よりも侵襲度が低い[3]ことから近年注目されている治療法である。

今回われわれは，重症心不全を有する高齢者のHOCMに対し PTSMA が著効した一例を経験したので報告する。

●症例

患者：82歳　女性
主訴：呼吸苦
既往歴：子宮筋腫手術（47歳）

家族歴：特記すべきことなし
現病歴：1999年2月より HOCM および僧帽弁閉鎖不全症（MR）にて近医加療中であった。5月頃より呼吸苦増悪し，近医入院。内科的に入院治療されるも症状軽快せず，当院心臓血管外科紹介。大動脈の石灰化強く，手術による危険性が高いと判断され，PTSMA 目的にて当院循環器科入院となった。

入院時現症：身長 145 cm，体重 43 kg，脈拍 136/分（不整），血圧 70/mmHg（触診），意識清明。眼瞼結膜貧血なし，眼球結膜黄染なし。内頸静脈の怒張を認める。心尖部にて最強点を有する Levine Ⅲ/Ⅵ の汎収縮期雑音，胸骨左縁第2肋間にて最強点を有する Levine Ⅲ/Ⅵ の駆出性雑音あり。両肺野にて湿性ラ音聴取。腹部は平坦，軟　肝脾触知せず。四肢冷感，チアノーゼ，下腿浮腫を認めた。

検査所見（7月28日）：T. Bil 0.7 mg/dL，GOT 21 U/L，GPT 6 U/L，ALP 187 U/L，LDH 486 U/L，γ-GTP 17 U/L，TP 6.4 g/dl，Alb 3.6 g/dl，Na 137 mmol/L，K 4.2 mmol/L，Cl 99 mmol/L，BUN 28.7 mg/dl，sCr 0.99 mg/dl，TC 168 mg/dl，TG 57 mg/dl，WBC 4800/mm^3，RBC 409万/mm^3，Hb 10.7 g/dl，Ht 31.6%，Plt 9.9万/mm^3，FBS 82 mg/dl，HbA$_{1c}$ 5.8%，HbsAg（−），HCVAb（＋），TPHA（＋），RPR（−）。

心電図（図1）は Af，HR 136/min，Ⅰ，Ⅱ，aV$_F$，V$_{5,6}$ にて ST 低下を認める。胸部レントゲン上，CTR 70%，両側肺鬱血と胸水を認める（図2）。心エコー図（図3）：LVDd/s = 33/13，IVS 19 mm，PW 15 mm，FS 61%，LV outflow peak PG 92 mmHg，AR Ⅱ/Ⅲ，MR Ⅲ/Ⅲ，TR Ⅱ/Ⅲ，PR Ⅰ/Ⅲ，SAM（＋），中隔の肥厚，僧帽弁の逆流を認める。

臨床経過：7月28日，当院転院。7月29日，PTSMA 施行（PTSMA 前に右房，右室心尖部にペーシングカテーテルを留置し行ったペーシングスタディでは左室-大動脈圧較差の改善は認められなかった）。右大腿動脈より 8 Fr ガイディングカテーテルにてアプローチ。術

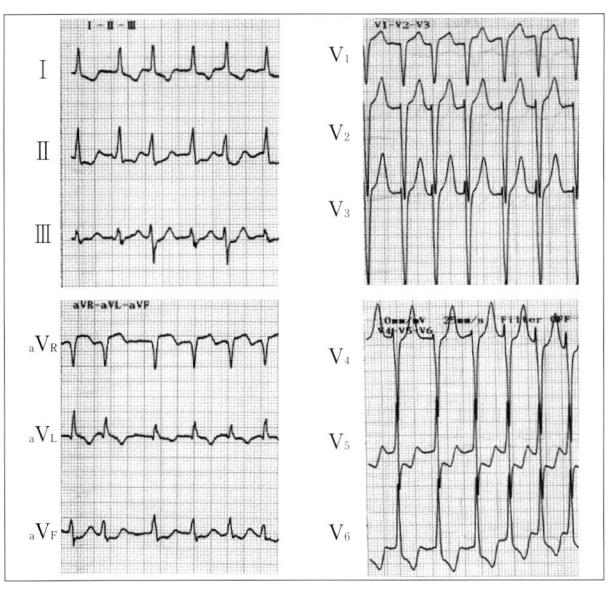

図1 入院時心電図（1999. 2. 18）：HR 136, Af。

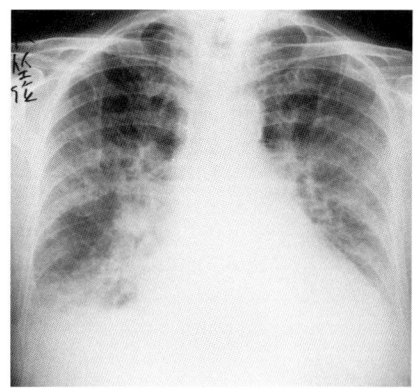

図2 入院時胸部レントゲン（1999. 2. 18）：CTR 70％, 心拡大と両側胸水を認める。

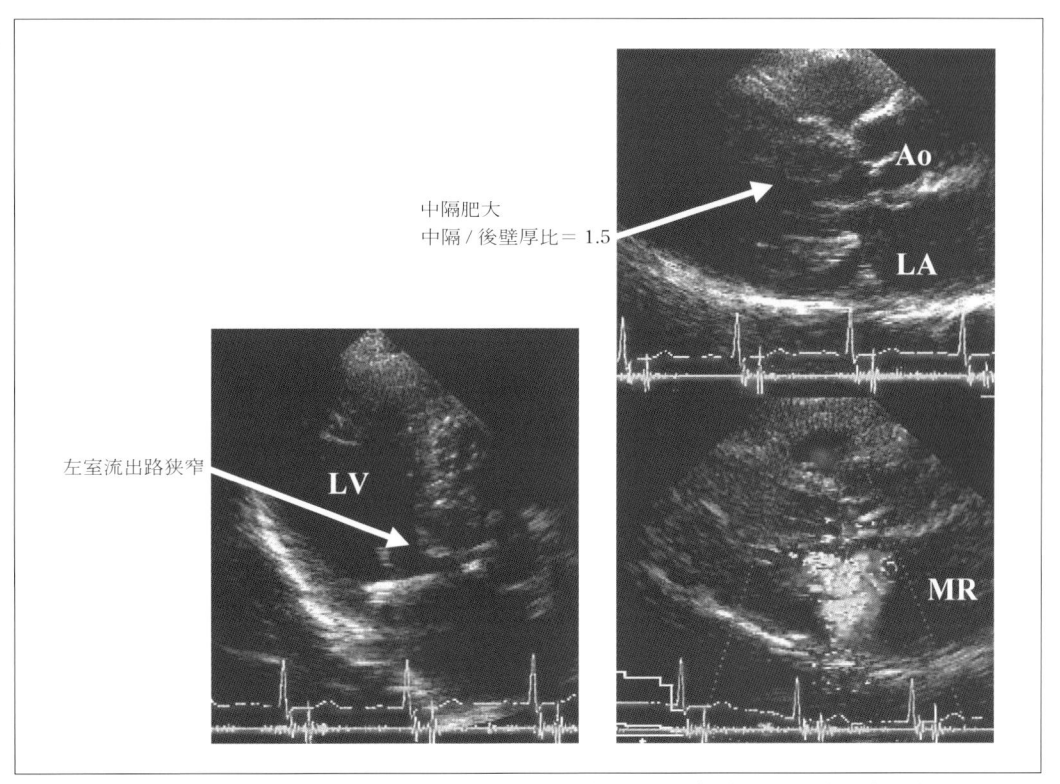

図3 PTSMA施行前の心エコー図（1999. 5. 12）：左室流出路狭窄（矢印）と僧帽弁逆流を認める。

前の左室-大動脈圧較差は40 mmHg（洞調律時）, 130 mmHg（期外収縮時）であった。2 mmのバルーンにて第1中隔枝, 第2中隔枝に対してバルーン拡張。第1中隔枝拡張時に有効な左室-大動脈圧較差の低下が認められた。また, 第1中隔枝にバルーンカテーテルによりコントラスト剤を注入し行ったコントラストエコーでも, 左室流出路の壁肥厚部においてエコー輝度の上昇が認められたため, 同枝に対し無水エタノール2 ml注入。第1中隔枝の完全閉塞を認めた（図4）。PTSMA後の左室-大動脈圧較差は5 mmHg（洞調律時）, 80 mmHg（期外収縮時）に改善（図5）。心電図上, 右脚ブロックとなったため第2中隔枝へのアブレーションは行わず終了した。術後のpeak CPK 1625 IU/L, CPK-MB 240 IU/Lであった。術後の心エコー図（8月2日）ではLVDd/s＝30/14, IVS 18 mm, PW 15 mm, FS 54％, LV outflow peak PG 66 mmHg, AR Ⅱ/Ⅲ, MR Ⅱ/Ⅲ, TR Ⅱ/Ⅲ, PR Ⅰ/Ⅲ, SAM（＋）であり, 左室流出路の圧較差の低下が認められた。脚ブロック以外の合併症は認めず, 自覚症状改善し（NYHA Ⅳ→Ⅱ）退院となった。

退院後3カ月目の心エコー図（図6）では, IVS 14 mm,

■Ⅳ. 肥大型心筋症

第1中隔枝 　　　　　　　　無水エタノール注入 　　　　　　　中隔枝消失
　　　　　　　　　　　　　　　　　　　　　　　　　　　　　Peak CPK 1625 IU/L
　　　　　　　　　　　　　　　　　　　　　　　　　　　　　Peak CPK-MB 240 IU/L

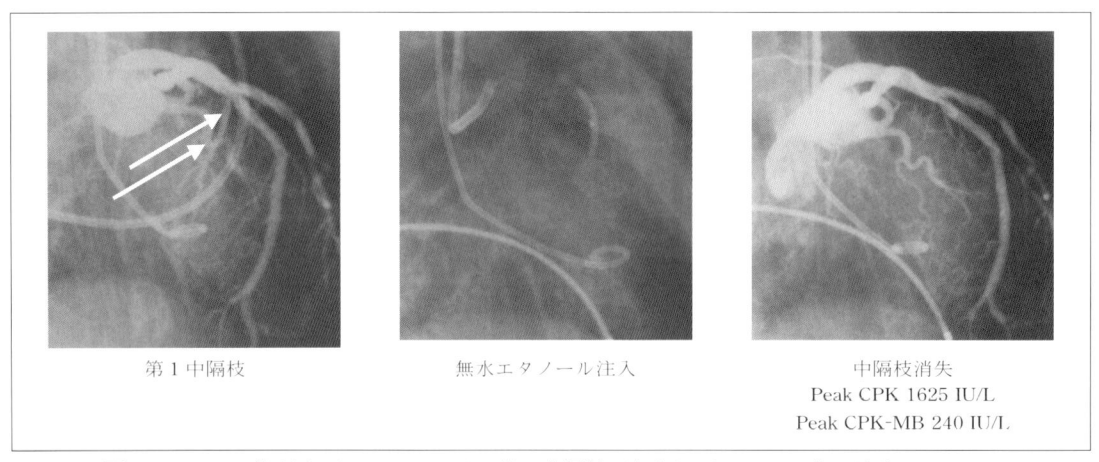

図4　PTSMA 施行時（1999. 7. 29）：第1中隔枝（矢印）が PTSMA 後に消失している。

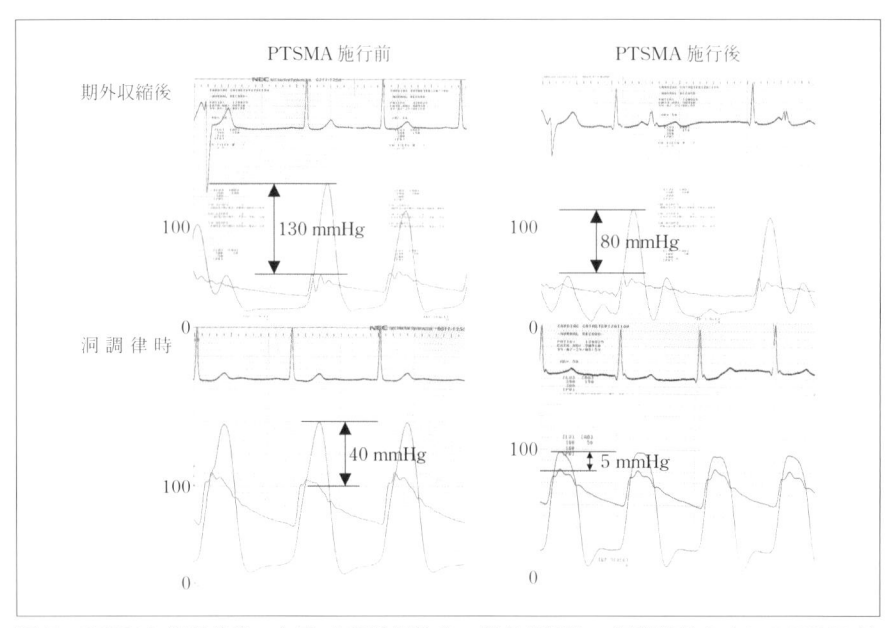

図5　PTSMA 施行前後の左室-大動脈圧較差：期外収縮時，洞調律時ともに PTSMA 施行前後で圧較差は減少している。

（1999. 5. 12）　　　　　　　（1999. 11. 8）

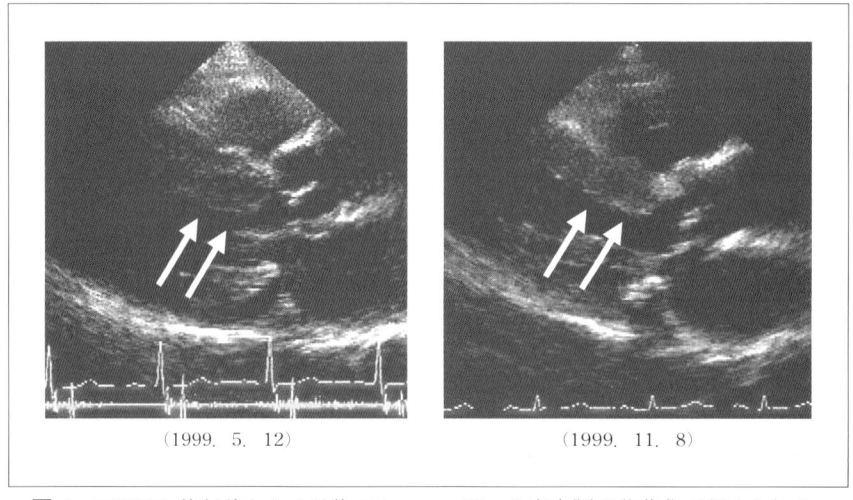

図6　PTSMA 施行前と3カ月後の心エコー図：心室中隔の菲薄化が認められる。

— 48 —

LV outflow peak PG 18 mmHg, MR I/IIIと心室内圧較差と僧房弁逆流の減少を認め，自覚症状もNYHA Iと著明改善している（表1）。

● 考察

HOCMの治療には，Ca拮抗薬，β遮断薬などの薬物療法[4]やペースメーカー療法[5]，手術療法，そして今回のようなPTSMA[6]が行われている。今回の症例は既にプロプラノロール30 mgとジルチアゼム100 mgが投与されているにもかかわらず，高度の心不全状態にあったため心筋切除＋僧帽弁置換術を予定されたが，高齢であることと大動脈の石灰化を認めたためPTSMAを行うこととなった。PTSMAは開心術より侵襲が低く今回のような症例にはよい適応であると考えられる。

Seggewissら[7]の報告では症候性のHOCM患者114名に対しPTSMAを施行し，左室流出路の圧較差の低下を94％に認め（術前73±36 mmHg vs 術後18±19 mmHg, p＜0.00001），9.6％に3枝ブロックによる永久ペースメーカーが必要になったと報告している。また，3カ月後のフォローにおいても61％に左室流出路の圧較差のさらなる低下を認め，臨床症状も軽快してきていると報告している。

本症例でも，慢性期にかけて心室中隔の菲薄化とともに僧帽弁逆流の改善も認められており，PTSMAは急性期のみならず慢性期の改善も期待できるものと考えられる。

● 参考文献

1) Maron, B. J., Casey, S. A., Poliac, L. C., et al : Clinical course of hypertrophic cardiomyopathy in a regional United States cohort. JAMA, 281 : 650～655, 1999.
2) Seggewiss, H., Gleichmann, U., Faber, L., et al : Percutaneous transluminal septal myocardial ablation in hypertrophic obstructive cardiomyopathy: acute results and 3-month follow-up in 25 patients. JACC, 31 : 252～258, 1998.
3) Rubin, D. N., Tuzcu, E. M., Lever, H. M. : Percutaneous transluminal septal myocardial ablation. Curr. Cardiol. Rep., 2 : 160～165, 2000.
4) 永田正毅：肥大型閉塞性心筋症の治療はどうするか. Practical Cardiology, 20 : 148～149, 1999.
5) Meisei, E., Rauwolf, T., Burghardt, M., et al : Pacemaker therapy of hypertrophic obstructive cardiomyopathy. PIC (Pacing in Cardiomyopathy) Study Group. Herz, 25 (4) : 461～466, 2000.
6) Rubin, D. N., Tuzcu, E. M., Lever, H. M. : Percutaneous transluminal septal myocardial ablation. Curr. Cardiol. Rep., 2 (2) : 160～165, 2000.
7) Seggewiss, H., Faber, L., Gleichmann, U., et al : Percutaneous transluminal septal ablation in hypertrophic obstructive cardiomyopathy. Thorac. Cardiovasc. Surg., 47 (2) : 94～100, 1999.

表1　PTSMA前後の心エコー所見

	1999.5.7 (PTSMA前)	1999.8.2 (PTSMA直後)	1999.11.8 (PTSMA 3カ月後)
NYHA分類	III-IV	II	I-II
駆出率（％）	82	86	86
心室中隔壁厚（mm）	19	18	14
左室流出路圧格差（mmHg）	57	52	18
僧帽弁逆流（MR）	III/III	II/III	I/III
僧帽弁収縮期前方運動（SAM）	(+)	(+)	(-)

【特別講演】

PTSMA：閉塞性肥大型心筋症への新しい治療オプション

日本医科大学内科学第一講座　高山守正

● はじめに

肥大型心筋症は心室中隔の非対称性肥大を主とする左室肥大であり，近年，心筋サルコメアの構造蛋白の遺伝子変異が成因として脚光を浴びている。臨床症状や予後の点で最も問題となるのは閉塞性肥大型心筋症（HOCM）であり，左室流出路閉塞が左室内圧較差を発生させ心尖部側左室心筋により高度な肥大をもたらし，相対的心筋虚血と拡張障害を生じ，労作時胸痛や呼吸困難が出現する。さらに心筋の線維化が進行して収縮障害や不整脈を生じて突然死あるいは難治性心不全などを起こし不幸の転帰を取ることも多い。HOCMへの治療は薬物療法が一定の効果を示すが，薬物治療抵抗例への治療方針は様々な問題を含む。近年になり冠動脈形成術の技術を応用し，閉塞責任中隔心筋をエタノールにて焼灼壊死させる経皮的中隔心筋焼灼術（PTSMA）が開始され，良好な成績が示されつつある。

本稿はHOCMの治療のこれまでの問題点と，著者らが普及を進めているPTSMAの現況について述べる。

1）閉塞性肥大型心筋症の病態

HOCMは肥大型心筋症の約30％にみられるとされ，流出路の心室中隔と僧帽弁の前尖の近接により生じる流

IV. 肥大型心筋症

表1　PTSMAの適応と除外基準

適　応〔1）または2）+3），4），5）〕
1) 薬物治療でもNYHA IIm～IVの心不全，またはCCS III～IVの狭心症あり
2) 左室流出路閉塞による薬物治療抵抗性の再発性，難治性不整脈
3) 左室流出路圧較差が安静時40 mmHg以上またはバルサルバ負荷時に100 mmHg以上，あるいはドブタミン負荷エコー（DOB 10γ）にて60 mmHg以上
4) 心室中隔壁厚15 mm以上かつ中隔壁厚／後壁厚≧1.3
5) 左室駆出率≧40％

除　外
1) 非閉塞性肥大型心筋症
2) 他の心臓外科手術適応の病変（弁，冠動脈）が併存する場合
3) 僧帽弁の弁尖の有意な解剖学的障害
4) 安全なPTSMAを施行困難な手技上の問題（標的中隔枝不明）

表2　PTSMAの施行法

診断カテーテル
1) 右心系圧測定，心拍出量，左室流出路圧較差測定
2) 左室造影：RAO 30（冠動脈同時撮影も有用），LAO 60 + Cran 30
3) 冠動脈造影：中隔枝を良く描出

PTSMA 手技
1) ヘパリン5,000単位静注，塩酸モルフィン1/2 A静注
2) ガイドワイヤを標的中隔枝に挿入
3) バルンカテーテルをすすめ4～6 ATMで閉塞し圧較差記録
4) 先端造影：位置・末梢を確認，LAD本管側へ漏れのないことを確認
5) 術中心エコー：冠動脈造影と突出心筋部への冠動脈分枝の判定
　a. ヨード造影剤またはLevovistをワイヤルーメンより注入し濃染心筋を観察
　b. Color dopplerによるモザイク像と濃染部が一致するかを観察
6) 先端造影+ガイディング造影：位置確認，LAD本管側へ漏れないことを確認
7) 無水エタノールを1.0～2.0 mlを0.5 ml/1分で注入する。注入量は灌流域の広さで決定する
　左室-大動脈同時圧の連続記録
　胸痛の出現に対処，完全房室ブロック出現に対処
　バルンは閉塞したまま10分以上置く，バルンのLADへの抜去厳重注意
　バルン抜去時は25 ml空シリンジを用いワイヤルーメンへ陰圧吸引し抜く
8) 冠動脈造影：中隔枝遠位の閉塞を確認，前下行枝末梢部に問題なしを確認
9) 左室-大動脈圧較差記録，左室造影
10) 一時的ペーシングカテーテルを固定し必ず留置する。他のシースは抜去可
11) 遅発性の完全房室ブロックの可能性あり，最短3日間はCCUにて観察する

出路狭窄（弁下部狭窄）と中流部（筋性）狭窄の二つのタイプに分けられ，弁下部と中流部の複合型も重症例の中では珍しくない。欧米では流出路狭窄がそのほとんどを占めるとされるが，日本人では中流部狭窄も少なくない。非閉塞型は無症状がほとんどだが，閉塞型では左室拡張不全を反映して労作時呼吸困難，起座呼吸，心筋虚血による狭心痛，低心拍出量や自律神経障害に起因する立ちくらみや失神，さらに不整脈による動悸などの症状がある。このうち労作時呼吸困難は特に左室拡張不全による左房圧上昇と肺毛細管圧の上昇から起こり，正常冠動脈であっても心筋酸素需要の増大により相対的心筋虚血が出現する。また左室内閉塞はいわゆるdynamic stenosisであり，軽症～中等症の患者の中には安静時あるいは仰臥位では全く圧較差なく，運動時・負荷時あるいは起立時にて初めて閉塞が起こる例も珍しくない[1,2]。原因不明の胸痛例のうち，近年ドブタミン負荷エコーにて左室流出路閉塞が誘発される例が散見される。

HOCMの長期予後は決して良好ではなく，特に問題なのが突然死であり，1年間に約0.5％の頻度で出現し死亡原因で最も重要である。Maronらによる予後関連因子の検討では，重症不整脈合併，異常血圧反応，左室収縮能低下に加え，「左室内圧較差30 mmHg以上」が独立して長期予後を左右するとされる[3]。さらに最近は遺伝子変異のタイプによっても予後が異なるという[1]。特に若年層での本症は突然死の重大な原因であり，最近は重症不整脈出現例は積極的な植え込み型除細動器（ICD）の適応とする。

2）閉塞性肥大型心筋症の従来の治療と問題点

HOCMへの従来からの治療法の概要とその問題点を挙げると，以下のごとくである。

①薬物療法

非閉塞性肥大型心筋症に対しては無症状な限り必ずしも治療を要さないが，左室内に閉塞部を有するHOCMでは症状がなくとも閉塞・肥大の進行防止のために積極的に薬物療法を開始されるべきであろう。第一選択にはベラパミルを中心としたCa拮抗薬またはβ遮断薬が用いられ，過剰な左室収縮性を低下させて左室内圧較差を軽減し相対的心筋虚血を予防し，かつ拡張能もある程度改善させる。非侵襲的に心エコー図連続波ドップラーを用い圧較差への効果を確かめて薬剤を選択すると良い。著者は労作による症状を主体とする場合はβ遮断薬を優先させるが，効果の不十分な例には両者の併用も有効である。またジソピラミドを中心とするIa群抗不整脈薬による左室収縮性低下が本症に有効と報告され，しばしば用いられる。最近ではHamadaらによりシベンゾリン投与による圧較差の軽減ならびに左室拡張能の改善効果が報告され，NYHA心機能分類が有意に改善したとされる[4]。HOCMの非持続性心室頻拍出現例に対しては，アミオダロンは長期生存率を有意に改善したと報告される。これら薬物療法により症状が良好にコントロールされ左室肥大の進行が顕著でない例も多いが，複数の薬剤併用にもかかわらず自覚症状の増悪例は半数近い。

②DDDペーシング

75～80 msecという短いAV delayを設定したDDDペーシングは，薬物療法にて効果不十分な患者に対し圧較差軽減と症状の改善を示すとされ，次のステップの治療法として選択された。これは短いAV delayにより中

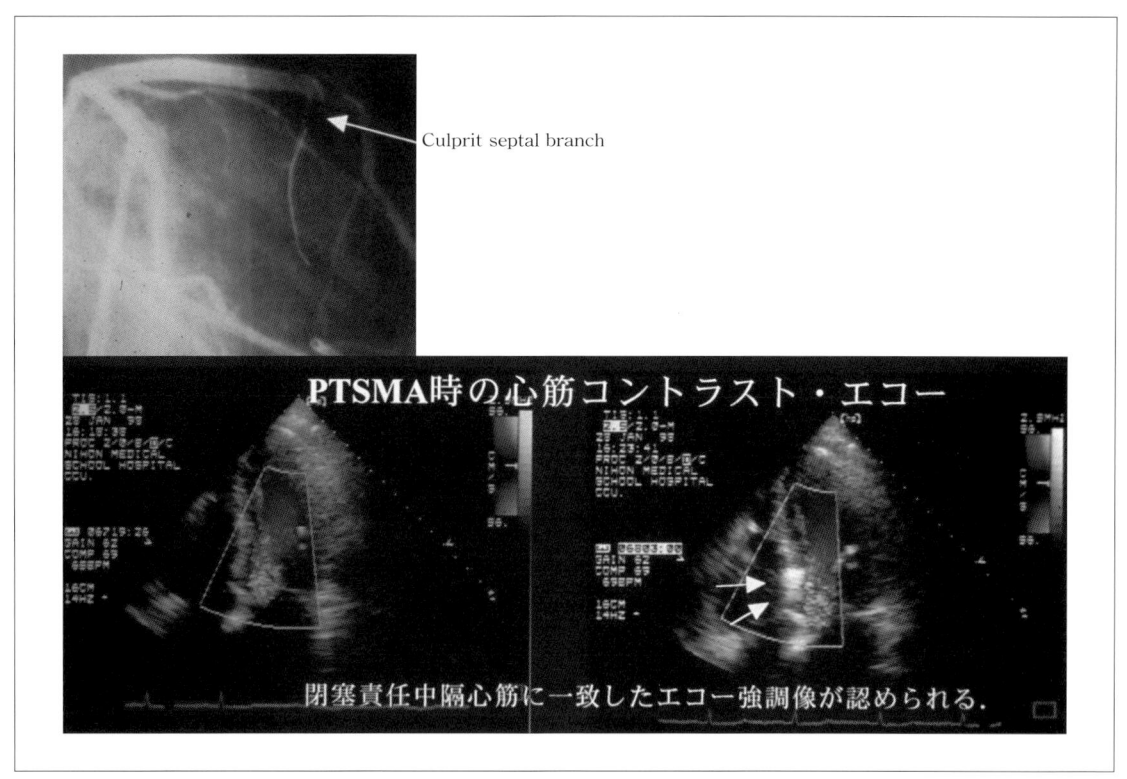

【特別講演】PTSMA：閉塞性肥大型心筋症への新しい治療オプション

図1 PTSMA施行時の心筋コントラストエコー（52 y/o，Male，HOCM，NYHA Ⅲ）。左下図はコントラスト注入前，右下図は注入直後。エンハンスされた中隔心筋が白く光る。

隔上部流出路の収縮前に心尖部が収縮を始めることで圧較差を減少させる方法である。DDDをAAIと比較した無作為盲検試験では，自覚症状の改善にはDDDペーシングが最も優れ，60％の症例で改善を認めた。一方，AAIモードによる自覚症状の改善例も多く，ペースメーカー植え込みによるプラセボ効果も症状改善に寄与するとされた[5]。患者によりDDDペーシングの効果は様々であり，また急性効果は必ずしも慢性効果と一致せず，成績の定まった治療法とはいえない。

③心室中隔心筋切開切除術

外科治療では人工心肺心停止下に大動脈を切開し，大動脈弁を通して左室流出路の突出心筋を切除する心室中隔心筋切開切除術が行われ，時に僧帽弁置換術が組み合わされる。欧米の成績は1980年代までは手術死亡が10％程度あったが，最近の専門施設の成績は手術死亡が2％程度と良好である。わが国では多数例の経験を有する施設は極めて少なく，一定の治療成績の予測は難しい。術後合併症としてペースメーカー植え込みが5％に心室中隔穿孔が3％あり，術式に関連した大動脈弁逆流が起こるのも稀ではない。

3）経皮的中隔心筋焼灼術

①治療法の開発と進歩

経皮的中隔心筋焼灼術（PTSMA）は，1995年にSigwartが初めてLancetに施行例を報告した[6]。これ以前には1989年に同様な手法でBrugadaは難治性心室性頻拍に対して不整脈源へのエタノール注入治療を報告したが，合併症の点でこの治療は一般化しなかった[7]。SigwartはSeggewissとともに1997年に多数例を報告し優れた臨床成績を示した[8]。一方，著者は1993年に左室内圧較差164 mmHgを有すNYHA ⅢのHOCM治療にあたり，患者同意のもとに一時的中隔枝バルン閉塞での圧較差低下を確認した。本例は薬物療法で治療したが，5年後に症状が増悪し当施設でのPTSMA施行第1例となった。Sigwartらの報告に続き本邦ではTsuchikaneらが第1例を1997年に治療した[9]。PTSMAの合併症減少と治療成績改善には超選択的な心筋コントラストエコーの利用が重要であり，Seggewissらはペースメーカー植え込みを要する完全房室ブロックの発生頻度，Peak CK値や注入エタノール量が有意に減少することを示した[10]。著者はドイツのSeggewissの施設を1997年に訪れ，エコーガイド下のPTSMAを習得，倫理委員会での承認を得て1998年に治療を開始した。

②PTSMAの適応患者の選択

本療法の統一された基準は定まっていないが，適応は世界的にどの施設にても自覚症状が優先されている。表1は著者がドイツ，米国の基準を元に多少の修正を加えて作成したPTSMAの適応と除外基準である。適応は薬物療法にてもNYHA Ⅱm～Ⅳの心不全症状あるいはCCS Ⅲ～Ⅳの狭心症発作を有する患者で，左室流出路の圧較差が安静時で40 mmHg以上が適応とされる。また通常は症状が軽度でも，左室流出路閉塞を起因と考えられる薬物治療抵抗性の再発性難治性不整脈も適応に加える。さらに安静時の圧較差が低値でも10γのドブタミン負荷エコーで60 mmHg以上の圧較差が出現する症例であって，十分な症状を伴えば適応に加える。対象患者は心室中隔圧が15 mm以上と厚く，左室駆出率40％以上が条件に含まれる。

除外基準としては，自覚症状が条件を満たしても冠動脈疾患や弁膜症などのために心臓外科手術適応がある場

■ IV. 肥大型心筋症

図2 PTSMA施行手技の実際（図1と同一症例）

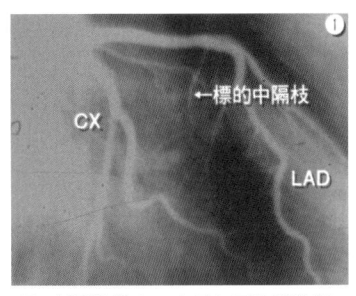

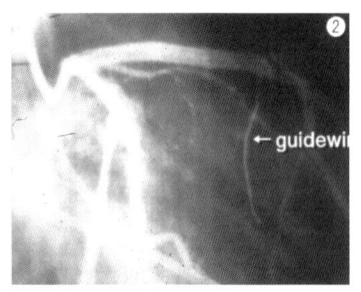

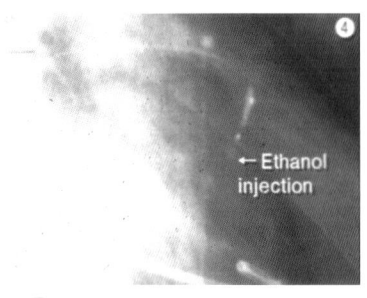

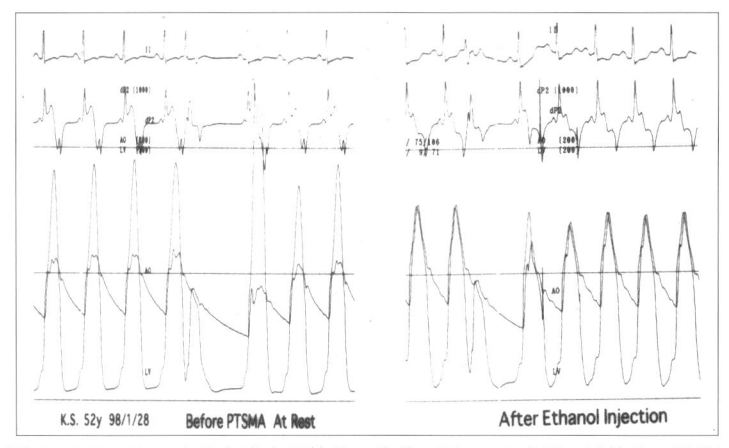

① 中隔枝描出の良好な冠動脈造影。
② PTCA wire の挿入。
③ Balloonによる中隔枝閉塞，先端造影，心筋コントラストエコーで閉塞責任心筋と一致を判定。
④ Balloon より Ethanol Injection。
⑤ PTSMA 施行後の冠動脈造影。

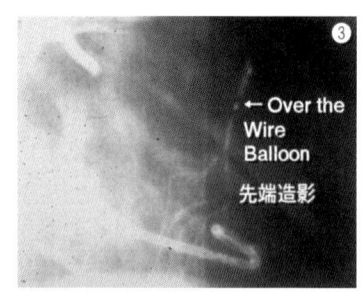

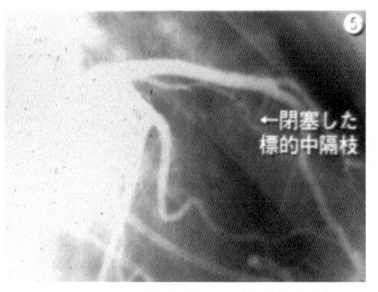

図3 PTSMAによる左室内圧較差の改善（図1，2症例の圧較差の推移）

合には外科治療を優先する。さらに標的中隔枝が同定できない場合にも，むやみにエタノールを注入すべきではない。

　③ PTSMA の施行方法
　PTSMA の施行に当たり重要な点は，本療法は第1にHOCM の特殊な血行動態をよく理解した Interventional Cardiologist が行うべき治療法であり，第2に心臓超音波専門医の密接な協力を受けるべきである。表2にPTSMA の具体的な施行法を示した。
　治療の施行に当たっては術前に心エコー図をよく観察し，エタノール焼灼すべき閉塞責任部位をよく観察しておく。治療施行中は左室心尖部と左冠動脈入口部にカテーテルを計2本留置し，必ず同時圧を記録しながら治療を行う。一時的右室ペーシングカテーテルの挿入は必須である。冠動脈造影と左室造影より閉塞責任心筋を灌流する中隔枝を推測し，PTCA ガイドワイヤを挿入しバルンを進める。バルンは長さ10 mm 以下の1.5～2.5 mm の OTW バルンが適する。本邦では"KIRI"（Boston Scientific 社製），"Teo"（Kaneka 社製）が優れ，最近では"Marveric"の小径は PTSMA 用に作られている。バルンを軽く拡張し閉塞させ，ワイヤを抜き造影剤を注入する。実例を図1に示すと，エコーでは白いポイントに造影剤が入り流出路の左室流出血流加速点が選択した中隔枝の灌流域であることが確認され，図2の手順で治療を進めた。塩酸モルフィンを投与し除痛を図りエタノール 2 ml を注入すると，圧較差は図3のようにエタノール

注入後2〜3分で消失した。3カ月後に再度心カテーテルを行ったところ，安静時では5 mmHg 程度の圧較差に過ぎず，NYHA Ⅲ度の自覚症状は治療後Ⅰ度に改善した。

PTSMA では治療の標的中隔枝の判定に，超選択的心筋コントラストエコーが重要である[11]。PTSMA 施行中の心エコー図施行は心カテ室でのエコーに慣れるまで手技が煩雑で時間を費やすが，それ以上に至適中隔枝の同定と右室自由壁や乳頭筋などのエタノール注入禁忌の分枝の判定に極めて有用であり，効率的な治療と合併症の減少に絶対的に必要である。

④ PTSMA の臨床成績

著者らの施設は 2001 年 9 月までに 17 例の HOCM に PTSMA を施行したが，他施設からの要望があり条件が合えば，出張して治療を行い方法を教授した。著者自身の 30 例の治療経験では，ペースメーカー植え込み必要例は皆無である。当施設の施行例の集計では，PTSMA による NYHA 心機能分類の推移は施行前の平均 2.5 度から施行後の 1.4 度と大多数の症例で改善を示し，心エコー連続波ドップラーで測定した圧較差は，施行前の平均 118 mmHg から施行 1 カ月後に平均 61 mmHg，6〜12 カ月後でも平均 69 mmHg と明らかな改善を示した。4 例に圧較差の再上昇を認めたが，うち 3 例は流出路と中流部閉塞の合併例で初回 PTSMA にて流出路狭窄が治療され，6 カ月後の再検のカテーテル施行時に中流部閉塞の治療を行い，圧較差は最終的に 50 mmHg 以下に低下した。PTSMA の施行により圧較差の著明な減少とともに僧帽弁収縮期前方運動（SAM）の軽減または消失や僧帽弁逆流の減少が直ちに観察された。

本邦における PTSMA の成績は日本心血管インターベンション学会の中に設けた"閉塞性肥大型心筋症に対する経皮的中隔心筋焼灼術小委員会"として 1999 年 11 月〜 2000 年 3 月に国内の PTSMA 施行例調査を行った。その結果では 29 〜 82 歳の患者 66 例に PTSMA 治療が行われていた[12]。患者の症状は施行前の NYHA 分類が平均 2.5 度であったものが施行 2 週間後に 1.3 度になり，そのレベルが半年〜 1 年後も維持された。NYHA のクラスが 2 度以上の改善が 61%あり，1 度改善が 26%であった。一方，カテーテル直接計測による左室内圧較差は施行前 91 mmHg だったのが施行後は 26 mmHg に低下し，長期的にも心エコー計測で有意な再上昇は示さなかった。合併症は施行例 66 例中 61 例に全く認めず，完全房室ブロックの持続に対しペースメーカー植え込みが 3 例に行われ，術前から心室細動の既往 1 例に施行後に ICD が植え込まれた。施行後後腹膜出血を起こした 1 例が死亡した。ペースメーカー・ICD 植え込み率は 6.1%，急性期死亡率が 1.5%であった。欧米の成績は当初ペースメーカー植え込み率が 20 〜 30%と高率であったが，心エコー図ガイドにより 10%以下に減少してきており，慎重に対応すれば PTSMA は安全に良好な成績をもたらすと考えられる。PTSMA の左室心筋に対する長期効果が注目され，PTSMA 施行後早期と遠隔期を比較すると，遠隔期にはエタノール焼灼した中隔壁厚の減少のみならず左室後壁厚も有意に薄くなることが認められた。すなわちエタノール注入しない左室壁も薄くなり，左室内圧低下により左室肥大が退縮したと考えられる。これは欧米の中心的治療施設の報告とも合致する[13)14]。

⑤ PTSMA の今後の展望

PTSMA は重症 HOCM への有効な治療法として期待されるが，治療オプションとしての確立には短期・長期予後を十分に分析し，あわせて合併症を防止する安全な治療法を確立普及させることが必要である。また本療法は心室性不整脈のサブストレートの可能性に特に注意を要し，現時点で不整脈発現増悪の報告は見られないが，慎重な検討を要する。PTSMA の左室肥大退縮効果は非常に興味あり，今後の治療概念をかえる可能性がある。

最後に，PTSMA の実施成績にはラーニングカーブがあり，少ない適応症例数を考えれば治療施設を限定すべきである。多数の PTCA に習熟し，心臓外科・CCU のバックアップと有能な心臓超音波診断医の協力のもとに循環器の総合能力を有する専門医，専門施設が望ましい。

● おわりに

重症 HOCM に対する PTSMA は多くに劇的な症状改善効果が得られるが，未だ長期展望は明らかでなく，心筋壊死作成という破壊的治療法であることを常に念頭に置き，実施に当たっては慎重に望んでいただきたい。

● 参考文献

1) Spirito, P., Seidman, C. E., McKennna, W. J., Maron, B. J. : The management of hypertrophic cardiomyopathy. N. Engl. J. Med., **336** : 775 〜 785, 1997.

2) Wigle, E. D., Rakowski, H., Kimball, B. P., Williams, W. G. : Hypertrophic cardiomyopathy. Clinical spectrum and treatment. Circulation, **92** : 1680 〜 1692, 1995.

3) Maron, B. J., Casey, S. A., Poliac, L. C., et al : Clinical course of hypertrophic cardiomyopathy in a regional United States cohort. JAMA, **281** : 650 〜 655, 1999.

4) Hamada, M., Shigematsu, Y., Ikeda, S., et al : Class Ⅰa anti-arrhythmic drug, cibenzoline: a new approach to medical treatment of hypertrophic cardiomyopathy. Circulation, **96** : 1520 〜 1524, 1997.

5) Nishimura, R. A., Trusty, J. M., Hayes, D. L., et al : Dual-chamber pacing for hypertrophic cardiomyopathy: a randomized, double-blind, crossover trial. J. Am. Coll. Cardiol., **29** : 435 〜 441, 1997.

6) Sigwart, U. : Non-surgical myocardial reduction for hypertrophic obstructive cardiomyopathy. Lancet, **346** : 211 〜 214, 1995.

7) Brugada, P., de Swart, H., Smeets, J. L. R. M., Wellens, H. J. J. : Transcoronary chemical ablation of ventricular tachycardia. Circulation, **79** : 475 〜 482, 1989.

8) Knight, C., Kurbaan, A. S., Seggewiss, H., et al : Non-surgical septal reduction for hypertrophic obstructive cardiomyopathy : outcome in the first series of patients. Circulation, **95** : 2075 〜 2081, 1997.

9) Tsuchikane, E., Nakamura, T., Yamazaki, K., et al : Transluminal percutaneous septal myocardial ablation in a patient with hypertrophic obstructive cardiomyopathy. Jpn. Circ. J., **62** : 537 〜 540, 1998.

10) Seggewiss, H., Gleichman, U., Faber, L., et al : Percutaneous transluminal septal myocardial ablation （PTSMA） in hypertrophic obstructive cardiomyopathy :

Ⅳ. 肥大型心筋症

Acute and 3-months follow-up in 25 patients. J. Am. Coll. Cardiol., **31** : 252 〜 258, 1998.
11) Faber, L., Seggewiss, H., Gleichman, U. : Percutaneous transluminal septal myocardial ablation in hypertrophic obstructive cardiomyopathy: results with respect to interprocedural myocardial contrast echocardiography. Circulation, **98** : 2415 〜 2421, 1998.
12) 古賀義則, 高山守正, 他：閉塞性肥大型心筋症の治療. 循環器専門医, **8** : 249 〜 266, 2000.
13) Mazur, W., Nagueh, S. F., Spencer, Ⅲ. W., et al : Regression of left ventricular hypertrophy after non-surgical septal reduction therapy for hypertrophic obstructive cardiomyopathy. Circulation, **103** : 1492 〜 1496, 2001.
14) Seggewiss, H. : Current status of alcohol septal ablation for patients with hypertrophic obstructive cardiomyopathy. Current Cardiology Reports, **3** : 160 〜 166, 2001.

V

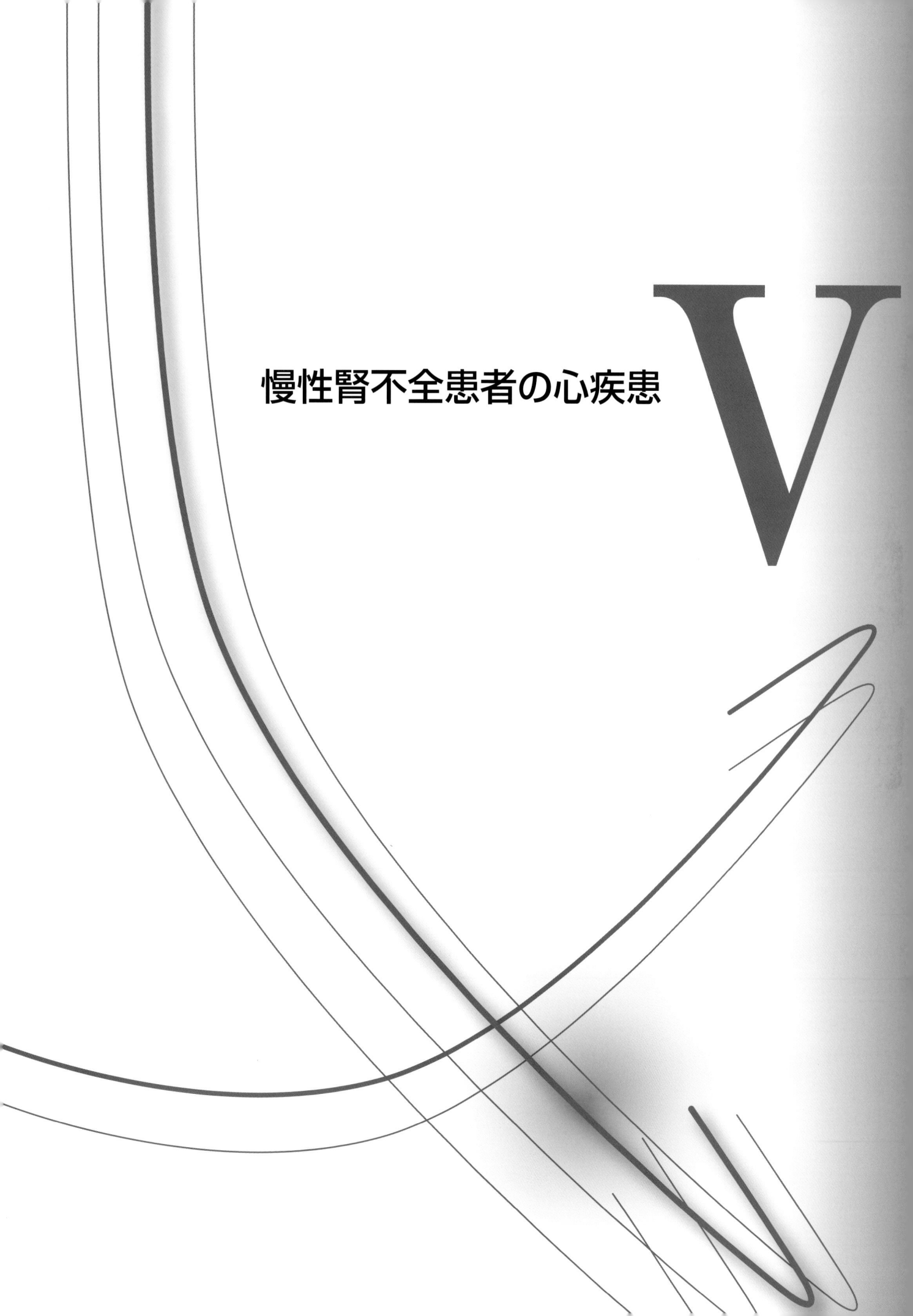

慢性腎不全患者の心疾患

■V. 慢性腎不全患者の心疾患

慢性腎不全透析患者における冠動脈造影所見および治療成績の検討

県立尼崎病院循環器内科　中島康弘／宮本忠司／谷口良司／永井康三／牧山　武
加藤貴雄／堀江貴裕／佐藤幸人／鷹津良樹

●はじめに

慢性腎不全透析患者の虚血性心疾患に対する冠動脈インターベンション治療（PCI）は，非透析患者に比べ成績不良であると言われている[1]。我々は本研究において，慢性透析患者の冠動脈造影上の特徴的所見および治療成績を検討した。

●患者背景および方法

1995年8月から2001年8月までの6年間に狭心症を疑わせる胸痛を主訴とした，糖尿病患者36例（43.4％），非糖尿病患者47例（56.6％）からなる，慢性透析患者連続83症例（平均年齢60.43±12.47歳，男性48名，女性35名，平均透析期間74.96±87.56カ月）に対して，待機的に冠動脈造影（CAG）および左室造影を施行した。このうち冠動脈に有意狭窄を認める患者に対しては待機的冠動脈インターベンション治療を施行し，原則として6カ月後にフォローアップCAGを施行した。可能な症例には血管内エコー（IVUS）を施行した。

●結果

83症例中48症例（57.8％）に有意狭窄を認め，35症例（42.2％）には有意狭窄を認めなかった。有意狭窄を認めた48症例の内訳は，一枝病変16例（19.3％），二枝病変13例（15.7％），三枝病変19例（22.9％）であった。有意狭窄を認めなかった35症例のうち，8例（9.6％）に弁膜症，26例（31.3％）に左室肥大または駆出率の低下を認めた。

有意狭窄を認めた患者のうち30症例70病変に対してPCIを施行した。初期成功率は81.4％（57/70病変）で，不成功例は，冠動脈破裂1病変，ステント不通過4病変，ステント不完全拡張1病変，バルーン不完全拡張3病変，ガイドワイヤー不通過4病変であった。再狭窄率は40％（18/45病変）で，ステント例は39％（14/36病変），POBA例では44％（4/9病変）であった。

また11症例（13.3％，平均透析期間103.64±100.93カ月）にCAG上拡張性病変に伴い血管内腔に突出した造影欠損を呈する特徴的な所見を認めた（図1）。同所見を認めた症例のうち4例が糖尿病患者，7例は非糖尿病患者であった。同病変はIVUSにおいて全周性の石灰化病変を呈し（図2），DCAより得られた病理組織所見では極度に肥厚した内膜下に高度な石灰化を認めた（図3）。

同病変に対するPCI（8症例16病変）においては初期成功率が75％（12/16病変），不成功例は，ステント不通過2病変，ステント不完全拡張1病変，ガイドワイヤー不通過1病変であった。再狭窄率は63.6％（7/11病変）で，ステント例60％（6/10病変），POBA例100％（1/1病変）であった。

以下同病変に対しPCIを施行した症例を提示する。

〔症例1〕55歳　男性

多発性嚢胞腎による慢性腎不全のため，23年間の透析歴あり。右冠動脈Segment 1の病変に対し，前拡張の上Multi-Link stent 3.5 mmを留置後，バルーンによる高圧拡張を行ったが，拡張不十分であった。

〔症例2〕49歳　男性

慢性糸球体腎炎による慢性腎不全のため，7年間の透析歴あり。右冠動脈Segment 1の病変に対し，DCAを施行後Multi-Link stent 4.0 mmを留置し良好な拡張を得たが，7カ月後のCAGにおいて同部位に再狭窄を認めた。

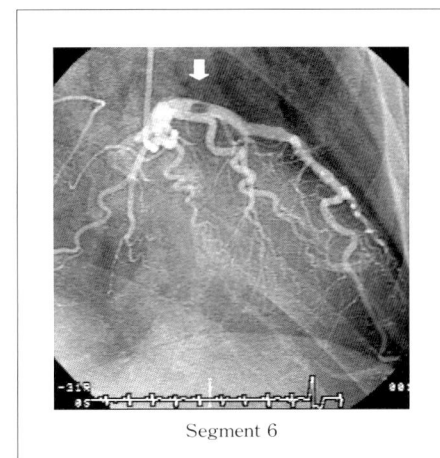

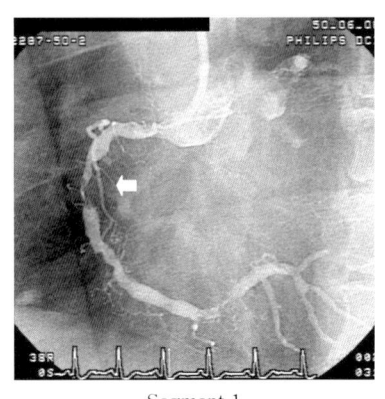

図1　CAG所見：Segment 6とSegment 1に拡張性病変に伴う造影欠損（矢印）を認める。

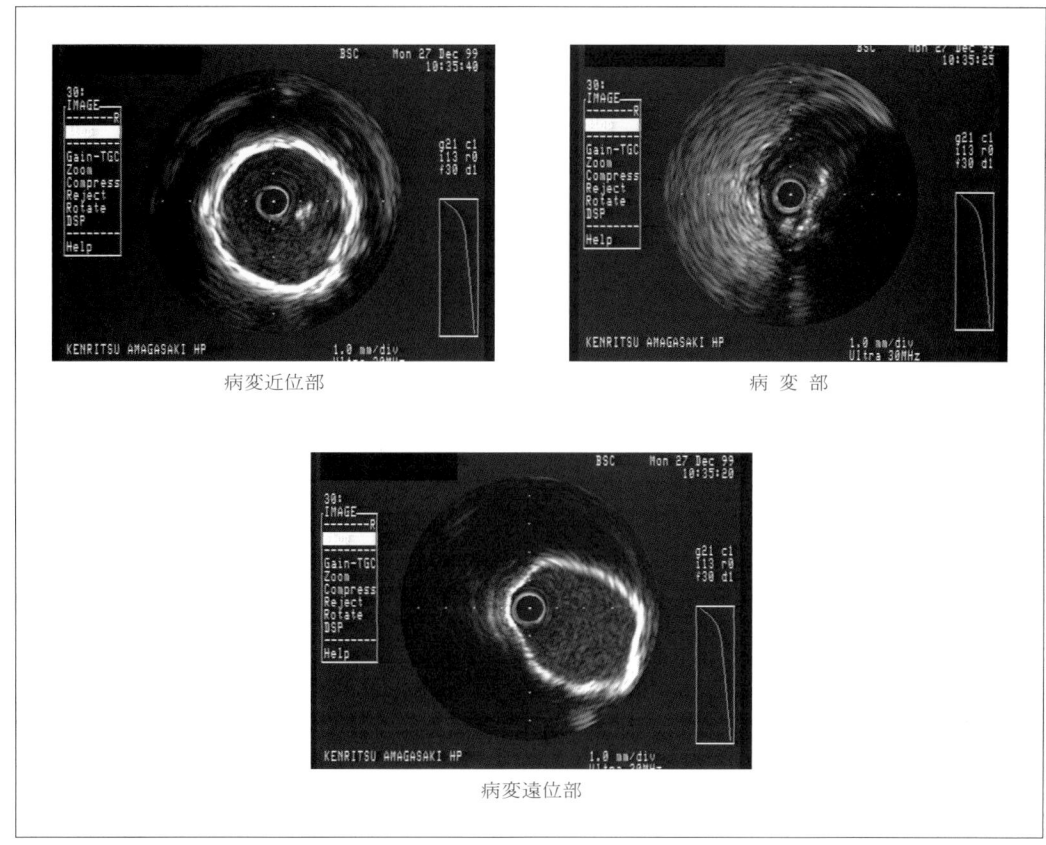

図2　Segment 1（図1右）の IVUS 所見：全周性の石灰化を認める。

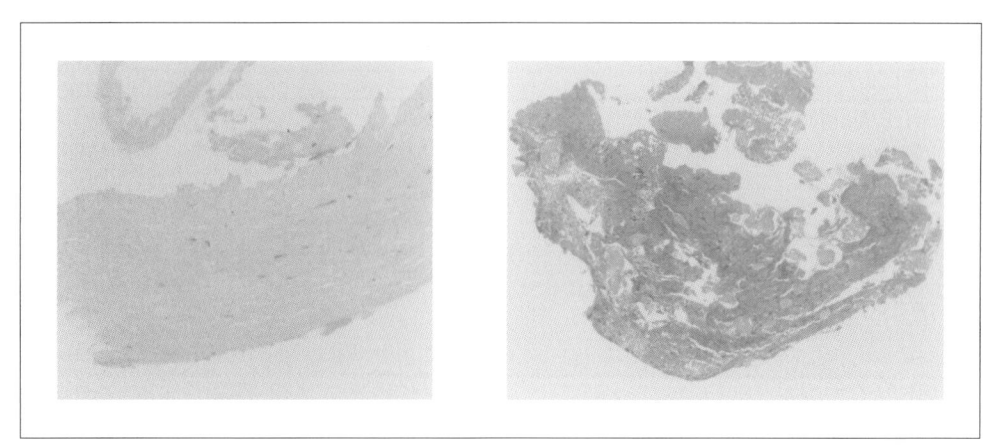

図3　DCA 病理組織所見：肥厚した内膜（左）と内膜下の石灰化を伴う粥腫（右）。

● 考察

　胸痛を訴える慢性透析患者の約半数には冠動脈有意狭窄を認めなかった。これらの症例には左室肥大や駆出率の低下が多く見られ，慢性透析患者における胸部症状の原因となっている可能性が示唆された[2]。

　慢性透析患者における PCI の初期成績は 81.4％と不良で，再狭窄率も 40％と高率であった。この原因としては従来，石灰化病変や屈曲病変などの高度複雑病変が考えられている[1)3)4]。

　また，慢性透析患者の約 10％に，拡張した冠動脈内に造影欠損を呈する，造影上特記すべき病変を認めた。慢性透析患者では一般に，透析に伴う高血圧，脂質代謝異常，Ca・P 代謝異常などの関与により，高度の動脈硬化を形成すると考えられている[5)6]。この病変を有する患者では，長期の透析の過程で生じた冠動脈拡張を背景に，高度の増殖性変化・石灰沈着が，内腔へ大きく突出する病変を形成したと推察された。同病変の PCI は，初期成績 75％，再狭窄率 63.6％と成績不良であり，慢性透析患者に対する PCI の成績不良の一つの原因となっていると考えられる。

● 文献

1) Karh, J. K., Rutherford, B. D., McConnahay, D. R., et al : Short- and long-term outcome of percutaneous transluminal coronary angioplasty in chronic dialysis patients. Am. Heart J., 119 : 484 〜 489, 1990.

2) Parfrey, P. S., Harnett, J. D., Griffiths, S. M., et al : The clinical course of left ventricular hypertrophy in dialysis patients. Nephron, **55** : 114 〜 120, 1990.
3) Vincenti, F., Amend, W. I., Abele, N., et al : The role of hypertension in hemodialysis-associated atherosclerosis. Am. J. Med., **68** : 363 〜 369, 1980.
4) London, G. M., Marchais, S. J., Safer, M. E., et al : Aortic and large artery compliance in end-stage renal failure. Kidney Int., **37** : 137 〜 142, 1990.
5) Ross, R. : The pathogenesis of atherosclerosis — a perspective of the 1990s—. Nature, **362** : 801 〜 809, 1993.
6) Chan, M. K., Varghese, Z., Moorhead, J. F. : Lipid abnormalities in uremia, dialysis and transplantation. Kidney Int., **19** : 625, 1981.

血液透析患者での冠動脈疾患の診断
―運動回復期血圧遅延を用いたトレッドミル運動負荷試験の有用性について―

福井政慶[1]／元廣将之[1]／北村哲也[1]／阪本憲彦[1]／湯浅文雄[2]
中村誠志[2]／馬殿正人[1]／杉浦哲朗[3]／岩坂壽二[2]

[1] 回生会宝塚病院循環器内科　[2] 関西医科大学第二内科・心臓血管病センター
[3] 高知医科大学臨床検査医学

●はじめに

近年，我が国の血液透析（HD）患者は年々増加し，死亡数も増加している。HD患者では心臓，血管系の合併率が高く，死因の第一位は心不全であると報告されている[1]。これらのことからHD患者での冠動脈疾患（CAD）の早期診断は非常に重要であると考えられる。

一般的に，運動負荷試験を用いた心電図のST解析は，CADの診断に有用であると言われているものの，HD患者においては，運動耐容能の低下を認めること[2]，左室肥大を高頻度に合併する[3]ことより，運動負荷試験によるCADの診断には限界があると考えられる。

Amonら[4]は，運動負荷試験における運動後の収縮期血圧（SBP）の回復遅延を評価することは，従来のST変化での評価と比べ，より高い診断精度が得られると報告している。

本研究では，HD患者のCADを診断する上でSBP反応を用いた運動負荷試験が有用であるか否かを検討した。

●対象および方法

対象は，安定したHD患者でCADを疑われ，トレッドミル運動負荷試験と運動負荷試験後に冠動脈造影検査を施行し得た44例である。陳旧性心筋梗塞，心筋症，弁膜症，心不全や末梢血管病変を持った患者は除外した。

対象者はBruceまたはmodified Bruce protocolを用いて，症候限界性トレッドミル運動負荷試験を施行した。運動負荷試験にて血圧，12誘導心電図，心拍数（HR）は安静時，運動負荷中各段階と負荷後1分間の間隔で記録した。運動後のSBPの回復遅延の指標（SBP ratio）は，運動後3分のSBPを最大運動時のSBPで割ったものと定義した。運動負荷試験によるST変化はJ点から0.08秒後方で評価し，上向型ST低下が2.0 mm以上，水平型または下降型ST低下が1.0 mm以上，ST上昇，T波やU波の逆転を認めた場合を運動負荷試験陽性とした。

冠動脈造影検査において，冠動脈有意狭窄は，血管の内腔が51%以上とした。冠動脈造影上有意狭窄を認めた症例は25例（CAD群），認めない症例は19例であった（NO-CAD群）。

すべての測定値は平均±標準偏差で表した。2群の比較にはノンパラメトリック法，分割表分析を用い，$p < 0.05$を有意と判断した。感度は真の陽性と偽陽性の総和に対する真の陽性の比とし，特異度は偽陽性および真の陰性の総和に対する真の陰性の比とした。

表1　臨床背景因子の検討

	CAD群	NO-CAD群	p値
年齢（歳）	66 ± 1	64 ± 2	N.S.
性別（男/女）	18例/7例	12例/7例	N.S.
透析期間（月）	55 ± 10	41 ± 12	N.S.
ヘマトクリット値（％）	27.0 ± 0.7	25.4 ± 1.1	N.S.
糖尿病性腎症（％）	5例（20）	4例（21）	N.S.
Ca拮抗剤（％）	18例（72）	14例（74）	N.S.
β遮断薬（％）	3例（12）	2例（11）	N.S.
高脂血症（％）	10例（40）	9例（47）	N.S.
左室肥大（％）	10例（40）	8例（42）	N.S.

表2　CADの有無とトレッドミル運動負荷試験の結果の検討

	CAD群	NO-CAD群	p値
運動強度（METs）	7 ± 3	6 ± 2	N.S.
最大ST低下（mm）	2.1 ± 1.1	1.5 ± 0.8	N.S.
安静時SBP（mmHg）	156 ± 31	142 ± 22	N.S.
最大運動時SBP（mmHg）	180 ± 32	184 ± 28	N.S.
運動後3分SBP（mmHg）	179 ± 29	154 ± 30	0.007
安静時HR（bpm）	76 ± 13	78 ± 17	N.S.
最大運動時HR（bpm）	127 ± 15	133 ± 19	N.S.
運動後3分HR（bpm）	96 ± 13	95 ± 19	N.S.
SBP ratio	1.01 ± 0.13	0.83 ± 0.10	< 0.001

SBP ratio ＝運動後3分のSBP/最大運動時のSBP

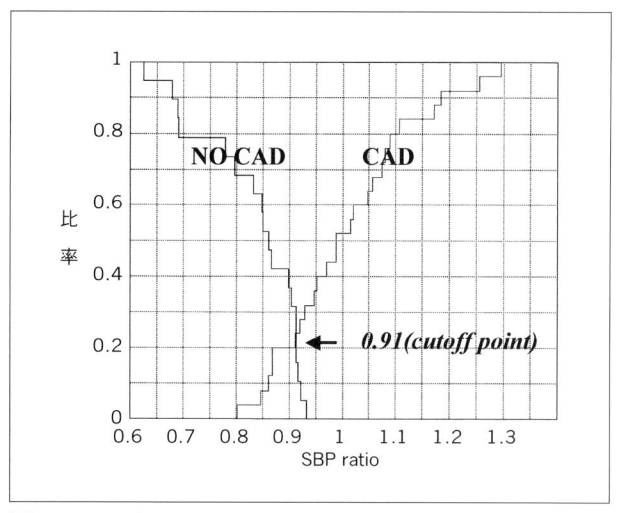

図1 CAD診断におけるSBP ratioの至適cutoff pointを検討
NO-CAD群では度数分布を1から負に累積させ，CAD群では0から正に累積させて，交差する点をSBP ratioの至適cutoff pointとした。

●結果

臨床背景因子の検討にて2群間に有意差は認めなかった（表1）。CADの有無と運動負荷試験の結果の検討を表2に示した。運動後3分のSBPは，NO-CAD群に比べCAD群で有意に高値となり，さらに，SBP ratioもNO-CAD群に比べCAD群で有意に高値であった。

ST変化の評価において運動負荷陽性はCAD群25例中14例であり，NO-CAD群19例中9例であった。ST変化を用いたCAD診断の感度は56％，特異度は53％であった。CAD診断におけるSBP ratioの至適cutoff pointは0.91であった（図1）。SBP ratio 0.91以上はCAD群25例中20例であり，NO-CAD群19例中6例であった。SBP ratio 0.91以上を用いたCAD診断の感度は80％，特異度は68％であり，ST変化を用いた場合より感度，特異度が上昇した。

●考察

本研究では，HD患者において運動後SBPの回復がCAD群で有意に遅延し，SBPの回復遅延を用いたCADの診断精度は，ST変化の評価に比べてより高いことが示された。これまで，非HD例において，運動後SBPの回復遅延はCADを検出するのに有用であることが示され[4]，また，左室肥大患者においても高い検出精度が得られると報告[5]されている。今回の結果より，HD患者でもCADが疑われる場合，積極的に運動負荷試験を行うべきであると考えられた。

運動後SBPの回復遅延は，1）CAD患者では，運動中の心筋虚血によって生ずる左室収縮不全が，運動後の虚血改善とともにすみやかに解除されることと，2）運動中の心筋虚血に伴う血中カテコラミン濃度の上昇と末梢血管抵抗が増大することの2つの相互作用によって生じると言われている[6]。

HD患者では，安静時からすでに左室拡張不全が存在することと，血中カテコラミン濃度が高値を示していることが想定されるものの，運動による明らかな心筋虚血の存在は，それらの要因をさらに上回るものと考えられた。

●総括

以上より，HD患者のCADを診断する上で，SBP反応を用いた運動負荷試験が有用であることが示された。

●文献

1) 日本透析医学会統計調査委員会：わが国の慢性透析療法の現況（2000年12月31日現在）．
2) Mallion, J. M., Cordonnier, D., Meftal, H., et al : Exercise test of hemodialyzed chronic kidney failure patients: method of long-term determination of cardiovascular condition and effect of treatment. J. Urol. Nephrol., **79** : 362～370, 1973.
3) 菊池健次郎，他：透析患者の心機能に関する研究．平成7年度厚生科学研究費補助金長期慢性疾患総合研究事業（慢性腎不全）研究報告書，p. 36, 1996.
4) Amon, K. W., Richards, K. L., Crawford, M. H., et al : Usefulness of the postexercise response of systolic blood pressure in the diagnosis of coronary artery disease. Circulation, **70** : 951～956, 1984.
5) Abe, K., Tsuda, M., Hayashi, H., et al : Diagnostic usefulness of postexercise systolic blood pressure response for detection of coronary artery disease in patients with electrocardiographic left ventricular hypertrophy. Am. J. Cardiol., **76** : 892～895, 1995.
6) Rozanski, A., Elkayam, U., Berman, D. S., et al : Improvement of resting myocardial asynergy with cessation of upright bicycle exercise. Circulation, **67** : 529～535, 1983.

■ V. 慢性腎不全患者の心疾患

高血圧，糖尿病性心腎不全の一治療例
—特に利尿剤の使い方の観点から—

市立貝塚病院循環器内科　岡田健一郎／青山　司／李　正明／森田久樹
りんくう総合医療センター市立泉佐野病院腎臓内科・血液浄化センター　林　晃正

● はじめに

　重症心不全患者では，治療の基本薬として利尿剤が一般に使用される。しかしながら腎不全合併例においては，利尿剤の投与量を増やすことで腎機能が悪化し，心不全の治療にも難渋する例に遭遇することがある。
　今回我々は高血圧，糖尿病性心腎不全の一治療例を特に利尿剤の使い方の観点から報告する。

● 症例　77歳　男性

　病歴：患者は高血圧性心疾患，糖尿病および慢性腎不全にて治療中で，心不全で入院の既往がある。平成13年5月初旬より微熱，咳嗽が出現，5月10日肺炎の疑いで当院内科に入院となった。入院時身体所見では，血圧158/82 mmHgとやや高めである以外は明らかな異常を認めなかった。
　検査所見：第5病日の血液検査所見では，白血球9690/mm³，CRP 10.6 mg/dl，BUN 44.9 mg/dl，Cr 4.1 mg/dlであった。胸部X線写真では，CTR 58%，右下肺野に浸潤影を認めた。心電図では，調律は心房細動，心拍数は66/minで，ST-T変化を伴った左室肥大所見を認めた。心臓超音波検査では，左室壁厚は13 mm，左室径は50/24 mmで収縮能はよく保たれていた。下大静脈径は26 mmと拡大していた。
　第11病日には呼吸困難とSpO₂の低下が出現してきた。同日スワン・ガンツカテーテルを挿入，心係数は4.19 L/min/m²，肺動脈楔入圧は22 mmHgであった。
　治療経過（図1）：肺炎については，抗生剤投与により解熱し，炎症所見も改善した。torasemide，spironolactone，furosemide等の利尿剤やドブタミンなどの投与で尿量は徐々に増加した。しかし，nicardipineの静脈内投与等にも拘わらず血圧のコントロールは困難で，肺鬱血は改善せず，Crは4.9 mg/dlへ上昇したため，持続血液濾過透析（CHDF）を2回施行した。その結果，肺鬱血は改善し，血圧も低下した。心不全の改善に伴い，ドブタミン等の持続静注薬は中止し，経口剤に変更することが可能となった。食事もほぼ全量摂取できており，補液を中止した。利尿剤はtrichlormethiazide 2 mg/日とfurosemide 40 mg/日を併用したが，尿量は次第に減少，Cr，BUNは徐々に上昇した。このため，透析導入を視野に入れ，他院腎臓内科に転院となった。
　転院後，血漿レニン活性は17 ng/ml/hと著明な上昇を認め，利尿剤によるレニン・アンジオテンシン・アルドステロン系の亢進と腎血流の低下がCrと大幅なBUNの上昇の主な原因と考えられた。そこで，サイアザイド系利尿剤が中止，furosemideが20 mg/日に減量された。その結果，血漿レニン活性は低下，CrとBUN，およびその比は著明に低下した。体重，CTRは不変のまま心不全増悪傾向も認めず，spironolactoneを再開することが可能となり，経過良好にてACE阻害薬を加えて第56病日に退院となった（図2）。

● 考察

　本症例の心不全は主として後負荷増大と拡張不全によるものと考えられる。その治療薬としての利尿剤は，入院当初ループ利尿剤とspironolactoneを使用した。その後，ループ利尿剤と遠位尿細管でのNaの過剰な再吸収を阻害する目的でサイアザイド系利尿剤を併用したとこ

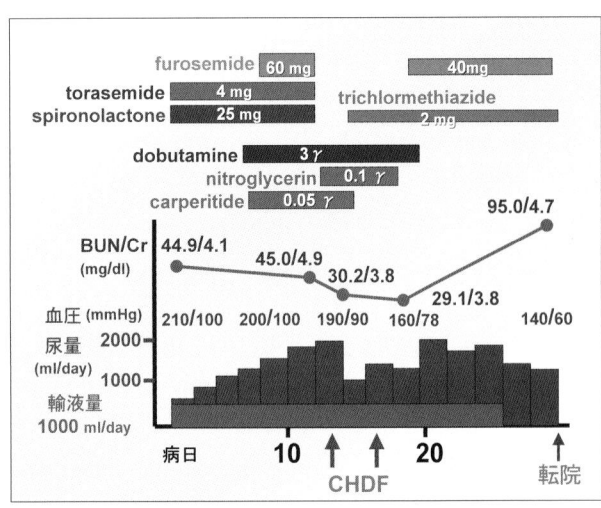

図1　当院での治療経過（CHDF：持続血液濾過透析・dobutamine, nitroglycerin, carperitideの投与量は/kg/min）

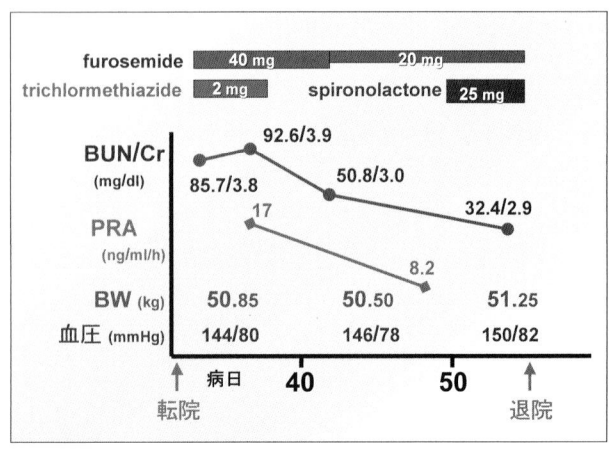

図2　転院後の治療経過（PRA：血漿レニン活性）

ろ，尿量は次第に減少し腎機能が悪化した。そこで利尿剤を減量したところ，腎機能は改善し心不全の悪化も認められなかった。

　前負荷の軽減を目的として利尿剤を多く使うと，レニン・アンジオテンシン・アルドステロン系が亢進し，それが更なる腎血流低下をもたらして悪循環を引き起こす可能性がある。したがって，腎不全を合併した心不全増悪期の治療は，血液濾過透析を積極的に考えるとともに，利尿剤についてはその作用機序と血行動態や血漿レニン活性等を総合的に考えて，種類や量を決めていくことが大切であると思われた。

●文献
1) Marenzi, G. C., et al : Circulatory response to fluid overload removal by extracorporeal ultrafiltration in refractory congestive heart failure. J. Am. Coll. Cardiol., **38** : 963～968, 2001.
2) Ritz, E., et al : Treatment with high doses of loop diuretics in chronic renal failure. Nephrol. Dial. Transplant., **3** : 40～43, 1994.

慢性透析患者の感染性心内膜炎の2症例

府中病院循環器科　長江啓二／岡田昌子／松村嘉起／吉田華央留
　　　　　　　　　長島英一／栁　志郎／太田剛弘／廣田一仁
同　泌尿器科　　　米田幸生／西川慶一郎／西尾正一
ベルランド総合病院心臓血管外科　西岡孝純
岸和田徳洲会心臓血管外科　　　　東上震一

●症例1　60歳　男性
　主訴：全身倦怠感
　現病歴：軽度大動脈弁狭窄を合併した慢性腎不全で平成9年より通院透析していた。平成11年5月に抜歯後，微熱が続くため5月20日よりセフポドキシムプロキセチル200 mg/日を3日間内服およびホスホマイシンを1g静注した。一旦解熱後，6月10日再度微熱が出現した。以後数種類の抗生剤を投与したが38℃以上の発熱が持続した。7月末より夜間の呼吸困難が出現し，透析後消失していた。8月9日経胸壁心エコー図検査を施行し，感染性心内膜炎を疑われ，入院となった。
　入院時現症：意識清明。身長150 cm。体重57.5 kg。体温37.1℃。血圧154/90 mmHg（左右差なし）。脈拍78/min，整。頚動脈拍動は2峰性。頚静脈怒張あり。眼瞼結膜貧血著明。眼底にScheie H1, S1およびRoth斑の所見あり。心音はI音，II音に異常なし。III音は聴取せず，IV音は聴取。収縮期駆出性雑音（2-4 LSB：III/VI）と汎拡張期雑音（心尖部：III/VI）を聴取。心尖拍動は3横指外側に触知。呼吸音は清。下腿浮腫なし。その他身体所見に異常なし。
　入院時心電図：同調律で心拍数は84回/分。左室肥大あり（図1）。
　入院時胸部レントゲン：肺野に異常なく，心胸郭比は61%（図1）。
　入院時血液検査：RBC 293万と貧血，CRP 2.5，血沈65 mm/hと軽度炎症所見，BUN 48.5，CRE 9.6と腎機能

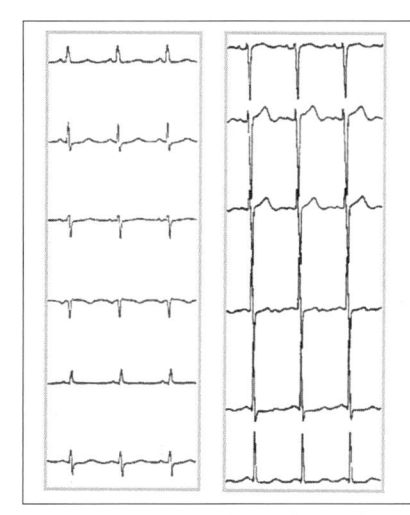

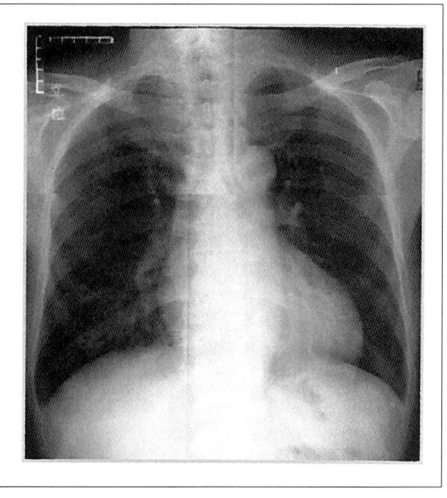

図1　〔症例1〕心電図・胸部レントゲン写真

V. 慢性腎不全患者の心疾患

表1 〔症例1〕入院時血液検査

WBC	6600/μl	Na	139 mEq/l	PT	11.9 sec
RBC	293×10⁴/μl	K	4.2 mEq/l	APTT	34.9 sec
Hb	7.8 g/dl	Cl	101 mEq/l	Fib	419 mg/dl
Ht	25.7%	BUN	48.5 mg/dl	FDP	< 10 μg/ml
Plt	30.4×10⁴/μl	CRE	9.6 mg/dl	RF	< 30 IU/ml
AST	15 IU/l	TP	6.8 g/dl	血沈	65 mm/1h
ALT	7 IU/l	Alb	3.7 g/dl	静脈血液培養：3回陰性	
LDH	402 IU/l	TGL	106 mg/dl		
CPK	76 IU/l	TCHO	202 mg/dl		
CRP	2.5 mg/dl	FBS	136 mg/dl		

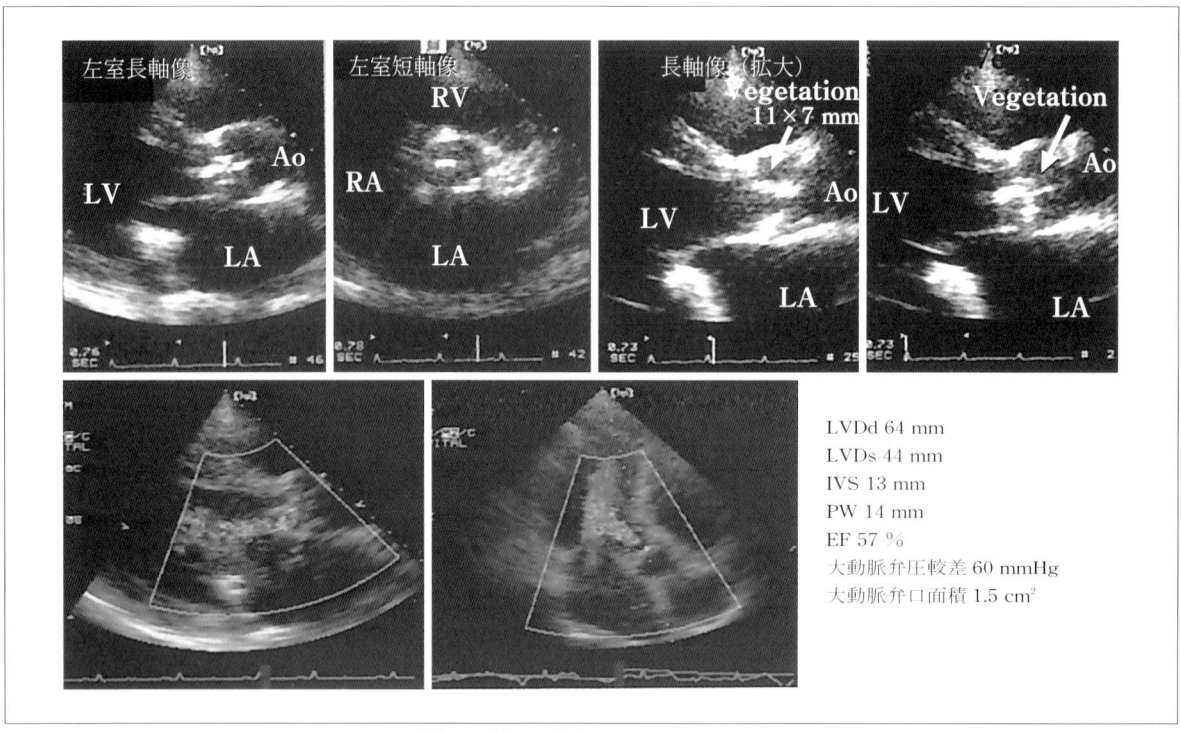

図2 〔症例1〕経胸壁心エコー図

表2 Duke criteria

大基準
1. 血液培養陽性（aとbのいずれか）
   a. 典型的起炎菌
   b. 持続性菌血症
2. 心内膜傷害の証拠（aとbのいずれか）
   a. 心エコー所見陽性（疣贅，膿瘍，人工弁部の新たな裂開）
   b. 新たな弁逆流

小基準
1. 素因（基礎心疾患，静注薬物乱用）
2. 発熱（38℃以上）
3. 血管現象（血管塞栓，細菌性動脈瘤，頭蓋内出血，Janeway病変）
4. 免疫現象（糸球体腎炎，Osler結節，Roth斑，リウマチ因子）
5. 細菌学検査所見（大基準を満たさない場合）
6. 心エコー所見（陽性だが，大基準を満たさない場合）

診断（1, 2, 3のいずれか）
1. 大基準2つ 2. 大基準1つと小基準3つ 3. 小基準5つ

低下を認めた。血液培養は陰性であった（表1）。

経胸壁心エコー図：大動脈弁右冠尖に 11×7 mm の可動性疣贅と重度大動脈弁逆流を認めた。LVDd 64 mm, LVDs 44 mm, IVS 13 mm, PW 14 mm, EF 57%, 大動脈弁最大圧較差 60 mmHg, 大動脈弁口面積 1.5 cm² と中程度大動脈弁狭窄も認めた（図2）。

入院後経過：数回血液培養を行ったがいずれも起因菌の同定はできなかった。Duke criteria より感染性心内膜炎と診断した（表2）。8月9日よりベンジルペニシリン1200万単位/日を投与し，解熱がみられたが，8月31日 CRP 0.2, 血沈 87 mm/h と炎症所見が残存した。経食道心エコー図では，大動脈弁は3尖で，3尖とも弁の著明な石灰化がみられ，右冠尖に 15 mm 大の可動性疣贅を認めた。中程度大動脈弁狭窄と重度大動脈弁逆流も認めた（図3）。血液透析でも心不全治療困難となり，塞栓症の可能性もあるため大動脈弁置換術（Medtronic Hall 弁）を施行した（図4）。

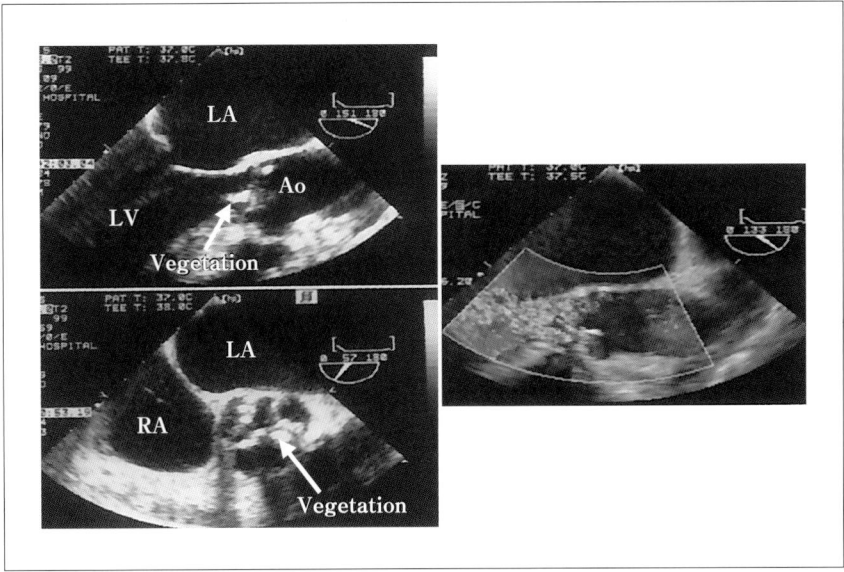

図3 〔症例1〕経食道心エコー図

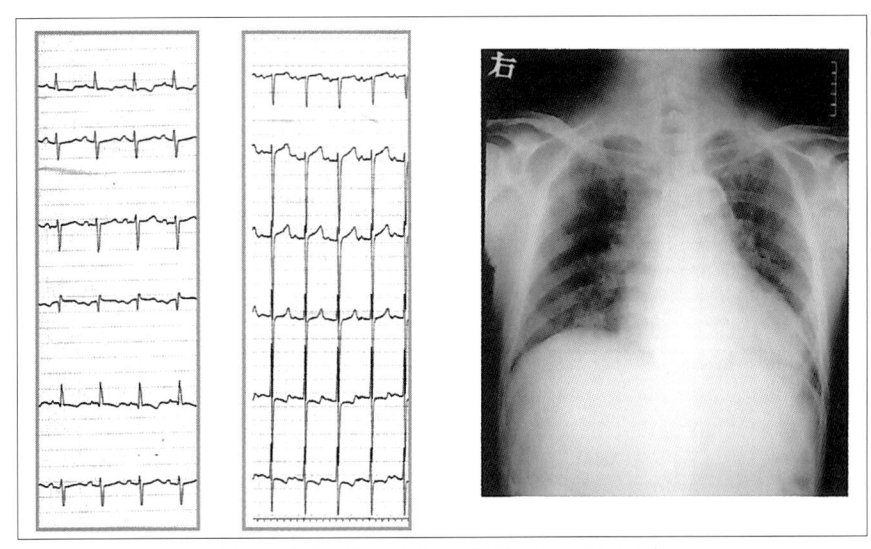

図4 〔症例1〕大動脈弁摘出標本

図5 〔症例2〕心電図・胸部レントゲン写真

表3 〔症例2〕入院時血液検査

WBC	16300/μl	Na	142 mEq/l	Fib	501 mg/dl
RBC	432×10⁴/μl	K	6.8 mEq/l	FDP	42.9 μg/ml
Hb	11.6 g/dl	Cl	101 mEq/l	D dimer	≧2000 ng/ml
Ht	37.5%	BUN	42.0 mg/dl		
Plt	7.1×10⁴/μl	CRE	7.6 mg/dl	静脈血液培養：	
AST	56 IU/l	TP	7.1 g/dl	*Staphylococcus aureus*	
ALT	19 IU/l	Alb	3.6 g/dl		
LDH	278 IU/l	TGL	168 mg/dl		
CPK	225 IU/l	TCHO	155 mg/dl		
CRP	37.8 mg/dl	FBS	74 mg/dl		

● 症例2　63歳　男性

　主訴：熱発，不穏

　既往歴：陳旧性心筋梗塞（前壁中隔）にて平成9年2月冠動脈バイパス術施行．

　現病歴：透析通院中であったが，平成13年2月21日高熱とともに不穏状態が出現し救急搬送された．炎症所見が著明であり，肺炎の疑いで緊急入院となった．

　入院時現症：意識軽度混濁．身長162 cm．体重56 kg．体温38.9℃．血圧134/50 mmHg（左右差なし）．脈拍120/min, 整．頸静脈怒張あり．眼瞼結膜貧血なし．

■Ⅴ. 慢性腎不全患者の心疾患

心音はⅠ音，Ⅱ音異常なし。Ⅲ音，Ⅳ音は聴取せず。心雑音を聴取せず。心尖拍動は鎖骨中線上に触知。呼吸音は湿性ラ音を聴取。下腿浮腫なし。その他身体所見に異常なし。

入院時心電図：心拍数 120 回/分の洞性頻脈。左室肥大を認めた（図 5）。

入院時胸部レントゲン：肺野にうっ血像を認め，心胸郭比は 62% であった（図 5）。

入院時血液検査：白血球数と CRP の上昇，軽度の肝機能異常，および腎機能異常などを認めた。血液培養で黄色ブドウ球菌を検出（表 3）。

入院後経過：血液培養にて黄色ブドウ球菌を認め，肺炎と敗血症の診断でパニペネム/ベタミプロン投与を開始。慢性膵炎の急性増悪と播種性血管内凝固症候群も合併し中心静脈栄養と血漿製剤投与も開始。心不全も合併したが透析でコントロールしていた。一旦は改善傾向であったが微熱と炎症所見は持続し，複数の抗生剤の投与を受けた。4 月 26 日再度高熱が出現しグロブリン製剤や抗真菌剤，抗結核剤も投与された。その後も微熱と炎症所見，心不全傾向が持続していた。胸部レントゲンで，高度の肺うっ血像と，胸水の貯留，著明な心拡大が出現したため（図 6），8 月 18 日経胸壁心エコー図を施行した（図 7，8）。僧帽弁前尖に可動性の構造物が認められ，疣贅と判断した。前尖に弁穿孔を認め，重症僧帽弁逆流を伴っていた。LVDd 43 mm，LVDs 24 mm，IVS 15 mm，PW 14 mm，EF 66%。三尖弁逆流は高度であり，最大圧較差 60 mmHg。下大静脈の拡張 17～20 mm。大動脈弁には，明らかな疣贅を認めなかった。（1 年前の心エコー図では，大動脈弁の石灰化と，僧帽弁輪の石灰化，僧帽弁下部組織の肥厚を認めたが，いずれの弁も可動性は良好であり，狭窄や逆流は認めなかった。）Duke criteria より感染性心内膜炎と診断した（表 2）。アンピシリンとゲンタマイシンの投与を開始したが炎症所見の改善はなく，心不全のコントロールが困難となり，可動性疣贅による塞栓症の危険性もあることから，僧帽弁置換術目的で 8 月 22 日転院した（図 9）。

● 考察

透析患者では，弁の器質的変化をきたしている例が多い。感染性心内膜炎患者のうち透析患者は 2～6% を占めるといわれている。血液透析患者 445 例を 1 カ月観察した結果，14% の例で *Staphylococcus aureus* 菌血症がみられ，そのうち 12% が感染性心内膜炎と診断されたという報告がある。透析患者は，感染性心内膜炎を起こしやすいと考えらるが，除水により，心不全が不顕性化し，診断が遅れる可能性がある。透析患者で発熱が続くとき

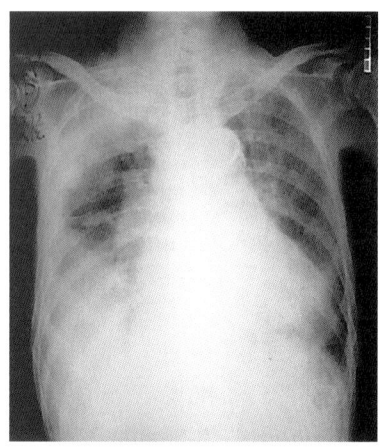

図 6 〔症例 2〕胸部レントゲン写真

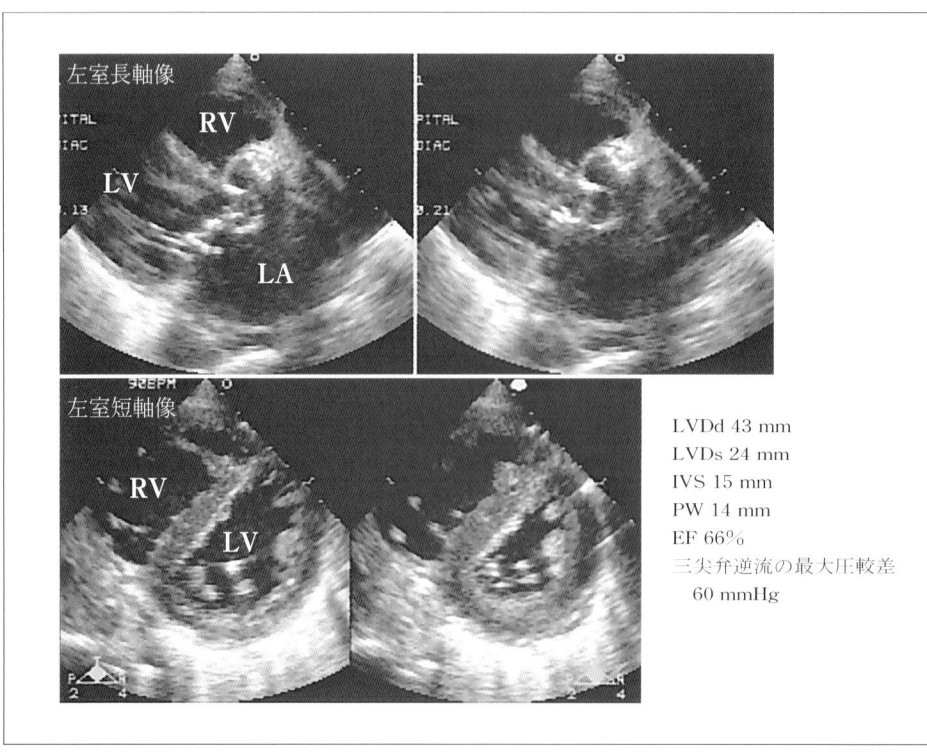

図 7 〔症例 2〕経胸壁心エコー図

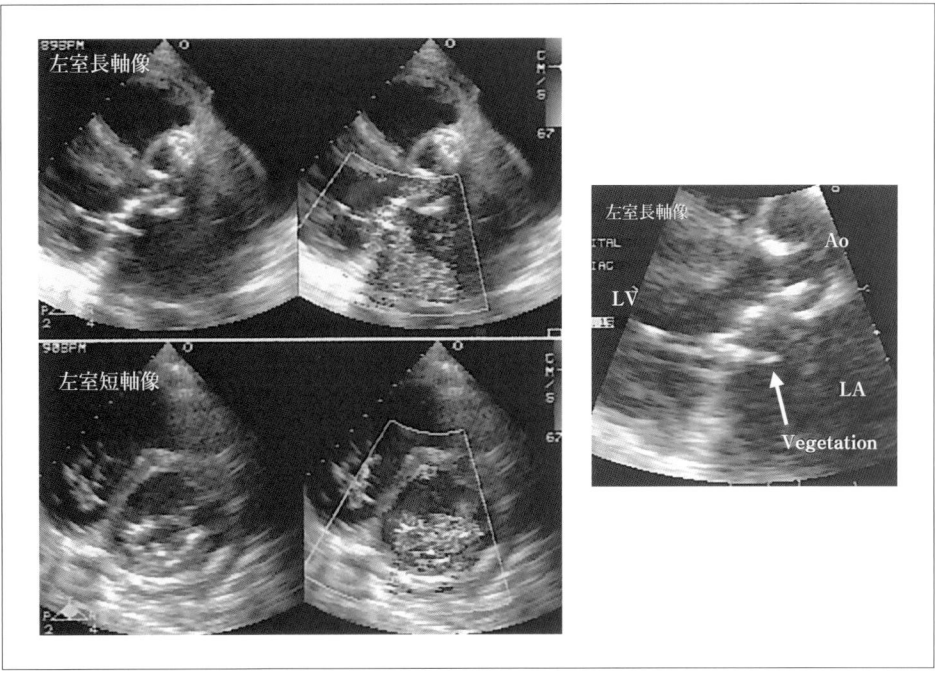

図8 〔症例2〕経胸壁心エコー図

には，常に感染性心内膜炎を念頭におき，十分な観察が必要であると考えられる。

●結語

透析患者は，除水により，心不全が不顕性化する可能性がある。心エコー図を診断基準に加えた Duke criteria は従来の von Reyn criteria より感度が高く，感染性心内膜炎の診断に有用であった。透析患者で発熱が続くときには，感染性心内膜炎を念頭におき，積極的に心エコー図を施行するべきである。

●文献

1) David, T., et al : New Criteria for Diagnosis of Infective Endocarditis : Utilization of Specific Echocardiographic Findings. The American Journal of Medicine, **96** : 200〜209, 1994.
2) Hanslik, T., Flahault, A., Vaillant, J. N., Boulard, J. C., Moulonguet-Doleris, L., Prinseau, J., Baglin, A. : High risk of severe endocarditis in patients on chronic dialysis. Nephrol. Dial. Transplant., **12**(6) : 1301〜1302, 1997.
3) Kessler, M., Hoen, B., Mayeux, D., Hestin, D., Fontenaille, C. : Bacteremia in patients on chronic hemodialysis. A multicenter prospective survey. Nephron, **64**(1):95〜100, 1993.
4) Marr, K. A., Kong, L., Fowler, V. G., Gopal, A., Sexton, D. J., Conlon, P. J., Corey, G. R. : Incidence and outcome of Staphylococcus aureus bacteremia in hemodialysis patients. Kidney Int., **54**(5) : 1684〜1689, 1998.

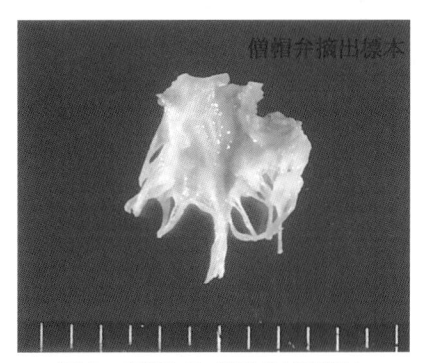

図9 〔症例2〕僧帽弁摘出標本

■V. 慢性腎不全患者の心疾患

【特別講演】
慢性腎不全患者における心血管疾患

国立循環器病センター内科，高血圧・腎臓部門　稲永　隆

●はじめに

　長期透析患者の合併症の中で心血管疾患は頻度の高いものであるが，最近では糖尿病性腎症の増加や透析導入時平均年齢の高齢化[1]に伴い，透析導入前の保存期腎不全の時期から既に虚血性心疾患や閉塞性動脈硬化症などの心血管疾患を有する患者が増加している。透析患者の生命予後に大きな影響を与える心血管疾患の管理は重要であり，ここでは腎不全における心血管疾患について概説する。

●腎不全における心血管疾患の危険因子

1）高血圧

　透析患者の大部分に高血圧がみられ，その原因として複数の因子が考えられるが，循環血液量の増加が大きな要因である。Charraら[2]の施設では体液量の厳密なコントロールにより血圧は正常化し，心筋梗塞や脳血管障害などの合併症は認められないと述べ，血圧のコントロールの重要性を示している。Tomitaら[3]は10年間に血液透析に導入された195例の患者の追跡調査で，血液透析導入前や導入2週間後の収縮期血圧(SBP)が160 mmHg以上の高血圧群ではSBP 160 mmHg未満の正常群と比較して生存率が低く，また，透析導入前からの高血圧が導入後も持続している症例は，導入後に血圧が正常化した症例よりも生存率が低いことより，血圧が生命予後に大きな影響を与えると述べている。

2）代謝異常

　透析患者ではしばしば脂質異常が認められるが，Shojiら[4]は健常者と比較して透析患者では中性脂肪が高く，総コレステロールはむしろ低いが，VLDLやIDLコレステロールは高値，HDLコレステロールは低値であり（表1），これらの異常が粥状硬化の進展に関与しているのではないかと述べている。Tamashiroら[5]は透析患者において冠動脈石灰化の進行速度が早い群は遅い群と比較して，総コレステロール値に差がないが，中性脂肪が高く，HDLコレステロールが低いことより，これらの変化が冠動脈石灰化の進行と関連している可能性を示唆している。Goodmanら[6]は若年透析患者での検討により冠動脈石灰化が20歳以上で出現し，透析期間や血清カルシウム・リン積と冠動脈石灰化との関連を示している。

●腎不全患者における主な心血管疾患

1）虚血性心疾患

　虚血性心疾患は透析患者の心血管合併症の中でも頻度の高い疾患である。Schmidtら[7]は透析患者や腎移植患者における虚血性心疾患の診断には狭心症の病歴が最も有用であり，運動負荷心電図は実施が困難な症例も多く，安静時心電図や超音波検査，ジピリダモール負荷心筋シンチグラフィーなどは感度や特異度の点から冠動脈疾患の非侵襲的スクリーニング検査として有用とは言えないと述べている。Nakamuraら[8]の検討では，透析中に心電図でST低下を生じなかった症例の46%に，ST低下を生じた症例では100%に冠動脈疾患が認められた。また，このST低下は冠動脈の血行再建により改善し，透析中のST低下は冠動脈病変の存在を強く示唆する

表1　健常者と透析患者でのリポ蛋白分画の比較（文献4より）

		Control	Hemodialysis	p値
Cholesterol (mg/dl)	VLDL	22.1 ± 0.8	34.4 ± 1.1	0.0001
	IDL	7.3 ± 0.3	15.4 ± 0.6	0.0001
	LDL	108.1 ± 1.5	81.9 ± 1.8	0.0001
	HDL	53.5 ± 1.0	39.0 ± 0.7	0.0001
Triglycerides (mg/dl)	VLDL	49.6 ± 2.9	56.9 ± 2.9	0.076
	IDL	6.2 ± 0.3	15.3 ± 0.6	0.0001
	LDL	29.3 ± 0.8	32.1 ± 0.9	0.019
	HDL	15.5 ± 0.3	15.6 ± 0.3	N.S.
Cholesterol/triglycerides ratio (mg/mg)	VLDL	0.59 ± 0.02	0.78 ± 0.03	0.0001
	IDL	1.43 ± 0.09	1.08 ± 0.03	0.0004
	LDL	4.10 ± 0.09	2.80 ± 0.07	0.0001
	HDL	3.73 ± 0.10	2.69 ± 0.09	0.0001

値は平均±標準誤差
VLDL: very low density lipoprotein, IDL: intermediate density lipoprotein,
LDL: low density lipoprotein, HDL: high density lipoprotein

考えられる．虚血性心疾患が疑われれば冠動脈造影による確定診断を行い血行再建の適応等の検討が必要であるが，透析患者では冠動脈石灰化が高度な症例が多く，カテーテルによる血管形成術が困難な例も多く，再狭窄を生じる例も多い．冠動脈バイパス術が有用と考えられるが，Liuら[9]によれば冠動脈バイパス術後の院内死亡率が年齢等を考慮しても透析患者では非透析患者の3.1倍も高く，術後の縦隔炎や脳卒中のリスクも高く（図1），術後管理が重要である．また，腎不全患者で多い貧血は虚血性心疾患の増悪因子でもある．透析患者の至適ヘマトクリット（Ht）についてはまだ議論があるが，虚血性心疾患を有する患者ではHt 30～35％程度を維持するのが望ましい．Besarabら[10]は心疾患のある透析患者で健常者と同程度のHt 42％を維持すると逆に死亡率や心筋梗塞の発生率が高かったことより，貧血の改善に伴う透析効率の低下などの要因があり，心疾患を有する透析患者ではHt 42％までの改善は望ましくないと述べている．

2）閉塞性動脈硬化症

下肢閉塞性動脈硬化症の頻度も最近増加しているが，四肢切断の合併率は糖尿病性腎症で高く，必ずしも透析歴とは関連していない[1]．Reddanら[11]は下肢切断の頻度が透析患者で高く，生命予後も不良であり，また，血行再建術を受けた透析患者の死亡率は患者の状態や合併症の有無にもよるが非透析患者と比べて高いと述べている．閉塞性動脈硬化症は，虚血性心疾患など他の心血管疾患を合併していることが多く，下肢だけでなく全身血管の動脈硬化性病変の評価と治療が重要である．

●おわりに

慢性腎不全患者における心血管疾患は生命予後にも大きな影響を与える可能性があり，腎不全患者での特有の病態を十分に理解した上で注意深く診療を行うことが重要である．

●参考文献

1) 日本透析医学会統計調査委員会：わが国の慢性透析療法の現況（1999年12月31日現在）．透析会誌，**34**(1)：1～31，2001.
2) Charra, B., Calemard, E., Cuche, M., et al：Control of hypertension and prolonged survival on maintenance hemodialysis. Nephron, **33**：96～99, 1983.
3) Tomita, J., Kimura, G., Inoue, T., et al：Role of systolic blood pressure in determining prognosis of hemodialyzed patients. Am. J. Kidney Dis., **25**：405～412, 1995.
4) Shoji, T., Nishizawa, Y., Kawagishi, T., et al：Atherogenic lipoprotein changes in the absence of hyperlipidemia in patients with chronic renal failure treated by hemodialysis. Atherosclerosis, **131**：229～236, 1997.

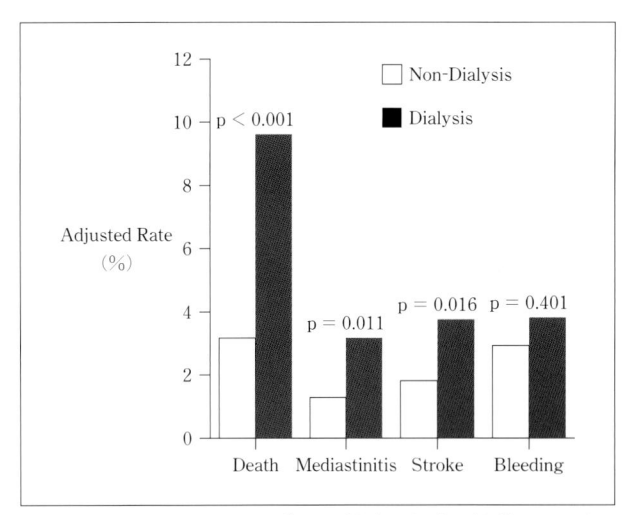

図1 冠動脈バイパス術後の合併症の頻度（文献9より）

5) Tamashiro, M., Iseki, K., Sunagawa, O., et al：Significant association between the progression of coronary artery calcification and dyslipidemia in patients on chronic hemodialysis. Am. J. Kidney Dis., **38**：64～69, 2001.
6) Goodman, W. G., Goldin, J., Kuizon, B. D., et al：Coronary-artery calcification in young adults with end-stage renal disease who are undergoing dialysis. N. Engl. J. Med., **342**：1478～1483, 2000.
7) Schmidt, A., Stefenelli, T., Schuster, E., et al：Informational contribution of noninvasive screening tests for coronary artery disease in patients on chronic renal replacement therapy. Am. J. Kidney Dis., **37**：56～63, 2001.
8) Nakamura, S., Uzu, T., Inenaga, T., et al：Prediction of coronary artery disease and cardiac events using electrocardiographic changes during hemodialysis. Am. J. Kidney Dis., **36**：592～599, 2000.
9) Liu, J. Y., Birkmeyer, N. J. O., Sanders, J. H., et al：Risks of morbidity and mortality in dialysis patients undergoing coronary artery bypass surgery. Circulation, **102**：2973～2977, 2000.
10) Besarab, A., Bolton, W. K., Browne, J. K., et al：The effects of normal as compared with low hematocrit values in patients with cardiac disease who are receiving hemodialysis and epoetin. N. Engl. J. Med., **339**：584～590, 1998.
11) Reddan, D. N., Marcus, R. J., Owen, W. F., et al：Long-term outcomes of revascularization for peripheral vascular disease in end-stage renal disease patients. Am. J. Kidney Dis., **38**：57～63, 2001.

VI

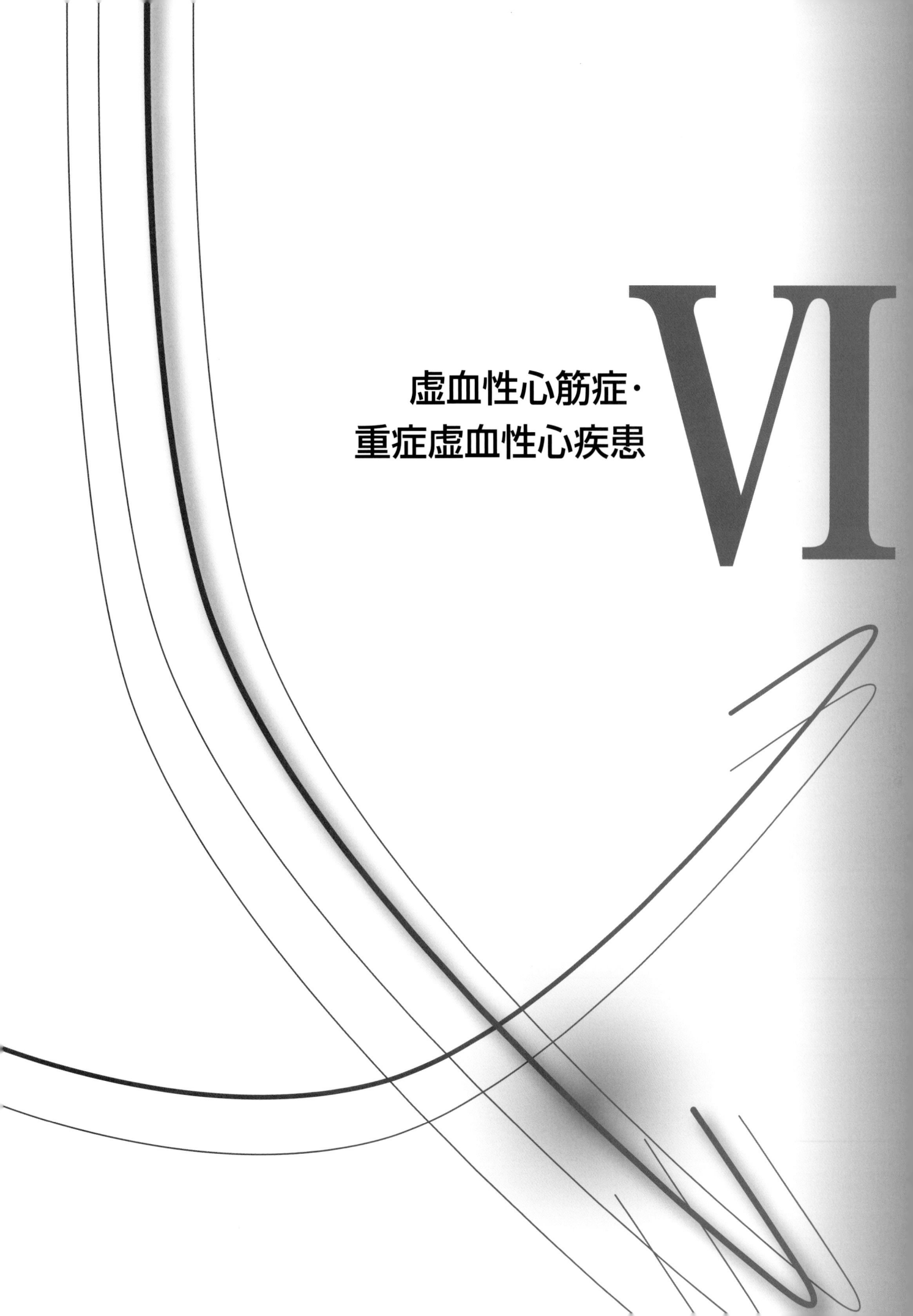

虚血性心筋症・
重症虚血性心疾患

■ VI. 虚血性心筋症・重症虚血性心疾患

ミルリノン投与後心室粗細動を繰り返し治療に難渋した心筋梗塞の一例

市立岸和田市民病院循環器内科　上垣内敬／宮本哲也／五十野剛
三岡仁和／竹内雄三／松田光雄
同　心臓血管外科　田畑隆文

●はじめに

ミルリノンは phosphdiesterase III 阻害作用を有する心不全治療薬であるが腎排泄型の薬剤であり[1]腎機能低下例では慎重に投与する必要がある。今回我々は心筋梗塞後 IABP 作働下にても Forrester IV 型で多臓器不全状態の心筋梗塞例にミルリノンを投与後, 心室粗細動が出現し投与中止後も心室粗細動を繰り返した一例を経験したので報告する。

●症例

症例：74歳　男性
主訴：呼吸困難
家族歴：特記事項なし
既往歴：62歳　直腸癌手術
現病歴：2001年4月29日朝より呼吸困難出現, 自宅で安静にしていたが, 4/30朝より症状増悪し起座呼吸状態となったため当院救急搬送, 急性心不全にてCCUに緊急入院となった。2001年3月より近医にて糖尿病の投薬加療中であった。タバコ：62歳まで20本/日, 以後禁煙, 酒（－）。
入院時現症：意識清明, 血圧150/80, 脈拍136/min整。心；心尖部に汎収縮期雑音 II/VI。肺；両下肺野に湿性ラ音を聴取, 四肢；浮腫なし。
入院時検査：心電図（図1）V_1, V_2の QS pattern, V_3, V_4のR波減高, V_{1-4}のST上昇, aV_L, V_{4-6}のT陰転を認めた。胸部写真（図1）ではCTR 61%で右優位の両側胸水, さらに右肺に石灰化を伴った線状陰影を認めた。血液学検査；WBC 14700/μl, RBC 480万/μl, Plt 19.8万/μl。生化学検査；GOT 70 U, GPT 25 U, LDH 715 U, BUN 23 mg/dl, Cre 1.0 mg/dl, T-CHO 140 mg/dl, TG 83 mg/dl, BS 300 mg/dl, CPK 320 U, CK-MB 37 U, CRP 4.45 mg/dl, HbA$_{1c}$ 6.1%。4/30 18時に Peak CPK 569 U, CK-MB 57 U, 5/7 BNP 1060 pg/ml。心エコーでは Dd/Ds = 56.3/41.8 mm, IVST/PWT = 11.5/10.2 mm, LAD = 48.1 mm, EF = 30.8%, MR 2度, TR 1度, E/A = 0.93, DT = 200 msec で前壁, 中隔, 心尖部, 下壁と広範囲の左室壁運動が低下していた。

入院後経過①：来院時発症より24時間以上経過していたため緊急心カテは行わず酸素吸入, 利尿剤等の内科的治療を行ったが心不全症状は比較的速やかに軽快した。

心臓カテーテル検査（5/2）：PCW 20, PA 38/24, RV 40/～6, RA 7, LV 110/～30, CO 3.32 l/min, CI 1.9, SV 42.1 ml, SI 23.6, CAG（図2）；#6, 9, 11, 12, 13 90%, #1 75%, LVG；#2, 3 akinetic, #1, 4 hypokinetic, EF 23%, MR 1度, diffuse multiple lesion で糖尿病, 心機能低下例でありバイパス術の適用と判断した。

入院後経過②（図3）：5/3一般病棟に転室した。5/10嘔吐後血圧低下, 呼吸停止となりモニターにて VT 確認, CPR 施行にて意識回復するも血圧低値でドーパミン投

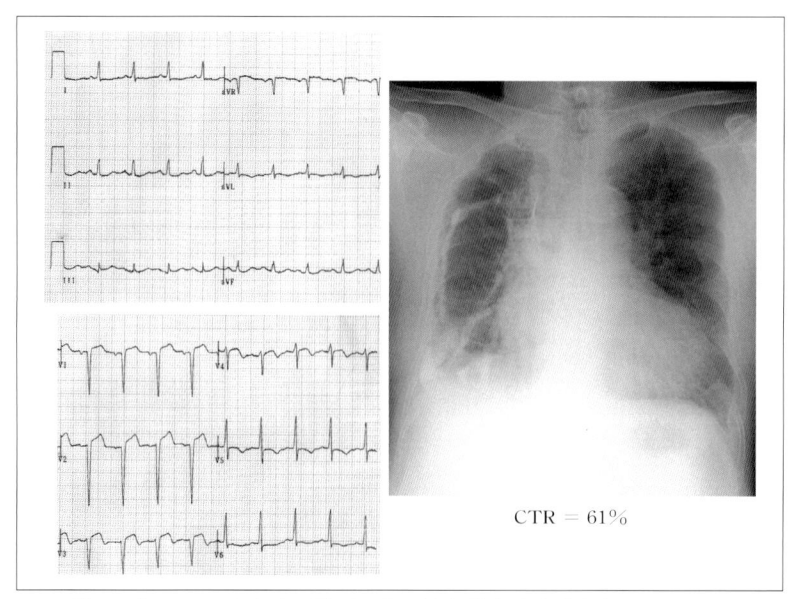

図1　左：CCU入室時心電図, 右：救急外来受診時胸部レントゲン

CTR = 61%

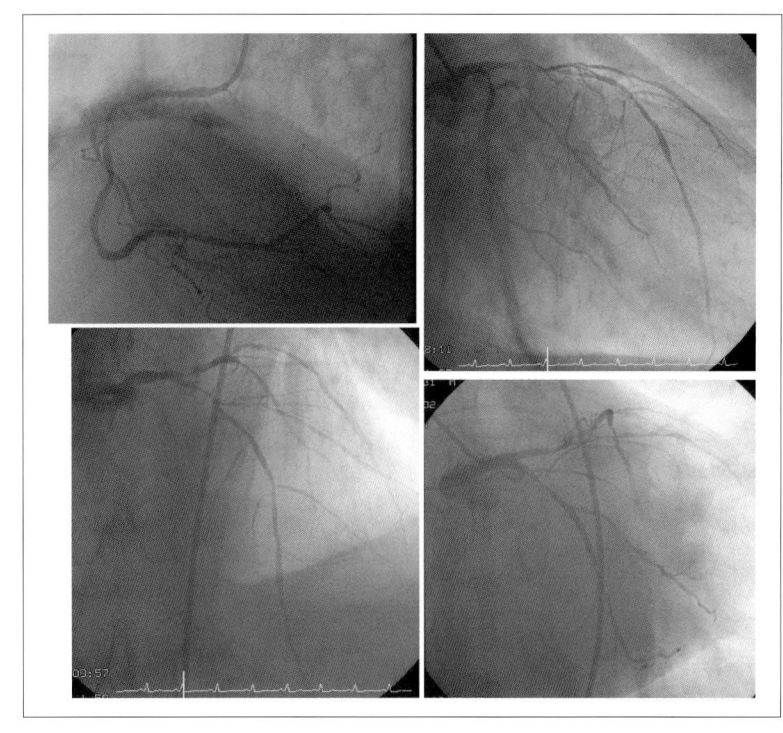

図2 冠動脈造影
左上：右冠動脈（LAO）
右上：左冠動脈（RAO）
左下：左冠動脈（Cranial）
右下：左冠動脈（Caudal）

与したがVT頻発したため中止。PA 47/23, CI 1.63のためIABP挿入し血行動態は安定したが多臓器不全症状が出現し5/11にCre 4.9, BUN 94, GOT 6315, GPT 2322, PT 21.4％となった。5/12にはPA 37/18, CI 1.6のため14時よりミルリノン0.25 μg/kg/minで開始した。22時よりNSVT（5-15連発）出現したが塩酸リドカイン投与にて一旦消失した。5/13 PA 37/19, CI 2.5と血行動態回復するも20時より1～2分の持続性VT出現，胸部叩打のみで洞調律に復帰後ミルリノン0.125 μg/kg/minに減量した。5/14 9時持続性VTでDC施行，以後ミルリノン中止するもVT，VF出現しDC施行，塩酸アミオダロン開始した。5/15 17時より塩酸ニフェカラント0.1 mg/kg/hrで開始するも20時VFでDC，その後もNSVT頻発し中止したが20分後にもVFとなった。5/16カルベジロール2.5 mgを開始，MRAで脳血管病変認めたため5/17心拍動下でバイパス術（LITA-#8, SVG-#9-#14）を行った。術中VT，VFは認めず，5/18抜管，5/19 IABP weaning試みたがVF 2回あり中止，5/21 IABP抜去した。5/22血行動態は安定して経過したが5/23 PA上昇し利尿低下，SpO₂低下しVFとなった。DC行ったが心停止遷延しCPR施行，IABP再挿入し自己心拍再開し以後血行動態は安定したが意識は回復せず8/16死亡された。

●考察

ミルリノンによるVT誘発の報告はあり腎不全患者には慎重投与となっているが，腎不全合併例においても少量投与等にて有効であったとの報告もある[2]。我々も少量投与にて開始したが，血行動態の改善にもかかわらずVTが出現し，ミルリノン中止，血中濃度低下後も遷延した。peakのミルリノン血中濃度は384.7 ng/mlと高値であったが阿部らの報告[3]によれば10例平均489.7 ng/mlでVTは認めていない。本例はミルリノン投与2

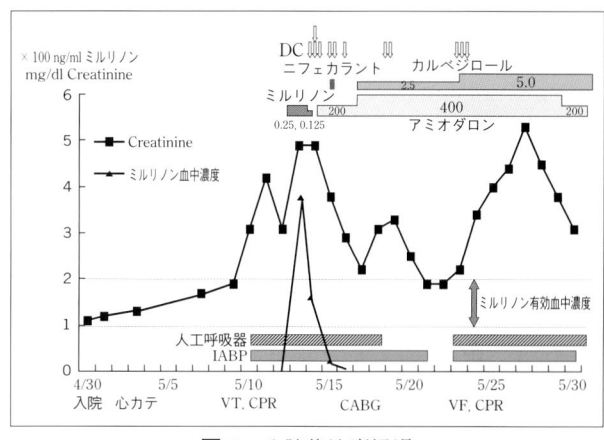

図3 入院後治療経過

日前にもVTを認めており，心筋の閾値が低下していたと考えられミルリノン投与によりelectrical stormが誘発され薬効消失後も回復しなかったと考えられる。塩酸アミオダロン投与10日後，カルベジロール投与8日後，冠動脈バイパス術7日後以降VTは軽快安定したが薬剤効果，虚血改善効果発現に7～10日要することは充分考えられることと思われる。

●文献

1) Stroshane, R. M., Koss, R. F., Broddlecome, C. E., et al : Oral and i.v. pharmacokinetics of milrinone in human volunteers. J. Pharm. Sci., 73 : 1438～1441, 1984.
2) Woolfrey, J., Hegbrant, H., Thysell, P. A., et al : Dose regimen adjustment for milrinone in congestive heart failure patients with moderate and severe renal failure. J. Pharm. Pharmacol., 47 : 651～655, 1995.
3) 阿部之彦，浅倉 司，三戸征仁，他：虚血性心疾患に腎機能障害を合併した心不全患者に対するミルリノンの使用経験．臨床と研究，76 : 209～213, 1999.

■ Ⅵ. 虚血性心筋症・重症虚血性心疾患

冠血行再建術にて心機能の著明に改善した無痛性虚血性心筋症の一例

大阪府立病院心臓内科　木岡秀隆／下永田剛／熊谷和明／山田貴久
浅井光俊／牧野信彦／福並正剛／伯耆徳武

● 症例

患者：45歳，男性
主訴：労作時呼吸困難，全身倦怠感
現病歴：明らかな狭心症発作の既往はない。労作時呼吸困難および全身倦怠感を主訴に近医受診。胸部X線写真にて心拡大を認めたため当院へ紹介。精査目的にて入院となる。
既往歴：特記すべきことなし。
家族歴：特記すべきことなし。
冠危険因子：糖尿病（−），高脂血症（＋），高血圧（−），喫煙（−）
入院時現症：身長166 cm，体重71 kg，血圧134/82 mmHg，心拍数90/分，整，心音：LevineⅡ/Ⅵの収縮期雑音聴取，呼吸音：湿性ラ音聴取，腹部異常なし，下腿浮腫なし。
検査所見：血液検査はT-Choが291 mg/dlと高値を認めたが，その他は正常であった。胸部レントゲン写真にて著明な肺うっ血像とCTRの拡大（65％）を認めた（図1）。心電図ではⅢ誘導で異常Q波，V_{1-3}にかけてPoor progression of R，V_{4-6}でT波平低化を認めた（図2）。心臓超音波検査では左室拡張末期径73 mmと左室の著明な拡大を認め，壁運動は全周性に低下し，左室駆出率は36％と低値を示した。
臨床経過：血行動態把握のためスワン・ガンツカテーテル挿入したところ平均肺動脈圧40 mmHg，肺動脈楔入圧28 mmHg，中心静脈圧10 mmHg，心係数2.9とForrester 2型の心不全を呈していた。カテコラミン，利尿剤，亜硝酸薬にて治療を行ったところ，心不全は改善した。
次いで心不全の原因検索を行った。明らかな狭心症発作を認めず，心エコー上全周性の左室壁運動低下を認めたことより，当初拡張型心筋症を疑ったが，心電図上異常Q波およびPoor progression of Rを認めたことより虚血性心疾患の鑑別が必要と考えた。そこで運動負荷タリウム心筋シンチグラフィーを施行したところ，前壁中隔から心尖部，および下壁の2領域に再分布現象を認め，冠動脈疾患の存在とともにバイアビリティーの存在が示された（図3）。そこで，冠動脈造影を施行したところ，右冠動脈1番に75％狭窄，左前下降枝7番に100％閉塞を認め，虚血性心筋症と診断された。その結果を踏まえ，二期的に左前下降枝および右冠動脈へのPTCAを行い，血行再建術に成功した。血行再建術6カ月後に実施した心エコーでは，左室拡張末期径57 mm，左室駆出率62％と心機能の著明な改善を認めた。また，I-123 MIBG心筋シンチグラフィーでは血行再建術前後で心縦隔比（H/M）1.2から2.04，洗い出し率（WR）43％から15％と心臓交感神経機能の改善も認めた。以後は外来にて経過観察中であるが経過は良好である。

● 考察

近年，慢性心不全の原因疾患として本症例のごとく虚血性心疾患の占める割合が増加している。重症冠動脈疾患においては，繰り返し生じる心筋虚血によって心筋障害が進行し最終的に虚血性心筋症の病態を呈する。病初

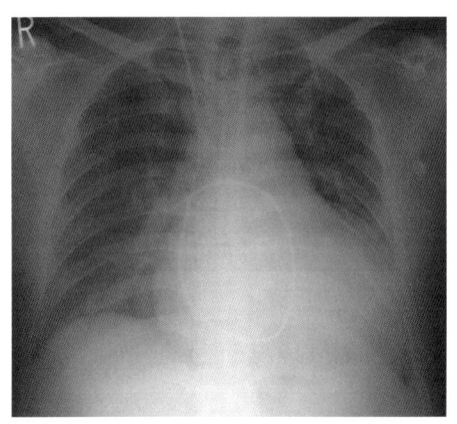

図1　入院時胸部レントゲン写真

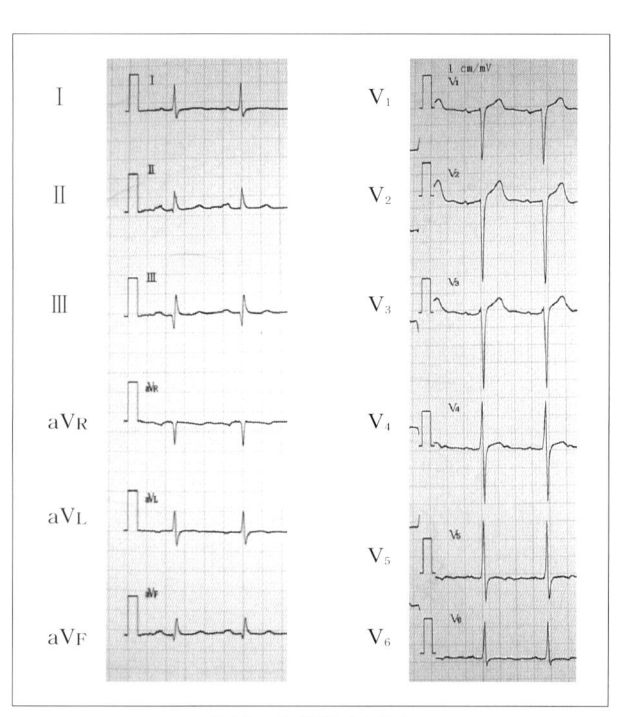

図2　入院時心電図

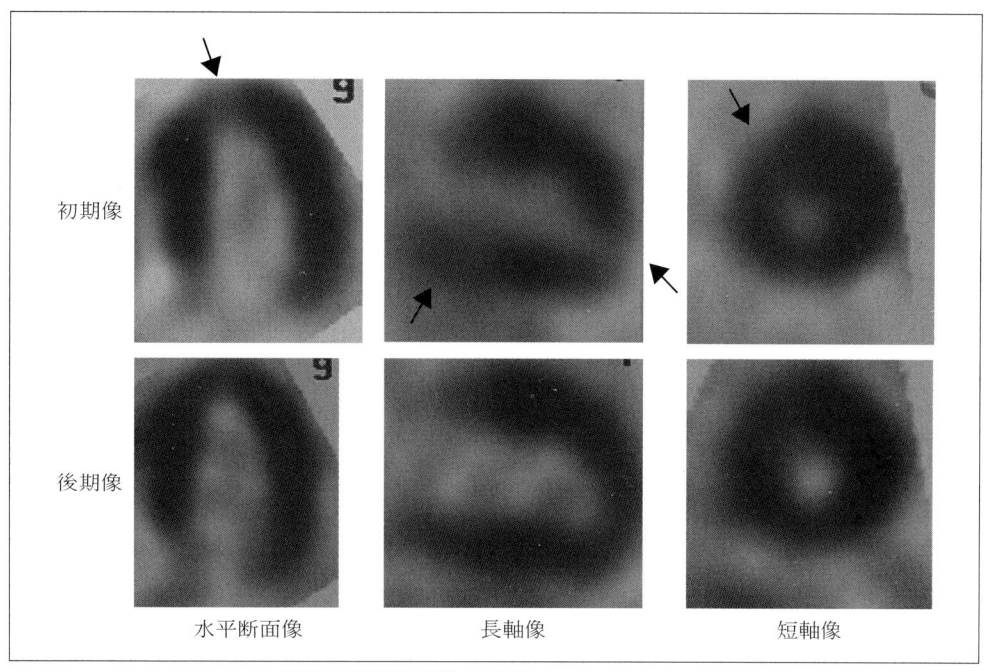

図3 運動負荷 ^{201}Tl 心筋シンチグラフィー

期には狭心症発作が主たる臨床症状であるが，心筋障害の進行とともに狭心症発作は消失し，心不全症状が主たる臨床症状となる。一方，虚血性心筋症の一部には，本症例のごとく先行する狭心症発作や心筋梗塞の既往を認めない症例も存在する。したがって，臨床的に虚血性心筋症と拡張型心筋症との鑑別診断は必ずしも容易ではない。しかし，両疾患の決定的な違いは，虚血性心筋症においては冠血行再建術により，心機能が改善することである。したがって，虚血性心筋症においては冠血行再建術を前提に障害心筋が viability を有するか否かの判定が重要である。その点において，本症例で示されたごとく，心筋虚血の判定とともに心筋 viability の評価に優れる運動負荷タリウム心筋シンチグラフィーの有する意義は大きいと考えられる。

CABGにて改善を認め，組織所見も確認しえた虚血性心筋症の一例

三木市立三木市民病院循環器科　本庄友行／大橋佳隆／粟野孝次郎／森　孝夫／寺島充康
　　　　　　　　　　　　　　　藤田英樹／大竹真一郎／安田知行／小林克也
同　心臓血管外科　麻田達郎／莇　　隆／林　太郎

● 要約

　心不全を契機に診断された虚血性心筋症の一例を経験した。冠動脈は一枝閉塞の二枝病変で，冠動脈バイパス術を施行することにより，心機能の著明な改善を認めた。バイパス術時に採取した心筋病理組織にて，心筋内膜側に優位な，慢性虚血によると思われる病変を確認しえた。

● 症例

患者：65歳　男性
主訴：呼吸困難
現病歴：胸部症状の既往はなかったが，平成13年6月突然呼吸苦が出現した。症状の増悪を認め，近医受診したところ，心不全を疑われ，7月17日当科紹介受診となった。（冠危険因子：たばこ20本×45年）

入院時現症：身長160 cm，体重61.3 kg，血圧96/50 mmHg，脈拍102/分，整。頚静脈怒張（＋），下腿浮腫（＋），聴診上，両側下肺野：湿性ラ音（＋）。心音：Ⅲ音（＋），gallop（＋）。NYHA分類Ⅲ度。

入院時検査：〔血液検査〕全検血所見異常なし。生化学所見も基準値内で，糖尿病，高脂血症認めず，甲状腺機能も正常。BNP 730 pg/ml，心筋 troponin T ＜ 0.01 ng/ml。

〔胸部レントゲン〕心胸郭比56.7％，両側胸水貯留を認め，肺血管陰影も増強していた（Fig. 1左）。

〔心電図〕心拍数102/分の洞性頻脈。V_1〜V_3でpoor R も，明らかな貫壁性陳旧性心筋梗塞の所見は認めなかった（Fig. 1右）。

■ VI. 虚血性心筋症・重症虚血性心疾患

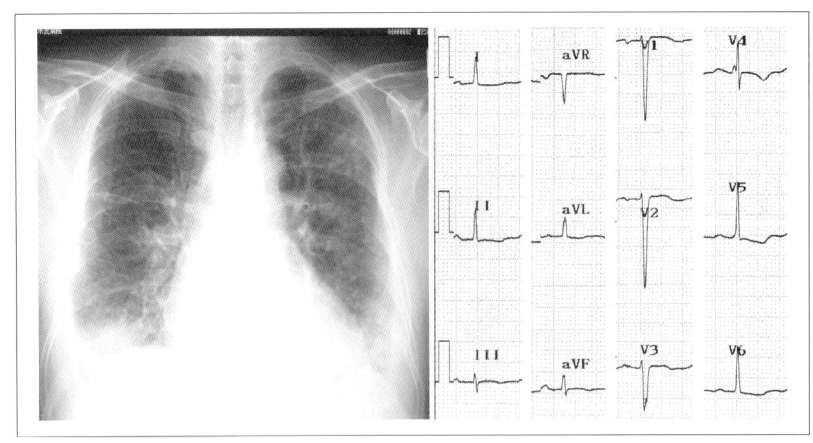

Fig. 1 入院時胸部レントゲンと心電図

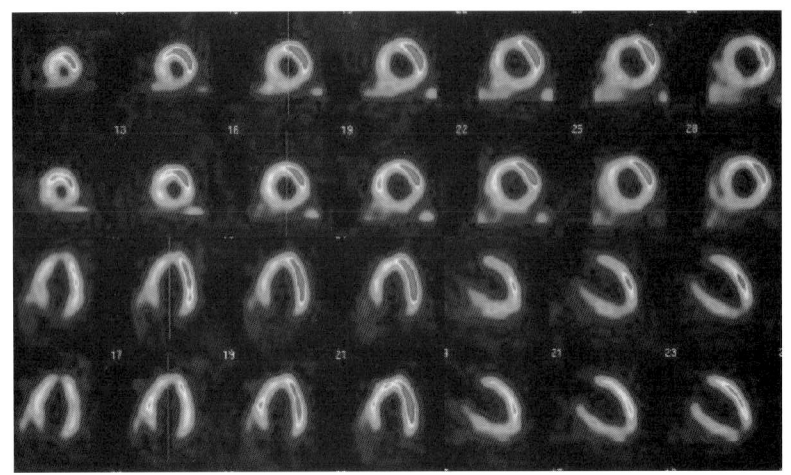

Fig. 2 安静時Tl心筋シンチ像（上段：短軸像，下段左：長軸水平像，右：長軸垂直像）

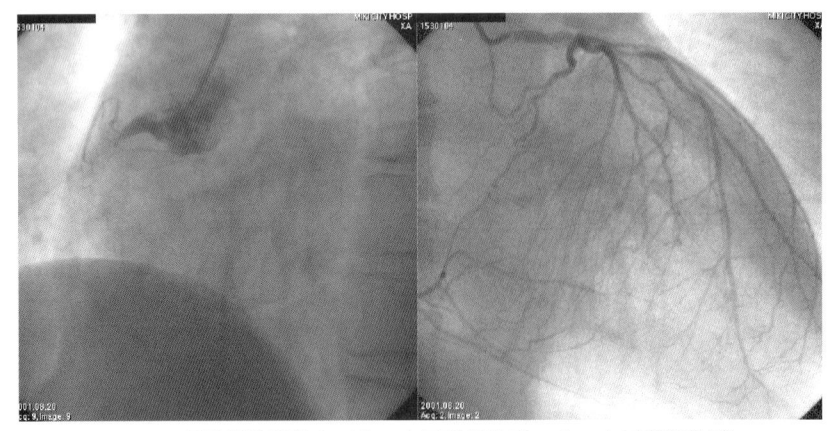

Fig. 3 冠動脈造影検査（左：右冠動脈造影，右：左冠動脈造影）

〔心エコー〕LVDd 66 mm，LVDs 57 mm，FS 14％，左室局所壁運動異常なし。び漫性の収縮障害，左室拡大を認めた。

入院後経過：心不全に対して，利尿薬・ACE阻害薬などの内服加療を開始したが，第3病日突然，意識障害と左片麻痺が出現し，MRIにて右中大脳動脈領域の急性期の梗塞を認めた。発作時施行中であったHolter心電図にて発作性上室頻拍が頻発していたため，心原性脳塞栓症と考えた。症状は時間経過とともに改善し，ほぼ消失した。心不全症状の改善を待ち，心筋シンチ等の検査を行なった。安静時Tl心筋シンチ（Fig. 2）にて，初期像で心尖部，中隔，下壁に灌流低下を認め，再分布像で中隔に再分布を認めた。また同部のTlの％ uptakeは58〜66％でviabilityは保持されていると考えられた。第35病日に心臓カテーテル検査を施行した。左室造影上，壁運動は Segment 2：hypokinesis，Seg. 3：dyskinesis，Seg. 4：hypokinesis，Seg. 6：akinesisで，拡張末期容量指数（EDVI）は138.9 ml/m²，収縮末期容量指数（ESVI）は

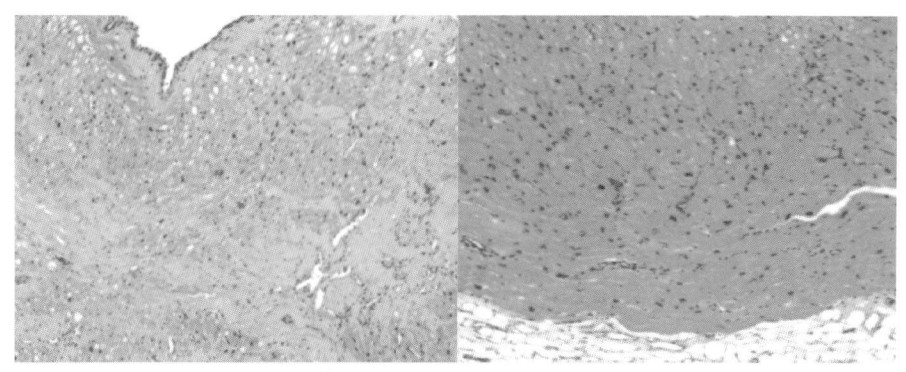

Fig. 4 左：心内膜側心筋病理像（×40），右：心外膜側心筋病理像（×40）

118.8 ml/m², 左室駆出率（EF）14.5％であった。冠動脈造影（Fig. 3）では，#1：100％，#7：90％，左回旋枝は small。また septal branch から #4PD へ good collateral であった。

以上より，虚血性心筋症が考えられた。

治療：本症例に対して，第 49 病日 CABG を施行。左橈骨動脈グラフトを #3 に，左内胸動脈を #7 に吻合した。また，心尖部に左室造影にて dyskinesis あり，術中所見にて壁の菲薄化した部分を認めたため，組織所見の確認の意味も含めて，Dor 手術に準じた切除術も追加した。術後経過は順調で，術後 10 日目に確認造影施行。Graft はいずれも開存していた。左室造影上，壁運動は心尖部で akinesis とやや改善，EDVI：106.2 ml/m²，ESVI：71.9 ml/m²，EF：32.3％と，術前に比べ左室腔の縮小と壁運動の改善を認めた。術後施行した安静 Tl 心筋シンチにおいても，安静初期像にて中隔・下壁の取り込みの改善を認めた。切除心筋病理像（Fig. 4）は，心筋層の心内膜側の 1/3～1/2 に優位な線維化を認め，同部の心筋細胞は空胞変性を呈していた。心外膜側の心筋は比較的筋原線維も保たれており心筋障害は軽度と考えられた。これらの病理所見，病変の分布からは，慢性虚血による組織変化を示唆するものと考えられた。

術後経過：術前 NYHA 分類でⅢ度であった心不全症状も著明に改善し，退院時には NYHA Ⅰ度まで改善。心胸郭比も 50％へ縮小した。BNP 値は入院時 730 pg/ml から，内服加療中に 240 pg/ml に，術後 6 カ月では 74.8 pg/ml と他覚的にも著明な改善を認めた。

● **考察**

虚血性心筋症とは[1]，Burch ら[2]により提唱された疾患概念であり，虚血性心疾患のうちで拡張型心筋症と類似した臨床像を示す一群で，広範な陳旧性心筋梗塞により低心機能を呈する例など多種な病態を含む。今回我々は，血行再建にて心機能の改善を期待しうるものを狭義の虚血性心筋症と考えた。心機能が血行再建術にて改善する原因として，虚血性心筋症が hibernation と関係しているためと考えられる。Hibernation は Rahimtoola ら[3]により提唱された概念で，慢性の冠血流低下により収縮能が低下し代謝が変化しているが壊死を免れている状態で，冠血流の改善により心機能が回復しうる病態である。

本症例も，血行再建にて心機能の改善を認め，心筋病理像は，最も瘢痕組織に近いと思われる心尖部からであるにもかかわらず，比較的線維化が少なく，心筋層に心内膜側と心外膜側とで異なる組織所見を呈し，慢性虚血による心筋変化を示唆していた。剖検例などでみられるいわゆる広義の虚血性心筋症組織像としては[4,5]，心内膜弾性線維症，急性期虚血心にみられるような水腫状変化，巣状・斑状線維化，間質細胞浸潤などがあるが，本症例が呈した組織所見が，可逆性の慢性虚血すなわち hibernation を反映する組織所見と考えられる。したがって虚血性心筋症の治療として血行再建術を施行する際には，術前の hibernation と瘢痕との鑑別が重要になってくる。本症例では，安静 Tl 心筋シンチにて心筋 viability が存在することを確認している。虚血性心筋症に対する手術としては[8]，血行再建の CABG や，左室縮小形成術（Dor 手術など）などがある。本症例で，CABG と左室形成術のいずれが心機能の改善に有効であったかについては，Dor 手術に準じた左室形成術は範囲としては比較的小さいので，CABG の効果が主であると考えられた。血行再建術の時期に関しては，Schwarz ら[6]によると，hibernation の状態が遷延するほど，線維化などの心筋構築変性は進み，再灌流後の心機能改善に影響を及ぼすとされる。すなわち，早期の再灌流が心筋の線維化防止，心機能改善に相関するといえる。また，血行再建術後の局所心機能回復の時期に関しては，再建術時や術前の stunning の合併によって回復が遅れる場合があるため，Ghods ら[7]はバイパス術後の回復の評価は早期（6±4日）より 2 カ月後（64±24 日）の方がよいと報告している。よって本症例でも，その後の follow が重要になると思われる。

本症例は，病理像にて比較的線維化が少ないこと，経過に伴う BNP の改善から今後のさらなる心機能の改善が期待でき，現在経過観察中である。

● **文献**

1) 木村吉雄，伊藤雄二，原田信行，他：虚血性心筋症についての剖検例による検討．Therapeutic Research, 18：117～120, 1997.
2) Burch, G. E., et al : Ischemic Cardiomyopathy. Am. Heart J., 79：291, 1970.
3) Rahimtoola, S. H. : The hibernating myocardium. Am. Heart J., 117：211～221, 1989.
4) 河合祥雄，池田善彦，砂山 聡，他：虚血性心筋症の生検所見．Therapeutic Research, 18(1)：121～122, 1997.
5) 由谷親夫：病理から見た虚血性心筋症．循環器 Today, 1

■ VI. 虚血性心筋症・重症虚血性心疾患

(10) : 1143 〜 1148, 1997.
6) Ernest R. Schwarz, Friedrich A. Schoendube, Sawa Kostin, et al : Prolonged Myocardial Hibernation Exacerbates Cardiomyocyte Degeneration and Impairs Recovery of Function After Revascularization. J. Am. Coll. Cardiol., **31** (5) : 1018 〜 1026, 1998.
7) Ghods, M., Pancholy, S., Cave, V., et al : Serial changes in left ventricular function after coronary bypass surgery. Am. Heart J., **129** : 20 〜 23, 1995.
8) 磯村 正, 須磨久善：虚血性心筋症に対する Dor 手術. 診断と治療, **87** (9) : 1736 〜 1740.

慢性期に ICD 植え込みを要した虚血性心筋症の一例

公立豊岡病院循環器科　黒田祐一／矢坂義則／乙井一典
安積　啓／山本徳寿
神戸大学大学院循環呼吸病態学　岡嶋克則

●緒言

現在, 急性心筋梗塞に対する早期再灌流療法の有用性は確立されているが, 晩期再灌流療法の意義はいまだ明らかではない. 心不全を初発症状として来院した心筋梗塞亜急性期の症例に対し, 血行再建術を施行せず経過観察したところ, 慢性期に左室リモデリングと共に難治性の心室性不整脈をきたし ICD 植え込みを要した虚血性心筋症の一例を経験した. この症例について文献的考察を含め報告する.

●症例

69 歳男性. 主訴は前胸部不快感と呼吸困難.
1998 年 6 月 16 日, 近医にて早期胃がんの手術を受けた. 翌日 4 時間持続する胸部圧迫感を自覚したが放置. 7 月 3 日前胸部不快感と呼吸困難が出現し, 心電図にて異常所見を認めたため, 本院へ転院となった. 既往歴・家族歴に特記すべきことなし. 冠危険因子は喫煙 20 本 × 50 年.
入院時血液検査所見（表2, 異常値は下線）は, トロ

表 1　入院時現症

● 身体所見 : 162 cm, 56 kg
● 血　圧 : 124/80 mmHg, 脈拍 : 100/min
● 心　音 : gallop rhythm・収縮期雑音 2/6
● 呼吸音 : 両肺 crackles, wheezing 聴取
● 頸静脈 : 怒張あり
● 腹　部 : 手術創あり, ドレーンチューブ挿入

表 2　血液検査所見

WBC 6700, RBC 318 万, Hb 10.2, Hct 29.7％,
Plt 39.9 万, TP 6.5 g/dl, AST 68 IU/l, ALT 100 IU/l,
LDH 528 mU/ml, CPK 57 IU/l, Troponin T (＋),
BUN 23 mg/dl, Cre 1.0 mg/dl, UA 3.9 mg/dl,
Na 132 mEq/l, K 4.6 mEq/l

ABG (O$_2$mask10 L) : pH 7.525, PaO$_2$ 69.2 Torr,
PaCO$_2$ 37 Torr

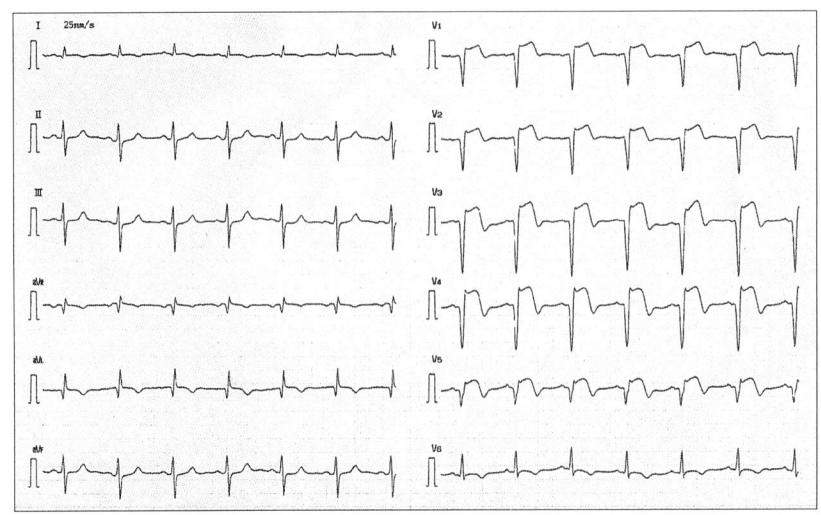

図 1　心電図

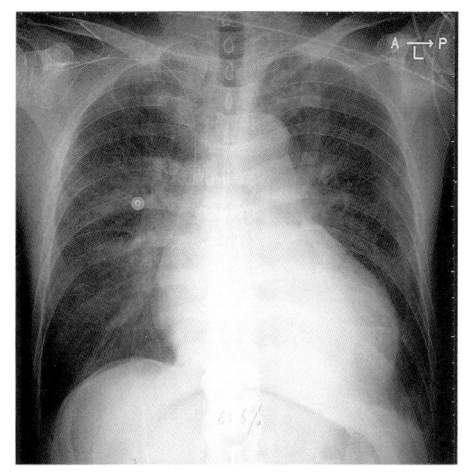

図 2

表3 心エコー図

LVDd 57 mm, Ds 48 mm, LAD 47 mm
EF 33%, FS 16%
RWM : anterior wall, base-apex Akinesis, thinning (+), apex aneurysm like
MR moderate, TR moderate, 推定 RV 圧= 60 mmHg
Pericardial effusion (+)

ポニン T 陽性，AST・ALT・LDH は高値だが，CPK は正常範囲であった。動脈血ガス分析にて低酸素血症を認めた。入院後の経時的な採血で CPK の上昇は認めなかった。

入院時心電図（図1）は，正常洞調律で，I・aV_L 誘導で陰性 T を伴う ST 軽度上昇，V_1 から V_5 誘導で ST 上昇を伴う QS パターン，V_3 から V_6 誘導で T の陰転化を認めた。胃がん手術前の心電図は正常範囲内であった。胸部レントゲン写真（図2）では，心胸比は 63.6% と増大し，両肺のうっ血像を認めた。

心エコー図検査（表3）では，左室の拡大と収縮能低下を認めた。左室局所壁運動は冠動脈左前下行枝支配領域に一致して無収縮で，同部の心筋は菲薄化していた。推定右室収縮期圧は 60 mmHg であった。

6月16日発症の冠動脈左前下行枝の心筋梗塞に起因する左心不全と診断した。カテーテル検査を予定したが，カテ台上で起座呼吸となり仰臥位での検査不可能となったため，IABP を挿入し CCU に帰室した。このとき肺動脈楔入圧 34 mmHg，肺動脈圧 55/35（46）mmHg，Fick 法による心係数 2.83 l/min/m² であった。IABP 使用下に利尿薬・血管拡張薬・カテコラミン等を用いた内科的心不全治療を行い，6日後に IABP から離脱した。

心不全改善後，7月23日（梗塞発症後37日目）に両心カテーテル検査を行った。肺動脈楔入圧は 10 mmHg に改善。左室造影検査では左前下行枝領域 seg.(2)(3)(6) は akinesis から dyskinesis を呈し，LV-EDVI 187 ml/m²，EF 14% であった。冠動脈造影検査では，右冠動脈は正常，左冠動脈前下行枝は #6 入口部で完全閉塞していた。

心電図・心エコー図・左室造影所見から，左前下行枝領域の心筋 viability は乏しいと判断し，血行再建術は施行せず薬物療法を選択した。エナラプリル 2.5 mg，ピモベンダン 2.5 mg，フロセミド 20 mg，スピロノラクトン 50 mg，硝酸イソソルビド 40 mg，ワーファリンの処方にて退院した。β遮断薬の使用は血圧低値のため断念した。外来での経過順調であり，狭心症状なく心不全症状の悪化はみられなかった（NYHA 2度）。しかし約1年後の1999年6月，前胸部圧迫感・脈不整・全身倦怠感を訴え，再入院となった。

再入院時の心電図は心拍数毎分145回の持続性単形性心室頻拍を呈していた。塩酸リドカイン 100 mg，塩酸アプリンジン 100 mg，塩酸プロカインアミド 800 mg 静注にて洞調律に復した。薬物治療にて不整脈を安定化したのち，両心カテーテル検査を施行した。肺動脈楔入圧は 6 mmHg。左室造影では seg.(2)(3)(4)(6) は akinesis，LV-EDVI 214 ml/m²，EF 26% であった。冠動脈所見は，1年前と変化はみられなかった。

同年8月，神戸大学医学部附属病院に転院し，心臓電気生理学検査を施行した。複数種の心室頻拍が誘発され，薬物にて抑制されなかったため，ICD 植え込み術が施行された。

●考察

急性心筋梗塞に対する早期再灌流療法の臨床的有用性については，発症から再灌流が得られるまでの時間と再灌流の効果との相関に対する多くの研究により広く認知されている。複数の観察研究[1,2] によれば，特に発症後2時間以内に施行された PTCA で，より良い臨床結果が得られる。一方，急性心筋梗塞晩期での再灌流療法の意義についてはまだ結論が出ていない。再灌流の方法によっても差異が認められ，発症後24時間以上経過した症例に対して，血栓溶解療法は臨床予後を改善しないが，PTCA は利益があるとの報告もある[3]。この問題に対し，少数例の RCT が報告されている[4]。Horie らは，左冠動脈前下行枝による Q 波心筋梗塞で前下行枝が閉塞している発症後24時間以上（24時間から3週間）経過した患者83例を，無作為に PTCA 群と非 PTCA 群とに割り付けた。この研究結果では，6カ月後の LV-EF と局所壁運動は両群で差を認めなかったが，EDVI と ESVI は PTCA 群で有意に小であった（p < 0.0001）。さらに5年後の，心臓死・非致死性心筋梗塞・うっ血性心不全をあわせた率は PTCA 群で有意に低値であった（p < 0.0001）。心臓死のみでは両群に差はなかった。このデータは，晩期再灌流療法が短期および長期の臨床的利益を有することを示唆する。

本例は診断時点では梗塞発症後17日目で，すでに左室瘤様の形態を呈していた。心筋 viability ないものと判断し，PTCA の risk/benefit を考慮して血行再建術を施行しなかった。しかし慢性期（1年後）において LV-EDVI の拡大（187 → 214）をきたし，多源性・難治性の持続性心室頻拍を認め，ICD 植え込みが必要となった。

発症後1カ月以後の晩期再灌流が予後改善に寄与するか否かを示すデータはないが，梗塞責任冠動脈が開存していることは患者の生命予後によい影響を及ぼすと考えられている（open vessel hypothesis）。冠動脈開存の影響は，再灌流までの時間依存性と時間非依存性の両方のメカニズムを介するとされ，後者の機序として心室リモデ

■VI. 虚血性心筋症・重症虚血性心疾患

リングへの効果や心筋の電気的安定性への効果，拡張機能の改善などが想定されている[3]。本例においても亜急性期に血行再建術を行うことで，慢性期の心室リモデリングと心室頻拍を防げた可能性がある。今後，同様の症例における検討が進み，晩期再灌流療法の意義が確立することを期待したい。

● 文献
1) Brodie, B. R., Stuckey, T. D., Wall, T. C., et al : Importance of time to reperfusion for 30-day and late survival and recovery of left ventricular function after primary angioplasty for acute myocardial infarction. J. Am. Coll. Cardiol., 32 : 1312 〜 1319, 1998.
2) Cannon, C. P., Gibson, C. M., Lambrew, C. T., et al : Relationship of symptom-onset-to-balloon time and door-to-balloon time with mortality in patients undergoing angioplasty for acute myocardial infarction. JAMA, 283 : 2941 〜 2947, 2000.
3) UpToDate, version10.1, http//www.uptodate.com
4) Horie, H., Takahashi, M., Minai, K., et al : Long-term beneficial effect of late reperfusion for acute myocardial infarction with percutaneous transluminal coronary angioplasty. Circulation, 98 : 2377 〜 2382, 1998.

経皮的冠血管形成術（PTCA）で安定透析が可能になった糖尿病・3枝病変の一例

淀川キリスト教病院循環器内科　岩佐尚子／栗本泰行／今田崇裕／山内創和
北川泰生／米田直人／山田重信

● はじめに
　虚血性心疾患は透析患者の予後に影響する重要な因子であるが，その治療成績は冠動脈バイパス術（CABG），経皮的冠血管形成術（PTCA）ともに非透析患者に比較して不良である。今回，糖尿病腎不全患者に併発した重症3枝病変の狭心症に対してPTCAを施行し，術後心機能の回復と安定維持透析が得られた症例を経験したため報告する。

● 症例
　患者：64歳，女性。
　主訴：呼吸困難。
　既往歴・家族歴：特記事項なし。
　現病歴：40歳代より糖尿病を指摘されるも放置していた。1999年6月に咳嗽を主訴に本院内科外来受診し，慢性腎不全を指摘され以後腎臓内科へ通院していたが，同年7月13日に呼吸困難が増強したため受診。胸部レントゲンにて心拡大と両側胸水貯留，血液検査ではBUN 42.1 mg/dl, Cr 2.97mg/dl と腎機能の悪化を認め，腎機能悪化に伴う急性心不全の診断で入院となった。

　入院時現症：身長148 cm，体重44 kg，体温36.2℃，脈拍77/分 整，血圧144/72 mmHg。眼球結膜に軽度の

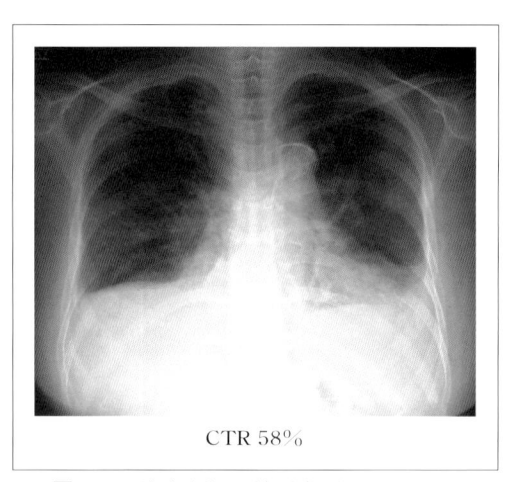

図1　入院時胸部X線写真（1999.7.13）

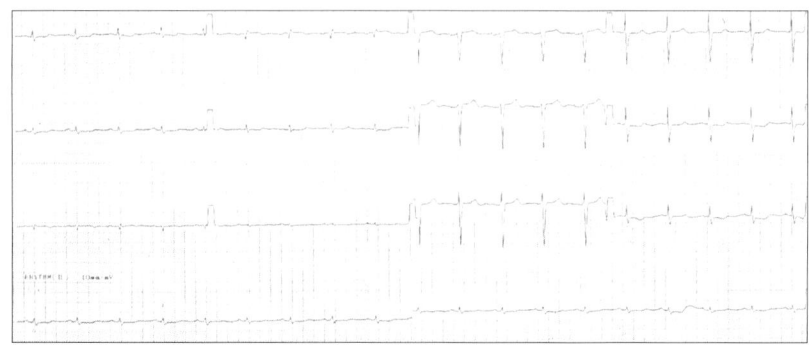

図2　入院時心電図（1999.7.13）

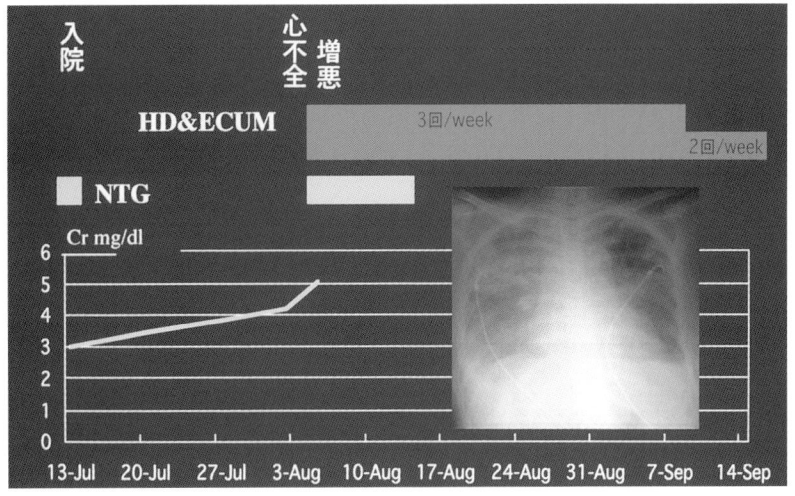

図3 入院後の経過

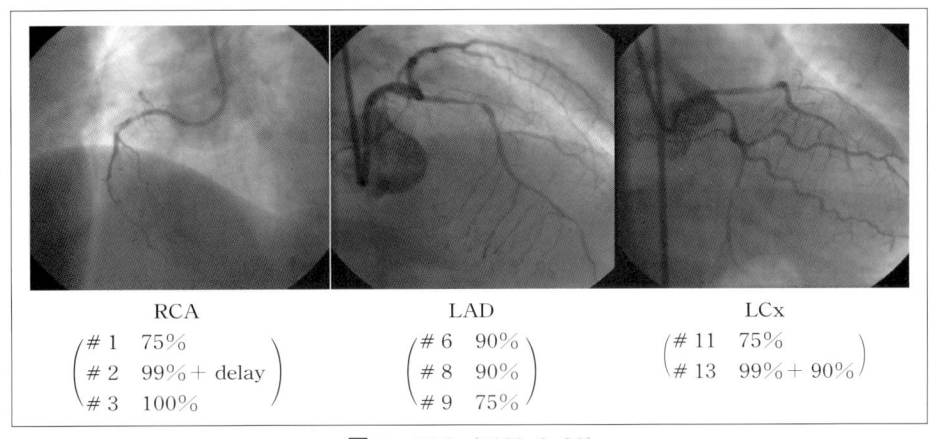

図4 CAG (1999. 9. 30)

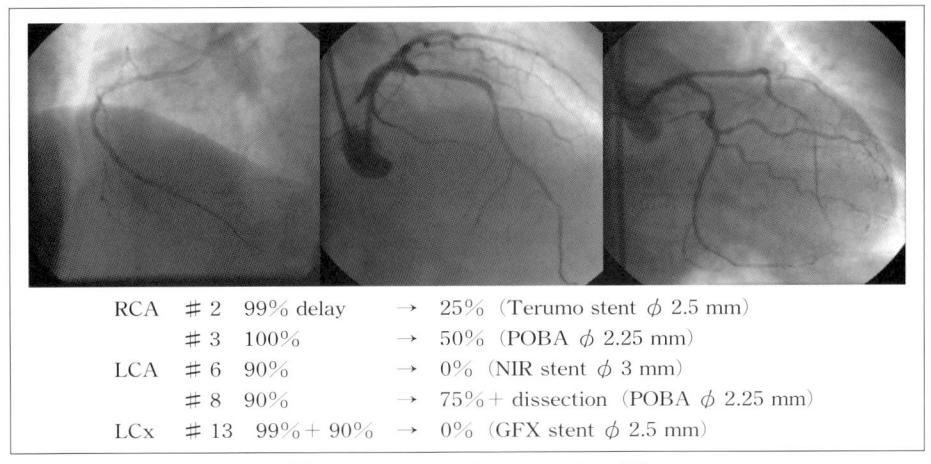

RCA	LAD	LCx
#1 75%	#6 90%	#11 75%
#2 99%+delay	#8 90%	#13 99%+90%
#3 100%	#9 75%	

RCA #2 99% delay → 25% (Terumo stent φ 2.5 mm)
　　 #3 100% → 50% (POBA φ 2.25 mm)
LCA #6 90% → 0% (NIR stent φ 3 mm)
　　 #8 90% → 75%+ dissection (POBA φ 2.25 mm)
LCx #13 99%+90% → 0% (GFX stent φ 2.5 mm)

図5 post-PTCA (1999. 10. 7 & 21)

貧血および頸静脈怒張あり。聴診上，両肺野に湿性ラ音聴取，心雑音はなし。両上下肢に著明な浮腫あり。

入院時検査所見：末梢血：WBC 9200/μl, RBC 318 × $10^4/\mu$l, Hb 9.4 g/dl, Ht 28.7%, Plt 26.9 × $10^4/\mu$l, GOT 33 IU/l, GPT 20 IU/l, LDH 301 IU/l, TP 6.2 g/dl, Alb 2.9 g/dl, CPK 218 IU/l, Na 131 mEq/l, K 5.0 mEq/l, Cl 93 mEq/l, BUN 42.1 mg/dl, Cr 2.97 mg/dl, CRP 0.7 (1+), HbA_{1c} 8.9%。一時尿所見：比重 1.011 (1+) 尿糖 (1+)，尿蛋白 (3+)。胸部X線写真（図1）ではCTR 58%と心拡大を認め，両側胸水と肺水腫像を呈していた。心電図（図2）は同調律で心拍数76/分，四肢誘導が極端に低電位で不定軸だが，ST-T変化なし。入院翌日（利尿剤等の治療開始後）の心エコーでは，左室の壁運動はほぼ正常で心機能もLVEF 68%，%FS 39%と良好に保たれており，著明な左室肥大およびI°の僧帽弁閉鎖不全を認めるほかは異常所見なし。

■ VI. 虚血性心筋症・重症虚血性心疾患

臨床経過（図3）：入院後血管拡張剤と利尿剤により一旦は軽快したが，8月5日に呼吸状態が急に悪化し，胸部X線で著明な肺うっ血を認め，Crは5.04 mg/dlまで悪化。利尿剤への反応も不良なことよりECUMを併用した透析導入を開始し，以後週3回の透析を行っていたが，透析中に胸部不快や血圧の急激な低下を認め十分な除水が困難な状態であり虚血性心疾患の存在が疑われた。^{201}TlCl / ^{123}I-BMIPP二核種同時心筋シンチにて，下壁の陳旧性心筋梗塞と前壁中隔の虚血反応が疑われたため，9月30日に心臓カテーテル検査を施行。CAGにてRCA #1 75%，#2 99% + delay，#3 100%，LAD #6 & 8 90%，#9 75%，LCx #11 75%，#13 99% + 90%と重症3枝病変を認め（図4），LVGでは左室壁運動は広範囲に障害されEFは45%と低下しており，入院時と比較して明らかな左心機能の低下を認めた。感染の合併，褥瘡形成等で全身状態は極めて不良であり，手術侵襲には耐えられないと判断し，治療方針として2回に分けてのPTCAを選択した。1回目にはRCA #2に対してステント留置および#3に対してバルーン拡張を行い，2回目にはLAD #6に対してステント留置，さらにLCx #13に対してもステント留置を行った（図5）。3ヵ月後のfollow up CAGにてRCA病変の再狭窄を認め再度PTCAを要したものの，以後胸痛発作はなく透析中の循環動態も安定化が得られ，週3回の維持透析を継続して現在に至っている。また2001年10月の心エコーでは左室壁運動は正常化しており，左心機能もEF 73%，%FS 42%まで改善しているのが確認された。

● **考察**

我が国では透析患者の死因の約半数を心血管系疾患が占めており，心不全が23.9%，心筋梗塞が8.4%と心疾患が全体の32.3%に達している[1]。また虚血性心疾患は過去10年間増加傾向にあり，透析患者における虚血性心疾患の診断および治療はその予後に重大な影響を及ぼすと考えられる。狭心症発作は，透析中の循環動態の変化等により透析中に出現しやすい傾向にある[2]。さらに透析患者の冠動脈病変は多枝病変や左主幹部病変が多く，石灰化を伴いびまん性で長く硬いという特徴があり，PTCA治療は困難な例も多い。また透析患者に対する血行再建術はPTCA，CABGのいずれも非透析患者に比較して急性期合併症が多いとされ，またPTCAでの慢性期再狭窄の発生率も高いとされている[3]。さらに糖尿病患者に対するPTCAは再狭窄率が非糖尿病患者の2倍であり長期予後も不良なため[4]，その適応に関しては慎重になされていた。しかしながら近年，ステントやRotablatorといった新しいデバイスの使用により，従来CABGに劣るとされていた透析患者のPTCAの短期ならびに長期予後が改善することが報告されている[5]。今回，心筋のviabilityの評価に用いた^{201}TlCl / ^{123}I-BMIPP二核種同時心筋シンチは安静時に容易に施行でき，stunned myocardium（気絶心筋）あるいはhibernating myocardium（冬眠心筋）の評価に有用であった。

● **参考文献**

1) 日本透析医学会統計調査委員会：我が国の慢性透析療法の現況（1997年12月31日現在）．透析会誌，**32**：1～7，1999．
2) 木村玄次郎：透析患者における虚血性心疾患の診断と治療．Geriatric Medicine，**34**：1387～1393，1996．
3) 堀中繁夫：透析患者のCAG・IVUS所見とインターベンション治療．Therapeutic Research，**20**：2784～2793，1999．
4) Stein, B., William, S. W., Suzanne, S. G., et al : Influence of diabetes mellitus on early and late outcome after percutaneous transluminal coronary angioplasty. Circulation, **91** : IV-979, 1995.
5) Herzog, C. A., Ma, J. Z., Collins, A. J. : Comparative survival of dialysis patients in the United States after coronary artery bypass surgery, coronary angioplasty, and coronary stenting. Circulation, **98** : I-78, 1998.

【特別講演】

虚血性心筋症に対する外科治療

兵庫県立姫路循環器病センター心臓外科　向原伸彦

虚血性心筋症を，虚血性心疾患が原因で心機能の低下した状態と定義し，その外科治療について述べる。外科治療にはCABGをはじめとするさまざまなものがあるが，ここでは主にDor手術と虚血性僧帽弁閉鎖不全症（Ischemic mitral regurgitation：IMR）について記述する。

● **Dor手術**

この手術は，1985年にVincent Dorが心室瘤とakinetic zoneに対し，パッチを用いた心室形成術を報告したのが始めである。同様の報告がJataneにより発表されたが[1]，Dorらはその後一貫してこの術式について報告を行い，Dorの名が広く認知されるようになった。Jatane手術と比較して，心室内パッチの当て方などにその相違がある。

心拡大をきたした低左心機能例をCABGだけで治療した場合，その長期予後およびQOLが不良であることが報告されており[2]，このことがDor手術を行う上での妥当性となっている。つまり，拡大心の壁張力を低下さ

せることで心収縮力の改善をはかり、ひいてはQOLの改善に結びつけるのである。

適応：心機能の低下した拡大心（LVESVI ≧ 80 ml/m²）で前壁にakineticもしくはdyskinetic segmentを有する症例で、心不全を有する症例。

成績：1998年にDorらは、この手術を左心室のakinetic segmentまたはdyskinetic segmentを持つ症例に応用し、その成績を報告した[3]。Akinetic例51例では、術前NYHA例Ⅰ〜Ⅱ度症例が24％であったのに対し、術後は91％に増加した。Ejection fractionは23％から38％に、ESVIは188から70 ml/m²に有意に低下したが、病院死亡を5例（10％）に認めた。Dyskinetic例49例では、術前NYHA例Ⅰ〜Ⅱ度症例が27％であったのに対し、術後は86％に増加した。Ejection fractionは23％から41％に、ESVIは205から80 ml/m²に有意に低下した。病院死亡は7例（14％）であった。これらの結果からDorはこの手術がakineticもしくはdyskinetic segmentを有する症例に有効であるとした。

問題点：術後早期には良好な成績が得られたものの1年後のfollow-upで肺動脈圧上昇をきたす例のあることが判明し、この原因について検索した結果、Di Donatoらは、これらが術後の僧帽弁閉鎖不全（MR）の増加によるものであると報告した[4]。また、Dor手術後には左室形態がより球形になることを指摘した。つまり、左室の長軸の短縮が術後は著明になり、短軸はほとんど変化しないことから左室形態が球状化するのである。左室の球状化は末期の拡張性心筋症などに見られ、予後不良のひとつの兆候であるが、僧帽弁置換術の病院死亡に左室球状化例が多いとの報告が見られたり、拡張障害を呈するとの報告もある。この形態変化とMRとの間には何らかの関係があることが示唆される。

改善：左室球状化をきたさないように行う術式がBuckberg[5]や須磨[6]らによって提案されてきた。PacopexyやSAVE（septal anterior ventricular exclusion）手術と呼ばれるものがそれである。つまり、楕円形のパッチを心基部まで当てることで左室形態を正常に近く保つ方法で、前壁および中隔を広くexclusionする方法である。しかし、この術式は開始されてからまだ間がなく、今後の長期成績の報告が待たれるところである。

● 虚血性僧帽弁閉鎖不全症
（Ischemic mitral regurgitation：IMR）

発生機序：急性期には主に後乳頭筋を栄養する右冠動脈の虚血により、乳頭筋の収縮不全をきたしMRが生じる。慢性期には、心拡大に伴う弁輪部拡大による弁の接合不全、左室拡大による乳頭筋の外側変位に伴う外側への牽引作用の増大、および収縮力低下による弁の閉鎖不全などがその機序として考えられている。

自然予後：Grigioniら[7]は、心筋梗塞の既往のある患者のうち、IMRを有する症例とない症例での自然予後を調べたが、IMRを有する症例で5年の生存率が有意差をもって低く（IMR（＋）症例で38％、IMR（－）症例で61％）、また、逆流の程度が強いほど予後不良であることを示した。

治療：IMRを治療するうえで問題となるのが、どの程度のIMRがCABGのみで治療できて、どの程度であれば積極的に弁形成を行うべきかということである。Aklogら[8]は術前の経胸的心エコー検査で3度の症例にCABGのみを行い、術後のMRの程度がどれほどになるのかを調べたが、40％の症例では術前と変化ないか、もしくは4度に悪化したと報告した。言い換えると、3度のMRでも60％はCABGのみで改善するのである。しかし、治療上もっとも問題なのが2度のMRで、3度のものは積極的に形成術を行うほうが一般的である。2度のIMRの治療方針に関して、われわれは、術前や麻酔導入後に負荷テスト（脚挙上や急速輸液によるvolume負荷やドブタミン負荷）を行い、MRの程度が増強すれば形成術を行うことにしている。また、心機能が低下した症例、とくに心拡大のある症例では2度であっても積極的に形成術を行っている。

術式：Laiら[9]は、犬を使い回旋枝虚血による急性MRでの弁形態の変化を調べ、前尖では中央における前後径が増加すること、後尖では弁輪を前後に結ぶ直線からcoaptation pointが深くなることを示した。また、これらの変化は弁輪形成術で修復が可能なことも同時に呈示した。慢性期のIMRでは弁輪拡張を伴うことが多く、これらに対しても弁輪形成術で対応可能である。つまり、IMRのほとんどの症例では弁輪形成術が標準術式となる。手術方法には両交連部を縫縮するKay法を始めとし、さまざまなリングを使用する方法があるが、われわれはCosgrove ringを使用している。われわれの検討では、ring annuloplastyはKay法に比べ残存MRの程度が低く押さえられていた。Cosgrove ringは前尖の線維三角から後尖を被う構造をしているため全周で弁輪が被われるわけではない。このため、とくに心拡大をきたした低左心機能例では、弁輪形成後の遠隔期に弁輪前後径の増大による再MRをきたす恐れもあり、現在は弁輪を全周性に被う、Carpentierのphysio-ringもしくはDuran ringが好ましいと考えている。

● 文献

1) Jatene, A. D., Paulo, S. : Left ventricular aneurysmectomy. Resection or reconstruction. J. Thorac. Cardiovasc. Surg., **89** : 321〜331, 1985.

2) Yamaguchi, A., Ino, T., Adachi, H., et al : Left ventricular volume predicts postoperative course in patients with ischemic cardiomyopathy. Ann. Thorac. Surg., **65** : 434〜438, 1998.

3) Dor, V., Sabatier, M., Di Donato, M., et al : Efficacy of endoventricular patch plasty in large postinfarction akinetic scar and severe left ventricular dysfunction: comparison with a series of large dyskinetic scars. J. Thorac. Cardiovasc. Surg., **16** : 50〜59, 1998.

4) Di Donato, M., Sabatier, M., Dor, V., et al : Effects of the Dor procedure on left ventricular dimension and shape and geometric correlates of mitral regurgitation one year after surgery. J. Thorac. Cardiovasc. Surg., **121** : 91〜96, 2001.

5) Buckberg, G. D., Coghlan, C., Torrent-Duasp, F. : The structure and function of the helical heart and its buttress wrapping. Ⅵ. Geometric concepts of heart failure and use for structural correction. Seminars in Thorac. Cardiovasc. Surg., **13** : 386〜401, 2001.

6) Suma, H. : Left ventriculoplasty for nonischemic dilated

cardiomyopathy. Seminars in Thorac. Cardiovasc. Surg., **13** : 514 〜 521, 2001.
7) Grigioni, F., Enriquez-Sarano, M., Zehr, K. J., et al : Ischemic mitral regurgitation. Long-term outocome and prognostic implications with quantitative Doppler assessment. Circulation, **103** : 1759 〜 1764, 2001.
8) Aklog, L., Filsoufi, F., Flores, K. Q., et al : Does coronary artery bypass grafting alone correct moderate ischemic mitral regurgitation? Circultation, **104**(suppl Ⅰ): Ⅰ-68 〜 Ⅰ-75, 2001.
9) Lai, D. T., Timek, T. A., Dagum, P., et al : The effects of ring annuloplasty on mitral leaflet geometry during acute left ventricular ischemia. J. Thorac. Cardiovasc. Surg., **120** : 966 〜 975, 2000.

VII

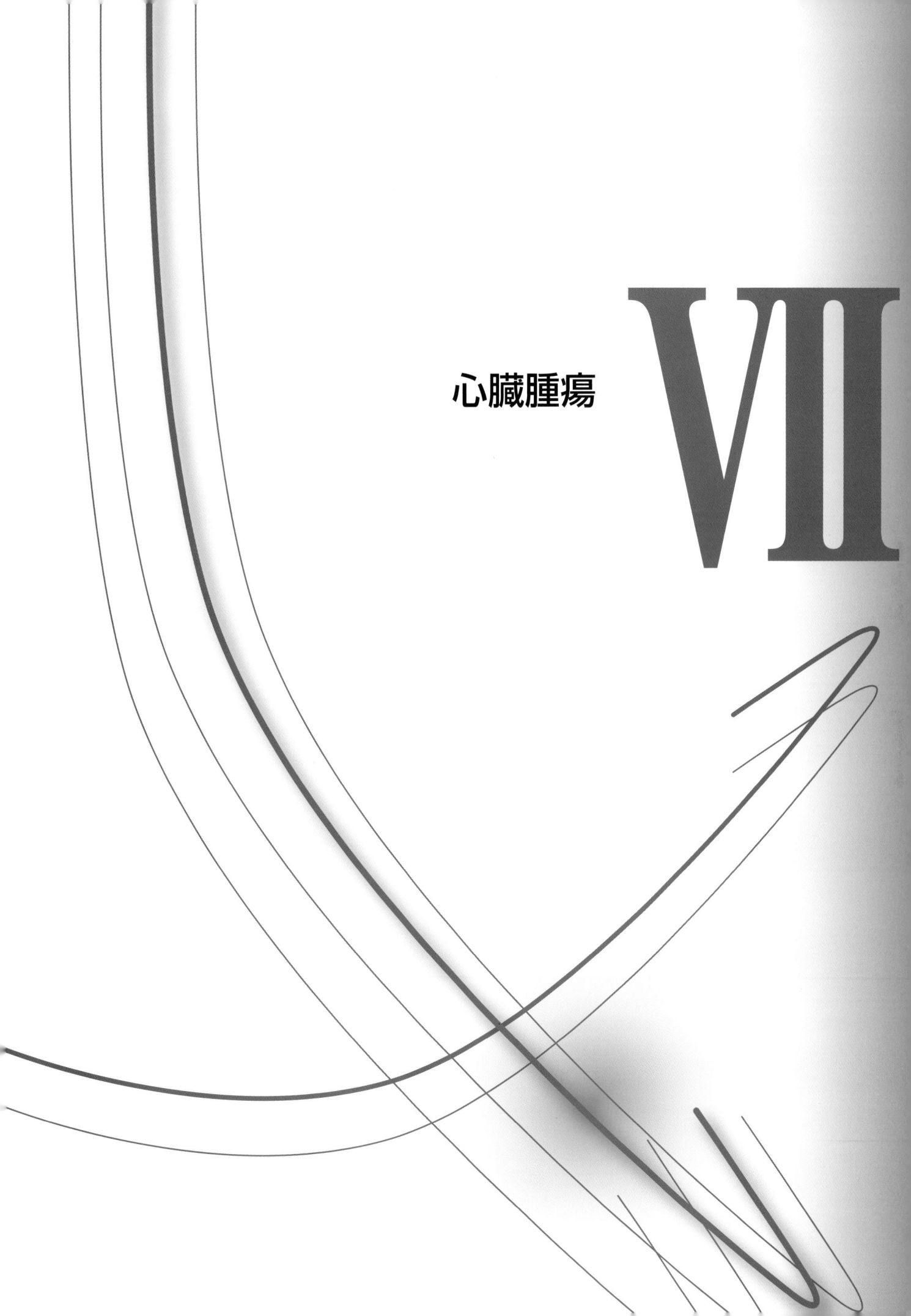

心臓腫瘍

■ VII. 心臓腫瘍

心不全にて発症した多発性左房内腫瘤の一症例

大阪府立病院心臓内科　玉置俊介／下永田剛／三崎尚之／山田貴久
浅井光俊／牧野信彦／木岡秀隆／福並正剛

● 概要

　症例は54歳女性。2002年1月上旬より労作時呼吸困難、咳嗽が出現し、近医にて気管支喘息として加療されるも症状改善せず、徐々に増悪するため2月27日当科受診。経胸壁および経食道心エコー検査にて左房内の多発性腫瘤を認め、一部嵌頓した状態であったため3月1日準緊急手術となった。肉眼上左房後壁から広基性（根部は7×4 cm）に発生したカリフラワー状腫瘤を認め、術中迅速標本にて malignant mesenchymoma（angiosarcoma, leiomyosarcoma, myxoma, undifferentiated sarcoma を含む）と診断された。手術による腫瘤の完全な摘除は不可能であったため、術後に化学療法（MAID療法）を追加施行した。

　本症例は、左房に初発した心臓悪性腫瘍である点、さらに病理組織所見が特異であることなどから非常に稀なものであると考えられ、ここに報告する。

● 症例

　患者：54歳　女性
　主訴：労作時呼吸困難
　既往歴・家族歴：特記事項なし
　現病歴：平成14年1月上旬より軽度労作時呼吸困難、咳嗽が出現。近医にて気管支喘息と診断され内服治療を開始されたが症状改善せず、2月下旬より呼吸困難増悪のため近医受診。胸部レ線にて肺鬱血・左第2弓突出、聴診にて心雑音を認めたため、弁膜症疑いにて2月27日当科紹介受診され、入院となった。

　入院時現症：身長148 cm, 体重51 kg, 意識清明、血圧100/60 mmHg, 脈拍80/分・整。聴診所見：心尖部を最強点とする拡張期ランブル（Levine II/VI度）を聴取した。

　入院時血液検査結果：RBC 298万/mm^3, Hb 8.5 g/dl, Ht 25.9%, WBC 6200/mm^3, Plt 23.7万/mm^3, PT 105.2%（INR 1.0）, APTT 25.8 sec, D-dimer 2.2 μg/ml, TP 6.8 g/dl, ALB 3.9 g/dl, ChE 215 IU/l, Na 141 mEq/l, K 4.3 mEq/l, Cl 107 mEq/l, BUN 12 mg/dl, Cr 0.69 mg/dl, AST 21 IU/l, ALT 29 IU/l, γ-GTP 237 IU/l, T-bil 1.4 mg/dl, LDH 421 IU/l, CRP 2.5 mg/dl, T-cho 192 mg/dl, Fe 23 μg/dl, ferritin 7.8 ng/ml

　胸部レントゲン：CTR 50%, C-P angle sharp, 右第2弓・左第2/3弓の突出および肺鬱血所見を認めた。

　心電図検査：心拍数120/分の洞調律であり、左房負荷所見が認められた。

　経胸壁心臓超音波検査：LVDd/s：44/28.3 mm, EF：65%, FS：36%, LAD：40.9 mm, IVST/PWT：11/11 mm, AR：(−), MR：(−), TR：I°, PR：(+), apex view にて左房内に左房後壁～僧帽弁後尖にかけて mass（50×26 mm）を認めた。

　経食道心臓超音波検査：左房内を占有する多発性の腫瘤像を認め、拡張期には僧帽弁輪内に一部嵌頓する状態となっていた。

　胸部CT検査：左房内に腫瘤を認めた。辺縁不整である点・内部が不均一に造影されている点などから、血栓ではなく腫瘍性病変である可能性が強く示唆された。

　心臓カテーテル検査：CAGにて右冠動脈から腫瘤への feeding artery が認められた。

● 臨床経過

　腫瘤は左房内を占有し、僧帽弁嵌頓の恐れがあったため、3月1日に準緊急手術が施行された。肉眼的には左房内腫瘤は左房後壁から広基的に発生しており、そこからカリフラワー状に複数発育を示す形態をとっていた。可及的に腫瘤切除を行ったが、根部は残存した。しかし、壁損傷の恐れがあったためそれ以上の切除は行わず、手術操作を終了した。切除した腫瘤の割面像では、灰白色で混濁した部分と半透明の部分を認めた。灰白色部分は平滑筋肉腫（leiomyosarcoma）・血管肉腫（angiosarcoma）・未分化型サルコーマ（undifferentiated sarcoma）の3種類のサルコーマから成っていた。これに対し、半透明の部分は粘液腫（myxoma）であった（図1）。以上の所見から、本症例の左房内腫瘤は多分化能を有する間葉細胞が腫瘍化した、悪性間葉腫（malignant mesenchymoma）と診断された。

　術後、左房内残存腫瘤に対し化学療法を施行した。イホスファミド・メスナ・ドキソルビシン・ダカルバジンを含むMAID療法を選択し、持続点滴3日間を1クールとして合計2クールを施行したが、胸部CTにて腫瘤の縮小傾向はほとんど認められず、副作用として好中球減少・強い消化器症状などが認められた。このため、患者のQOLを考慮してMAID療法を中止し、Auto PBSCT

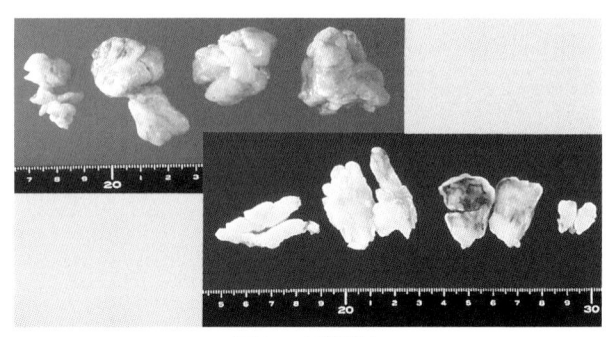

図1　病理標本

（自家末梢血幹細胞移植）のもと超大量化学療法を行う目的で近医転院となった。

●考察

心臓サルコーマは30〜50歳代に好発し，主に右心系に発生する。好発部位については組織型により偏りがある。主な臨床症状としては進行性の右心不全・前胸部痛・心タンポナーデ・伝導障害などがみられ，予後は非常に悪く，多くの場合2年以内に死亡する。

組織学的分類については，血管肉腫（angiosarcoma）が最も割合が高く33％を占め，それに続いて横紋筋肉腫（rhabdomyosarcoma）が21％，中皮腫（mesothelioma）が15％を占める。悪性間葉腫（malignant mesenchymoma）については文献的には現在までに十数例の報告しかなされておらず，本症例は非常に稀有なも
のと考えられた[1]。

心臓サルコーマの治療については，多くの場合，確定診断および心不全症状の改善を目的として外科的切除術が行われる。しかし，約80％の症例で初回診断時に全身性転移（特に肺）がみられることもあり，手術療法では十分な結果を得られない場合が多い。その他，化学療法，放射線治療，心臓移植などが行われるが，心臓サルコーマの治療成績は今なお不良である[2]。

●文献

1) Patrice, A., et al : Malignant mesenchymoma as a primary cardiac tumor. Am. Heart J., **123** : 1071〜1075, 1992.
2) Joe B. Putnam, Jr, et al : Primary Cardiac Sarcomas. Ann. Thorac. Surg., **51** : 906〜910, 1991.

孤立，腫瘤形成型の心転移を認めた転移性子宮筋腫の一例

兵庫県立尼崎病院循環器内科　堀江貴裕／宮本忠司／片岡一明／中島康弘
加藤貴雄／長央和也／鷹津良樹

●はじめに

心臓腫瘍は珍しい疾患である。原発性腫瘍は連続剖検例中0.001〜0.28％，続発性腫瘍はその6〜40倍になる[1]と報告されている。今回，我々は経静脈性に心臓に孤立，腫瘤形成性の転移を認めた良性転移性子宮筋腫（benign metastasizing leiomyoma；BML）の1例を経験した。心臓腫瘍の中でも極めて珍しい症例と考えられたので報告する。

●症例

症例：45歳　女性
既往歴：1987年（39歳時）に子宮筋腫に対して子宮腔上部切除を施行されている。
現病歴：1992年（44歳時）ごろより動悸と失神発作が数ヵ月に一度程度出現するようになった。発作の頻度が稀であり，数秒でおさまるため放置していた。翌年，労作時の息切れも出現するようになり1993年3月17日近医受診したところ心雑音を指摘された。当科紹介受診するが，精査を勧めるも了承得られず，いったん近医にて経過観察されていた。しかし，症状の悪化を認めたため同年10月27日に再度当科外来を受診し，精査目的にて入院となった。
入院時現症：身長150 cm，体重46.0 kg，脈拍80/分整，体温36.4℃，血圧116/72 mmHgであった。心音はI音，II音に異常なし。III音，IV音を聴取せず。左第2肋間胸骨左縁を最強点とするLevine IV/VIの駆出性収縮期雑音を聴取した。腹部下部正中に子宮腔上部切除による手術痕を認めるほかは身体学的所見には異常を認めなかった。

血液検査所見：血算，生化学，凝固系と特に異常を認めず。
心電図：心拍数75/分，正常洞調律で特に異常所見を認めず。
胸部レントゲン：心胸郭比50％，両側肺野に多数の小粒状結節影を認めた。
胸部CT：両側肺野に多数の小粒状結節影を認めた（図1a）。
心臓超音波検査：右室内に可動性を有する占拠性病変を認めた。
心臓MRI：右室内に占拠性病変を認めた。
経過：心臓カテーテル検査を行ったところ右室造影により右室内に腫瘤を認めた。右室内腫瘤は可動性を有しており，収縮期には主肺動脈をほぼ閉塞し，右室と肺動脈には46 mmHgの圧格差を認めた（右室圧29/12/18，肺動脈圧75/4/12）（図2）。両側肺野には散布性に小粒状結節影を認めたため悪性疾患の転移を疑い，ガリウムシンチ，全身のCT，骨盤内MRI，腹部エコー，甲状腺エコー，上部および下部の消化管内視鏡，腫瘍マーカーの測定などを行ったが，明らかな原発巣を認めなかった。突然死の可能性があるため，当院心臓血管外科にて開胸下に右室内腫瘤摘出術を施行した。腫瘤は孤立性で5つの分葉を有し，茎を介して右室の前乳頭筋に付着していた（図3）。摘出術と同時に三尖弁人工弁置換術および肺病変の生検を行った。心臓腫瘍および肺病変はともに病理組織学的には良性の子宮筋腫であった。また両病変とも5年前に摘出された子宮筋腫と組織像は一致していた（図4）。術後，息切れや失神発作は消失し，退院となった。両側肺野の残存転移巣の加療のため同年6月当院産

■Ⅶ. 心臓腫瘍

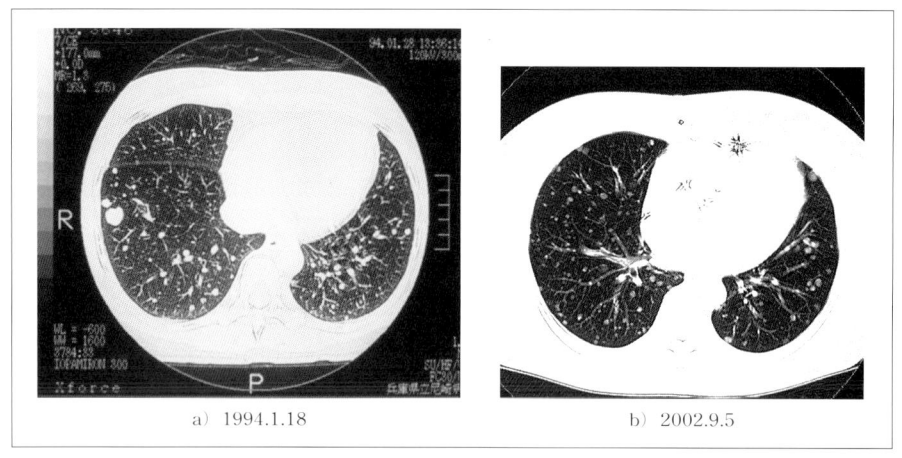

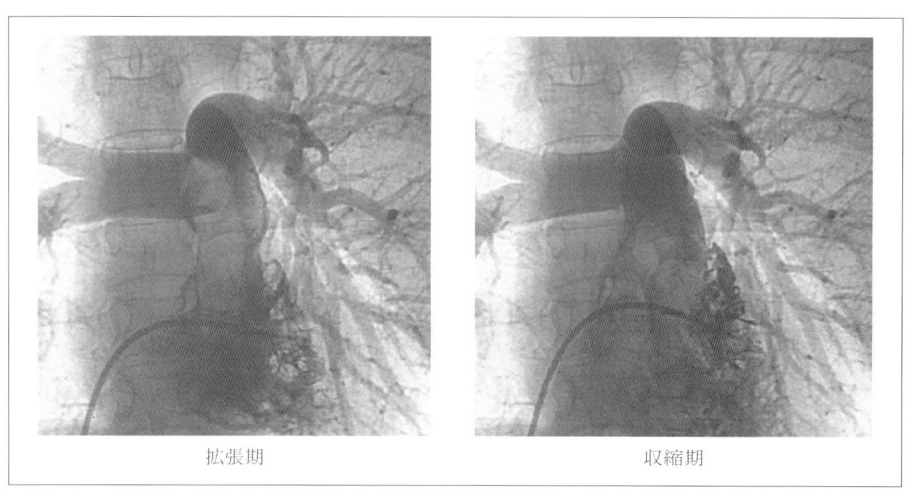

図1 胸部CT
a) 1994.1.18
b) 2002.9.5

拡張期　　　収縮期

図2 右室造影

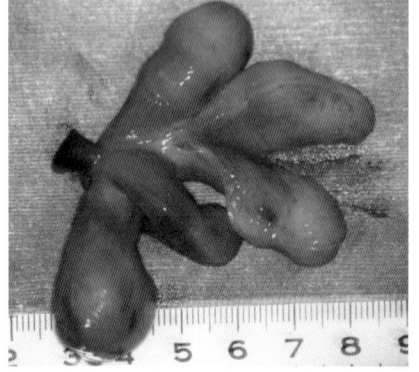

図3 5頭の分葉および茎を有する腫瘍
（47×40×20 mm）

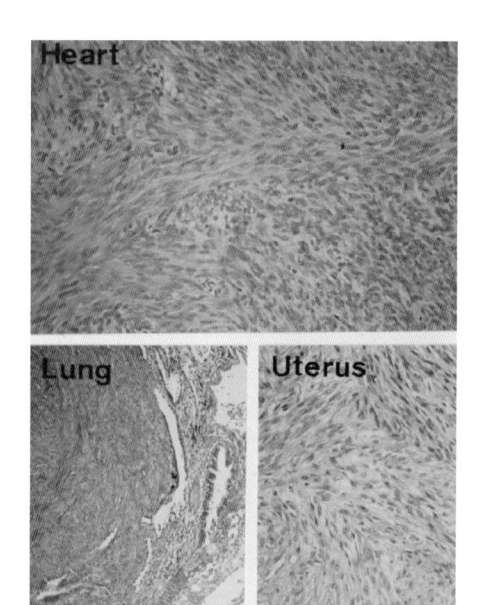

図4 心臓, 肺, 子宮の病理組織（H-E染色×200）

婦人科にて両側卵巣摘出術を施行した。また，抗ホルモン療法としてテストステロン剤およびGnRHアゴニストが開始された。術後8年が経過したが，心臓腫瘍の再発は認めていない。また両側肺野の病変は依然残存しているが，縮小しており経過は良好である（図1b）。

●考察
　本患者は子宮摘出後4年にて息切れ，失神などの症状が出現した。息切れ，失神などの症状は心臓腫瘍摘出後

に消失したため心臓由来と考えられた。病理組織学的には良性であるが転移を示す子宮筋腫が稀にありBMLとよばれている。BMLは稀な疾患であり，わが国では21症例が報告されている[2]。ほとんどの症例は子宮摘出数年後の肺転移にて診断される。BMLが良性の腫瘍であるか，あるいは分化した低悪性度の肉腫であるかはまだ議論のあるところである。子宮筋腫摘出後に認められた肺病変が肉腫であったという報告もある[3]。本患者は術後8年を経過するが，経過良好であり，臨床経過的にも病理組織学的にも良性と考えられた。

今回我々は，孤立，腫瘤形成性に心臓への転移を認めるBMLの症例を経験した。我々の検索した限りでは心臓への転移巣を認めるBMLは報告されておらず，極めて珍しい症例と考えられ，今回報告した。

● 文献

1) McAllister, H. A., Jr, Fenoglio, J. J., Jr : Tumors of the Cardiovascular System. Armed Forces Institute of Pathology, Washington DC, 1978.
2) Nishida, T., Inoue, K., Yamamoto, R., Takehara, S., Kaji, M. : Case of benign metastasizing leiomyoma of the lungs. Nippon Kyoubu Geka Gakkai Zasshi, 44 (2) : 182 ~ 187, 1996.
3) Kayser, K., Zink, S., Schneider, T., Dienemann, H., Andre, S., Kaltner, H., Schuring, M. P., Zick, Y., Gabius, H. J. : Benign metastasizing leiomyoma of the uterus : documentation of clinical, immunohistochemical and lectin-histochemical data of ten cases. Virchows Arch. 437 (3) : 284 ~ 292, 2000.

右房腫瘍か血栓か鑑別困難であった心房細動の一手術例

大阪労災病院循環器科　板倉玉季／西野雅巳／砂真一郎／谷池正行／江神康之／習田　龍
田中健二郎／足立孝好／棚橋秀生／田内　潤／山田義夫
同　心臓血管外科　横田武典／正井崇史／九鬼　覚／谷口和博

● はじめに

心房細動では，左房よりも頻度はまれだが右房にも血栓形成されやすく（1～6％）[1)2)]，好発部位は右心耳であり危険因子は右房内モヤモヤエコーであると報告されている[3]。

今回我々は，右房内腫瘍と鑑別困難であった，右房内自由壁に形成された血栓の症例を経験したため報告する。

● 症例

症例：72歳　男性
主訴：特になし
既往歴：H1年　心房細動
家族歴：特記すべきことはなし
現病歴：H1年より心房細動のため外来経過観察していた。H14年7月8日経胸壁心エコーにて，右房内に可動性を有する連続した2個の腫瘤様エコー（32×18 mm，15×15 mm）が認められた。血栓または右房内腫瘍が疑われ，精査加療目的にH14年7月10日入院となった。
入院時現症：身長165 cm，体重67.8 kg，血圧90/50 mmHg，脈拍40回/分 不整。肺野にラ音聴取せず正常呼吸音であり，心雑音聴取せず。腹部は平坦・軟であり，下腿浮腫は認めず。
入院時血液検査所見：特に異常認めず。
心電図：除脈性心房細動（図1）
心拍数：40/分
胸部X線：心胸郭比は56％と軽度心拡大を認めたが，肺鬱血・胸水貯留は認めず（図2）。

入院時経胸壁心エコー：両心房の軽度拡大認め，右房内に可動性を有する2個の腫瘤様エコー（32×18 mm，15×15 mm）が認められた（図3）。

入院時経食道心エコー：両心房にモヤモヤエコーを認めたが，左房のほうがモヤモヤエコーは著明であった。右房内の右心耳付近と自由壁に可動性を有する径3 cmの房状の腫瘤を認め（径28×24 mm・径35×21 mm），表面粗雑で内部エコーは均一であった（図4）。また，カ

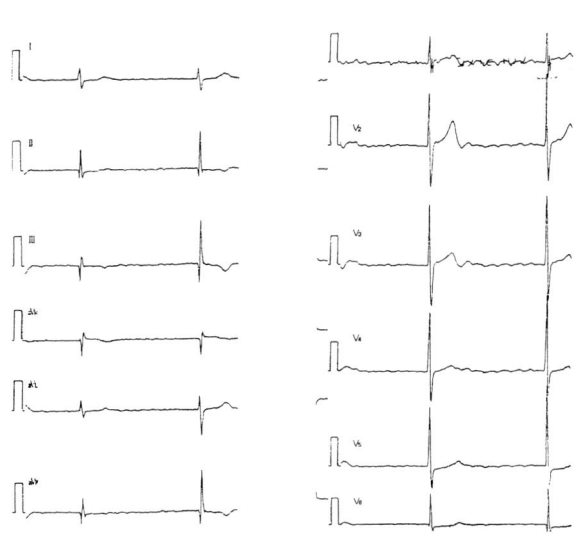

図1　入院時心電図

■VII. 心臓腫瘍

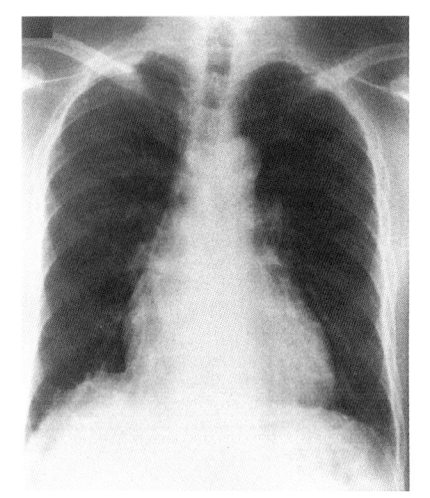

図2 入院時胸部レントゲン写真

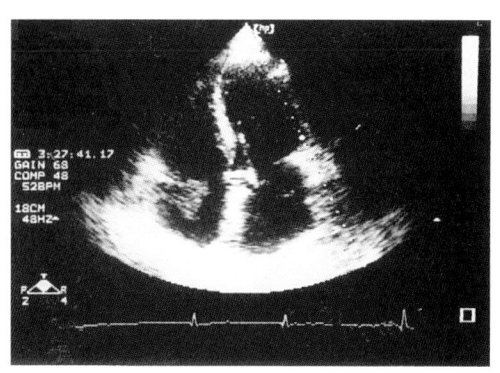

図3 入院時経胸壁心エコー

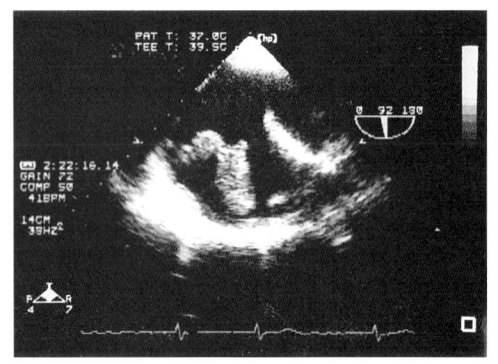

図4 入院時経食道心エコー(1)

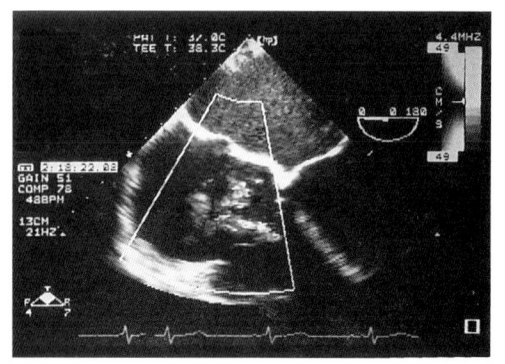

図5 入院時経食道心エコー(2)

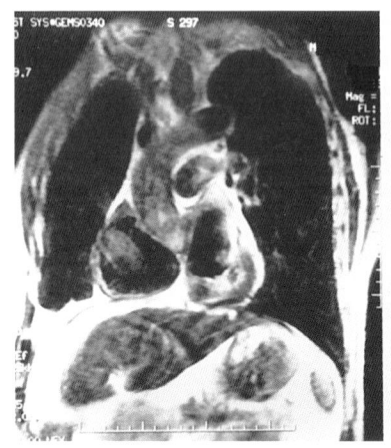

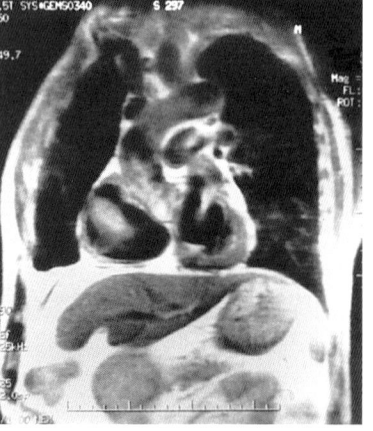

図6 胸部MRI冠状断面（左：T1強調画像，右：T2強調画像）

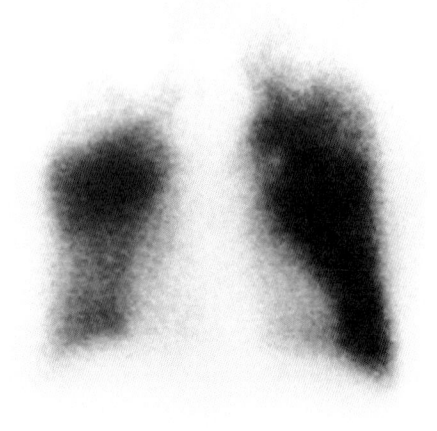

図7 肺血流シンチ

ラードップラー上腫瘍エコー内に血流シグナルは認めず，中等度三尖弁逆流を認めた．左房内は左心耳を含め詳細な検索を試みたが血栓は認められなかった（図5）．

入院時MRI：T1でlow intensity，T2でhigh intensityに描出され，造影にてenhanceされない径2cm大（25mm×30mm）の腫瘤影が認められた（図6）．

入院後経過：右房内腫瘤はまず血栓である可能性を考え，抗凝固療法を開始した．しかし抗凝固療法開始8日目，消化管出血を合併したため抗凝固療法の継続は断念せざるをえなかった．この時エコー上腫瘍サイズは全く縮小傾向を認めず，腫瘍の可能性が高まった．また肺血流シンチにて右肺尖部・中葉に血流低下を認め（図7），肺塞栓症の合併も確認されたため，手術による腫瘍摘出術が望ましいと判断し8月15日手術を施行した．摘出した腫瘍は表面平滑・乳白色・球状の腫瘍であり，右房自由壁の肉柱に2カ所で付着していた（径35mm×20mm×15mm）（図8）．病理組織は大部分がフィブリンであり一部に内皮細胞の被覆を認め，比較的新しい血栓であり器質化への移行時期であることが分かった（図9）．

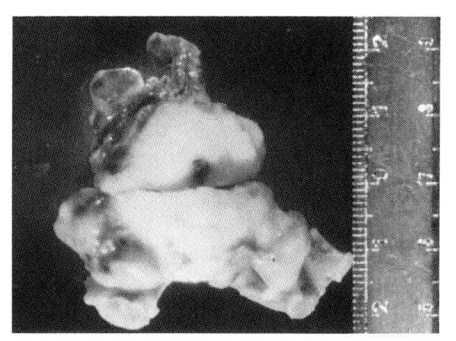

図8　右房内血栓摘出標本

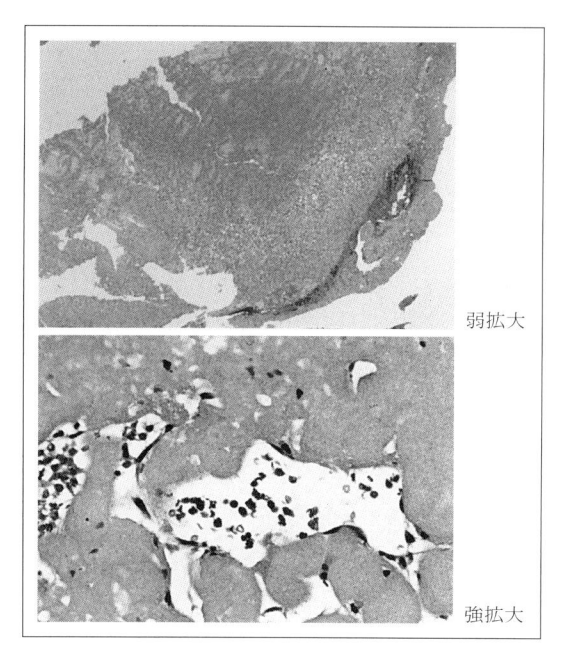

図9　右房内血栓病理組織像

● 考察

今回の症例では，右房内腫瘤について血栓と腫瘍の鑑別が困難であった。右房内血栓を示唆する所見は①心房細動歴が長い，②右房径が大きい，③右房内モヤモヤエコーが著明であることであり，一方右房内腫瘍を示唆する所見としては①左房内モヤモヤエコーの方が右房内モヤモヤエコーより著明であるが左房内には左心耳を含め血栓を認めない，②中等度以上の三尖弁逆流があり，右房内には血栓ができにくい，③右房の自由壁は右心耳と比較し血栓の好発部位ではないことであった。右房内血栓・腫瘍共に疑われたが，比較的大きく抗凝固療法使用できず，また肺塞栓の合併もあり手術による摘出術を施行した。病理学的に血栓であったが，形成部位が血栓の好発部位でなく腫瘍との鑑別は困難であった。なおヘパリン等を用いたため抗リン脂質抗体等特殊な凝固能異常の検査は施行しなかったが，PT・APTT は正常であった。

● 結語

右房自由壁に形成された右房内腫瘤と鑑別困難であった右房内血栓の手術例を経験したので報告した。

● 文献

1) Corrado, G., et al : Eur. Heart J., **22** : 1042 ～ 1051, 2001.
2) Bashir, M., et al : J. Am. Soc. Echocardiogr., **14** : 122 ～ 127, 2001.
3) de Divitiis, M., et al : Am. J. Cardiol., **84** : 1023 ～ 1028, 1999.

慢性関節リウマチを合併したため腫瘍摘出後診断に難渋した左房粘液腫の一例

関西労災病院循環器科　西尾まゆ／南都伸介／上松正朗／大原知樹／両角隆一／粟田政樹
肥後修一朗／大西俊成／飯田　修／井藤紀明／永田正毅

心臓粘液腫は IL-6 産生腫瘍であり，高率に発熱，貧血，関節痛などの constitutional sign を認め，血中炎症反応は高値を呈するが，これらの症候は腫瘍の摘出に伴い速やかに消失，改善することが知られている。今回われわれはレイノー症状を主訴とする IL-6 産生左房粘液腫患者において，腫瘍摘出術を施行した後，IL-6 の再上昇ならびにレイノー症状，関節痛の増悪を認めたものの，腫瘍再発は認めず，診断に難渋した一例を経験し，診断には，粘液腫の再発，転移の可能性が否定しきれないため長期にわたる経過観察を必要とした。

● 症例

症例：63 歳　女性

主訴：前屈時胸部圧迫感
家族歴・既往歴：特記すべきことなし。
現病歴：平成元年より寒いところで指先が冷たくなるという自覚症状があり，近医にてレイノー症状と診断されていたが，自己抗体，リウマチ因子は正常であったため経過観察されていた。

平成 10 年 5 月より前屈時に，失神発作および胸部不快感が出現するようになったが放置していた。しだいに労作時にも胸部不快感が出現するようになり，手指にこわばりや腫脹が出現したため，6 月 24 日当院を受診した。

現症：身長 148 cm，体重 42 kg，脈拍 80/分 整，血圧 125/72 mmHg，呼吸音；清明，ラ音聴取せず，心音；胸骨左縁第 3 肋間にて拡張期ランブル Levine Ⅰ/Ⅵ度を聴

■ Ⅶ. 心臓腫瘍

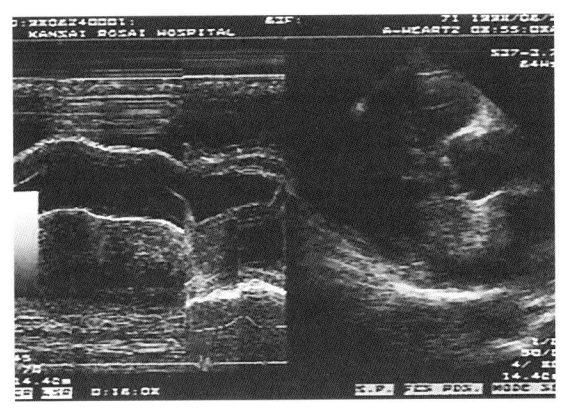

図1 心エコー

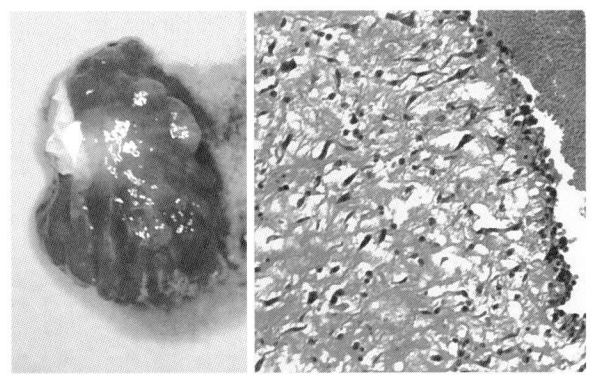

図2 左：心房中隔に付着する径 60 mm × 30 mm，重量 38 g，弾性軟の有茎状腫瘍。右：紡錘形の粘液腫細胞と間質に粘液を認めた。

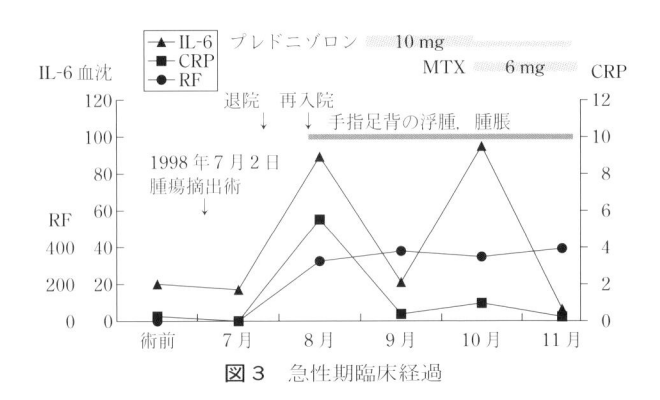

図3 急性期臨床経過

取，肝脾：触知せず。上肢は両Ⅱ-Ⅳ指と手指全体に腫脹，手背に浮腫を認めた。下肢にて両足背に腫脹を認めた。

入院時検査所見：WBC 8100/mm³，RBC 431 × 10⁴/mm³，Hb 11.3 g/dl，Ht 33.8％，Plt 35.2 × 10⁴/mm，T.Bil 0.5 mg/dl，AST 13 IU/L，ALT 20 IU/L，T.P 7.4 g/dl，Alb 4.0 g/dl，CRP 1.3 mg/dl，IL-6 19.9 pg/mlと高値で，血沈2時間値63 mmと亢進を認めた。手指のソーセージ様の腫脹と胸部症状を伴っていることより当初は自己免疫疾患を疑い自己抗体を調べたがリウマチ因子陰性，抗DNA抗体，抗Jo-1抗体，抗RNP抗体陰性，抗Sm抗体，抗Scl-70抗体，抗SS-A抗体，抗SS-B抗体，抗セントロメア抗体はすべて陰性であり，血清学的検査からは膠原病は否定的であった。

断層心エコー図検査（図1）にて心房中隔に付着した有茎性の腫瘤が拡張期に左房から僧帽弁を通って左心室に陥入する所見を認め，左房内腫瘍，特に左房粘液腫が強く疑われた。したがって膠原病様症状は粘液腫に付随する症状と考えた。

7月2日開心摘出術を施行した。腫瘍は，肉眼的には心房中隔に付着する弾性軟の有茎状腫瘍であり，組織学的に左房粘液腫と診断した（図2）。腫瘍内のIL-6は12500 pg/mlと高値を示した。

腫瘍摘出後血清IL-6は術前より低下し，CRPと血沈も正常化した。術前に見られた手足の腫脹や浮腫は改善を認め，術後21日目に軽快退院した。ところが術後40日目に再度手足の浮腫，腫脹を主訴として来院，IL-6，CRPとも再上昇を認め，術前には正常値であったRFは321と高値を示した（図3）。

検査目的に再入院したが，心エコーや，CTにて腫瘍の取り残しや再発，転移は認められなかった。さらにCastleman病や甲状腺炎，シェーグレン病等のIL-6関連疾患の鑑別を行ったが，リンパ節，甲状腺や自己抗体に異常を認めず合併は否定的であった。

リウマチ因子が陽転化していること，関節の疼痛，腫脹が強いことより慢性関節リウマチに準じて治療を開始し炎症症状の沈静化を認めた。

その後4年の経過の間に，両側の手関節ならびに足関節の腫脹が増悪し，リウマチ因子は持続的に高値を示した。平成13年4月，手関節の軟部組織の腫脹と関節液の貯留を認め，慢性関節リウマチの診断基準を満たすようになり，当院整形外科にて滑膜切除を施行した。以上より本症例は慢性関節リウマチの経過中，偶発的に左房粘液腫が出現したものと診断した。

●考案

粘液腫では腫瘍の産生するIL-6により[1]約30～60％の症例に発熱，貧血，関節痛などのconstitutional signを認め，血中炎症反応は高値を呈する[2]。IL-6による生体徴候は摘出に伴い速やかに改善するといわれており，血清中IL-6活性は粘液腫摘出術後遠隔期における再発および発育度の評価にも応用可能である[3]。本症例では術直後にIL-6の低下と，全身症状の改善を認め，通常の粘液腫と同様の経過をとった。しかし術後一時改善したIL-6活性が再上昇し，同時に赤沈，CRP，関節症状の悪化を認めたため粘液腫の再発や末梢塞栓の可能性を否定できなかった。しかし4年間の経過観察を行った結果，3年目に慢性関節リウマチの診断基準を満たすようになったため，慢性関節リウマチの経過の中で偶発的に左房粘液腫が出現したものと診断し得た。粘液腫でのIL-6産生が確認されたにもかかわらず摘出前IL-6より術後のIL-6が高値であったこともその診断をうらづけるものと考えられた。

左房粘液腫の中には本症例のように特異な経過を示すものがあり，術後再発の診断に際して留意する必要があると考え報告した。

●文献

1) Hirano, H., Taga, T., Tasukawa, K., et al : Human B-Cell

differentiation factor defined by an anti-peptide antibody production. Proc. Natl. Acad. Sci., **84** : 228～231, 1987.
2) Sutton, M. G. S. J., Mercier, L.-A., et al : Atrial myxomas, a review of clinical experience in 40 patients. Mayo Clin. Proc., **55** : 371～376, 1980.
3) 佐地 勉, 松尾準雄, 小松 寿, 他：心臓粘液腫における生体徴候と血中および腫瘍組織中interleukin-6活性に関する検討. 呼吸と循環. **41** : 891～895, 1993.

【特別講演】
心臓腫瘍と心腔内異常構造物

大阪市立大学大学院医学研究科循環器病態内科学　吉川純一

心臓腫瘍は他臓器の腫瘍に比して非常に稀な疾患であり, 原発性腫瘍は剖検例中 0.0017～0.33%[1,2] 程度である. 心筋, 心外膜への遠隔転移または近接臓器からの直接浸潤による続発性腫瘍は原発性の 6～40 倍と報告されている. 原発性腫瘍はその約 75% が良性である[3].

● **心臓腫瘍の症状, 臨床所見**

心臓腫瘍の症状, 臨床所見は, その腫瘍の大きさや発生部位によりさまざまである.

血行動態への影響：心腔内に発生する腫瘍（粘液腫など）は, 小さければ無症状のまま経過する. ある程度の大きさになると僧帽弁や三尖弁, 大動脈弁などの弁口を塞ぎ, さも弁狭窄のような症状, 臨床所見を呈する. 左房粘液腫では左房圧, 肺動脈圧の上昇, 肺うっ血を引き起こし, 僧帽弁狭窄症と類似した所見を呈する. 場所や大きさによっては弁口を塞ぎ, 失神発作を起こすこともある. 右心系の心腔内腫瘍の場合には右心不全症状, 肺動脈弁狭窄症と類似した所見を呈する. 心筋内や心嚢への浸潤が主体の場合には, 心筋症や心タンポナーデのような臨床所見を呈する. 拡張能障害をはじめに引き起こし, 呼吸困難, 肺うっ血, 肝腫大, 腹水, 四肢の浮腫などの症状がみられる.

塞栓症：心腔内の腫瘍では腫瘍の一部が遊離して全身の末梢動脈, 臓器へ塞栓を起こすことがあり, これが初発症状の場合もあり, 突然死することもある. 左心系の腫瘍の場合では冠動脈に塞栓を起こし心筋梗塞の合併や, 脳塞栓, 腹腔臓器への塞栓を引き起こす. 右心系の場合は肺動脈塞栓症を起こし, 肺高血圧症を合併することがある.

不整脈：不整脈はあらゆる種類のものが出現する可能性がある. たとえば腫瘍が心筋内に浸潤し, 刺激伝導系を侵すと脚ブロックや房室ブロックが出現する. 致死的不整脈により突然死する場合もある.

● **原発性心臓腫瘍**

原発性心臓腫瘍の約 75% は良性で[3], その約 30% が粘液腫であり, ほかに横紋筋腫, 脂肪腫などがよくみられる. 悪性の原発性腫瘍は血管肉腫, 横紋筋肉腫, 中皮腫などが多い.

1. 良性腫瘍

粘液腫（Myxoma）：発生部位は 75% が左房と一番多く, つづいて 18% が右房である. 心室内の発生は極めて稀である. 男女比は 1：3 で女性に多く発症年齢は 30 歳代から 60 歳代までが大半を占める. 家族性の粘液腫は約 10% を占め, 常染色体優性遺伝, 10 歳代後半の男性に多く, 再発率が高い[4]. 性状は乳頭状または分葉状の腫瘍で, ゼラチン様である. 有茎性で, 心房原発では卵円窩由来が多い. 茎の有無と付着部位の同定は粘液腫に特徴的であり, 血栓や他の腫瘍との鑑別のうえで重要である. 粘液腫のうち 30～40% に塞栓症を合併し, また弁口への嵌頓による突然死があるため, 治療は診断がつき次第外科的処置を行う.

脂肪腫（Lipoma）：中年以降に発生する良性腫瘍である. 臨床的に問題となるのは弁周囲に発生し狭窄症を引き起こす場合と, 伝導障害を起こす場合である.

横紋筋腫（Rhabdomyoma）：小児で最も多い良性心臓腫瘍である[5]. その 1/3 の症例で結節性硬化症を合併する. 心筋内または心筋内から心腔に突出し, エコー輝度が高いのが特徴的である. 転移することはなく, 経過観察となる場合が多い.

線維腫（Fibroma）：小児で 2 番目に多い. 左室や心室中隔に孤立性に発生する. 腫瘍が増大し, 左室流出路の狭小化や刺激伝導系の障害を起こすことがある.

血管腫（Hemangioma）：心膜および心筋に発生しやすい. 通常症状を起こすことはなくほとんどの症例が剖検で発見される. 時に心タンポナーデや収縮性心膜炎症状を呈する.

2. 悪性腫瘍

肉腫（Sarcoma）：原発性悪性腫瘍の中では最も多く心臓腫瘍全体のうち約 20% を呈する. 血管肉腫, 横紋筋肉腫, 繊維肉腫が主で右房に最も多く生じ, 次いで左房, 右室, 左室, 心室中隔の順である. 小児では横紋筋肉腫, 成人では血管肉腫が最も多い. 血管肉腫は血管に富み MRI 上, T1 強調像で増強される. 腫瘍は心臓から心膜, 中隔, 肺, 脊椎などの周囲臓器に浸潤し, 診断時には 80% の症例に遠隔転移を認める. そのため外科的処置の適応となるものは少なく, 予後は極めて不良である. 診断後, 数週間から数年以内に死亡する.

中皮腫（Mesothelioma）：心外膜から発生する悪性腫

Ⅶ. 心臓腫瘍

瘍で最も多い。心臓を取り巻くように発育するために心外膜炎や心タンポナーデに似た症状をきたし，血性の心嚢液貯留を認めることが多い。予後は非常に悪く，発症6ヵ月以内に約39%が死亡する。

●続発性心臓腫瘍

転移性心臓腫瘍は心外膜への転移により心嚢液貯留を認めることが多く，心筋への転移は稀である。原発巣としては肺癌，白血病，乳癌，悪性リンパ腫が多く，直接浸潤，リンパ行性，血行性に転移する。最も高率に心臓に遠隔転移するものは悪性黒色腫であり，50～65%が血行性に転移する。腎癌や肝癌の一部が下大静脈を経て右房に突出したり，肺癌が肺静脈から左房に突出したりすることもある。

●腫瘍と鑑別すべき構造物

腫瘍とまぎらわしい心腔内の構造物として以下のものがあり，これらの所見を周知しておく必要がある。

1．異常構造物と間違われやすい正常構造物

右房内の静脈洞弁遺残：右房内に可動性に富む線状または膜様，レース様の構造物がエコー上認められることがある。胎生期の遺残組織である下大静脈の右房への開口部に見られる下大静脈弁（Eustachius valve），冠静脈洞の右房への開口部に見られる冠静脈弁（Thebesius valve）などである。大きいものは Chiari's network と呼ばれる。

左室内の仮性腱索（False tendon）：僧帽弁とその付属部に関係しない，心室中隔と左室自由壁をつなぐ線状エコーとして認められる。臨床的意義はほとんどない。時に心尖部で肉柱組織が目立つ場合には心尖部壁在血栓や心筋緻密化障害などとの鑑別が必要である。

左房内の肺静脈開口部：左肺静脈の隔壁が長く，左房内に突出している場合があり，腫瘍や三心房心とまぎらわしいことがある。痩せている人でみられることが多い。経食道エコーで鑑別することができる。

右室内の肉柱（Moderator band）：右室内の肉柱は流入路で発達しており，特に moderator band は厚みのある筋性組織として認めるため，異常組織との鑑別が必要である。

心房中隔瘤など：卵円窩の近傍に認められる。収縮期に左房側へ，拡張期に右房側へ動くことが多い。

2．異常構造物

血栓：心腔内の血流がうっ滞しやすい症例，特に心機能が高度に障害された症例や心房細動，僧帽弁狭窄症の症例に合併することが多い。疑われた場合は付着部位，その大きさ，形状，可動性の有無などの評価が必要となる。心エコーではアーチファクトとの鑑別が必要となることが多く，多方向から観察したり，心尖部血栓には高周波プローベを併用したりするのも有用である。左房内血栓は左心耳に認めることが多いが，心耳内の構造物との鑑別が必要となる。鑑別には経食道心エコーが有用である。

疣贅：不明熱や心雑音のスクリーニング，または感染症状や塞栓症状を有する場合に弁尖に付着する異常エコーを認めた場合には，疣贅を疑って検査を進める。臨床症状や血液培養などのほかの検査所見も考慮し診断する必要がある。異常陰影の形状，大きさ，付着部位，可動性の有無，弁や腱索の障害の有無，弁輪部などでの膿瘍形成の有無などの診断が必要である。

●参考文献

1) Am. J. Cancer, 27 : 329～333, 1935.
2) Ar. Pathol., 39 : 74～78, 1945.
3) Molina, J. E., et al : Thorac. Cardiovasc. Surg., 38 : 183, 1990.
4) Vidaillet, H. J., et al : Br. Heart J., 57 : 247, 1987.
5) Allard, M. F. : Current Medicine, 15 : 1～22, 1995.

VIII
β遮断薬

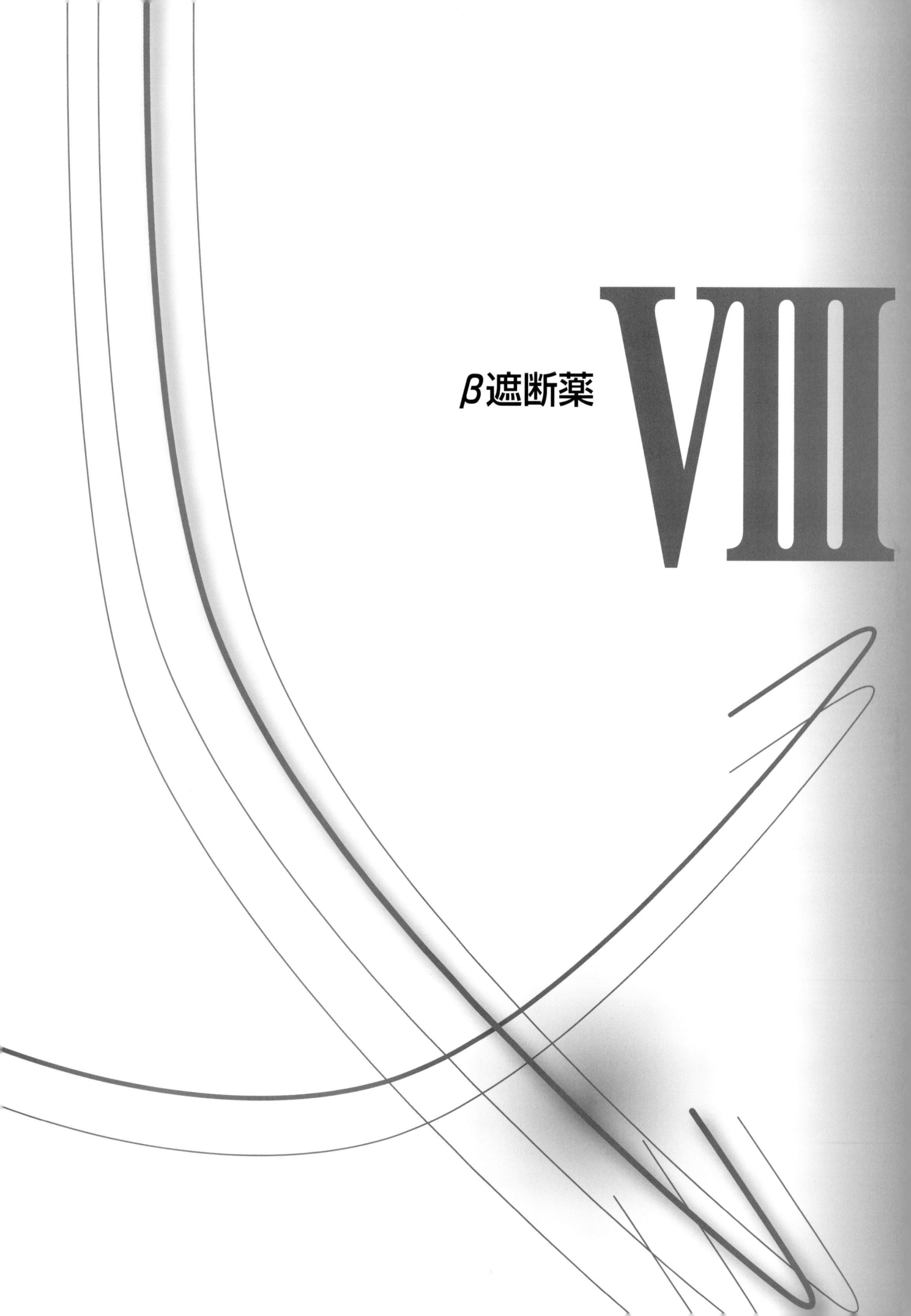

β遮断薬により僧帽弁閉鎖不全の軽減を認めた肥大型心筋症の一症例

関西労災病院循環器科　大西俊成／上松正朗／南都伸介／大原知樹／両角隆一／西尾まゆ
　　　　　　　　　　粟田政樹／肥後修一朗／飯田　修／井藤紀明／永田正毅
同　生理検査部　小林直子／大野弥生／大畑早苗／山崎その子

●はじめに

　肥大型心筋症は圧負荷等では説明し得ない不均一な非対称性の心筋肥大を特徴とする心筋疾患であり[1]、一般に収縮機能は正常に保たれていることが多いが、左室心筋の肥大が進行すると左室コンプライアンスが低下し、拡張機能が低下し、拡張不全による心不全の出現に注意を要する。肥大型心筋症、特に左室流出路狭窄を伴う閉塞性肥大型心筋症に対してはしばしばβ遮断薬が用いられる[2]。一方、閉塞性肥大型心筋症は、しばしば僧帽弁閉鎖不全症を合併する[3]。一般に僧帽弁閉鎖不全による急性左心不全または慢性心不全の急性増悪期の治療としては、利尿薬や血管拡張薬、強心薬等が一般に用いられ、陰性変力作用を有するβ遮断薬は禁忌とされる。したがって、肥大型心筋症に僧帽弁閉鎖不全を合併し、かつ心不全を呈する場合にはその治療薬選択には慎重を要する。我々は、僧帽弁閉鎖不全を合併し、心不全症状を呈した肥大型心筋症に対し、当初よりβ遮断薬を投与することにより僧帽弁閉鎖不全の軽減および心不全の軽快を認めた一例を経験したので報告する。

●症例

症例：48歳　男性
主訴：全身倦怠感、呼吸困難
既往歴：昭和51年（22歳）慢性関節リウマチ、平成14年7月26日（48歳）声帯腫瘍（摘出術）、アルコール性肝障害、平成14年9月13日（48歳）頚部脂肪沈着症（摘出術）

家族歴：特記すべきことなし、家系に突然死なし。
現病歴：平成14年7月25日、心電図異常を指摘され当科初診。心エコー図上、左室中隔から前壁にかけて非対称性の壁肥厚を認め、肥大型心筋症（HCM）を疑った。平成14年9月13日施行の頚部脂肪摘出術後、食思不振が出現し、同年9月27日頃より呼吸苦が出現した。その後も呼吸苦が軽快しないため同年10月3日当科外来を受診した。胸部レントゲン写真にて軽度の肺うっ血を認め、心不全の診断にて同日当科に転科となった。

入院時現症：意識清明、NYHA II度、身長155 cm、体重55 kg、体温36.6℃、血圧105/79 mmHg、脈拍64/分、整、頚静脈怒脹なし、肺音：清明、ラ音、笛音聴取せず、心音：心尖部にLevine III/VI度の汎収縮期雑音、および胸骨右縁第2肋間にLevine III/VI度の収縮期雑音を聴取、肝脾触知せず、全身に浮腫なし。

入院時血液検査：pH 7.375、PCO_2 44.3 mmHg、PO_2 73.4 mmHg、HCO_3 25.3 mmol/l、B.E. 0.5 mmol/l、Sat 94.3%（2・O_2カニューラ）、WBC 5.2 × $10^3/mm^3$、RBC 3.14 × $10^6/mm^3$、Hb 10.8 g/dl、Ht 32.0%、Plt 147 × $10^3/mm^3$、TP 6.2 g/dl、Alb 3.4 g/dl、BUN 7.9 mg/dl、Cr 0.61 mg/dl、Na 141 mmol/l、K 4.0 mmol/l、Cl 105 mmol/l、T-Bil 0.4 mg/dl、AST 24 U/l、ALT 17 U/l、LDH 156 U/l、CPK 29 U/l、T-CHO 141 mg/dl、TG 119 mg/dl、CRP 0.3 mg/dl、FBS 117 mg/dl、HbA_{1c} 6.7%

入院時胸部レントゲン：心胸郭比56%、肋骨横隔膜角（Costophrenic angle）は両側で鈍で、軽度の肺うっ血および心拡大を認めた（図1）。

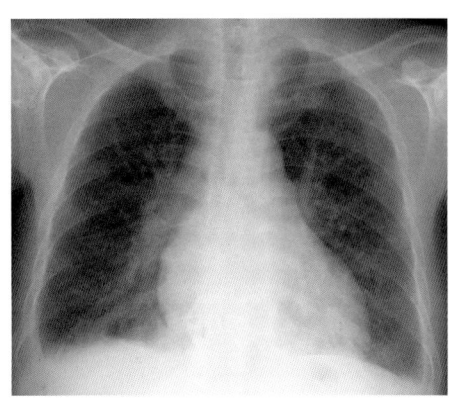

図1　入院時胸部レントゲン（平成14年10月3日）

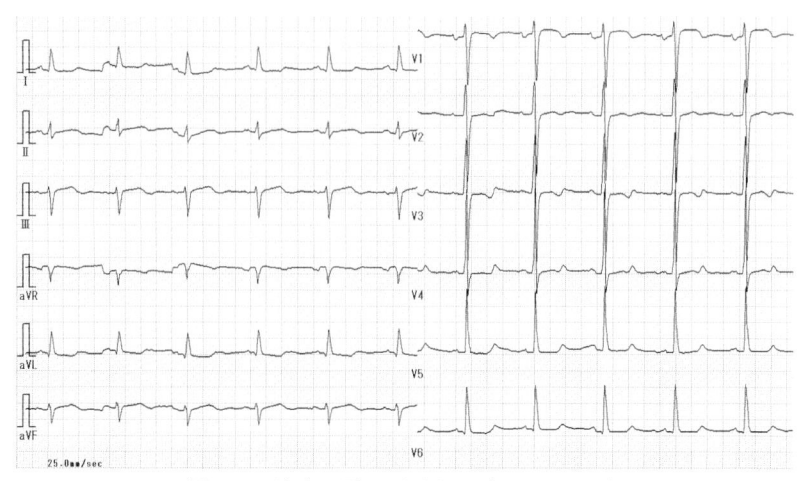

図2　入院時心電図（平成14年10月3日）

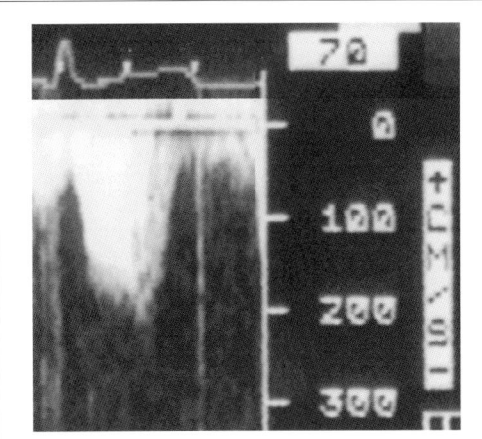

図 3-1 左室駆出血流速-連続波ドプラ法 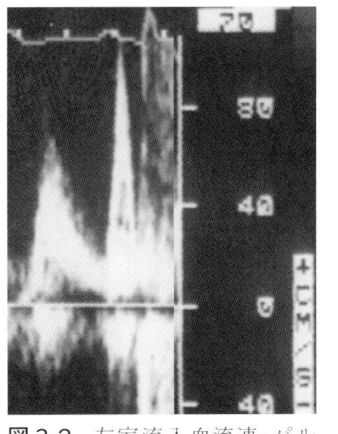
図 3-2 左室流入血流速-パルスドプラ法
図 3 平成14年7月25日

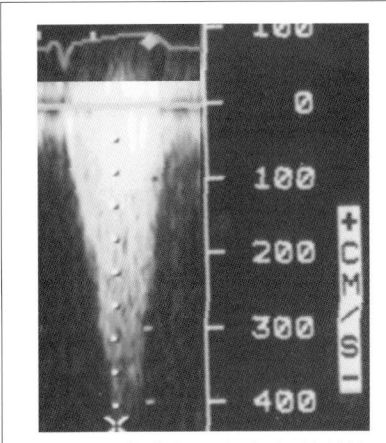

図 4-1 左室駆出血流速-連続波ドプラ法 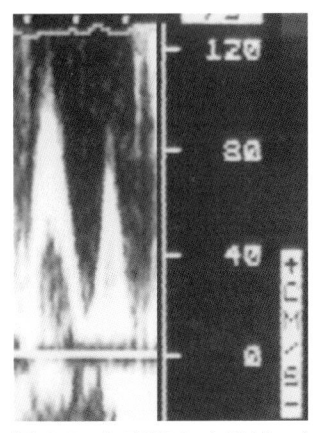
図 4-2 左室流入血流速-パルスドプラ法
図 4-3 心尖部長軸-カラードプラ法 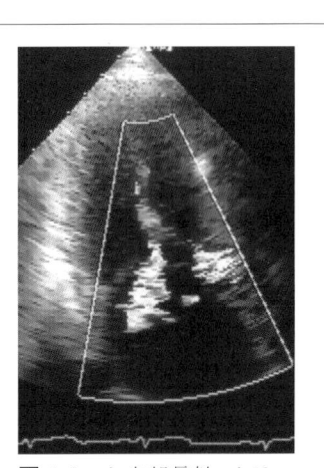
図 4 平成14年10月3日

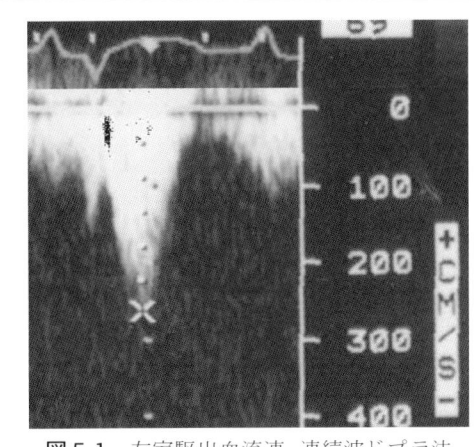

図 5-1 左室駆出血流速-連続波ドプラ法
図 5-2 左室流入血流速-パルスドプラ法 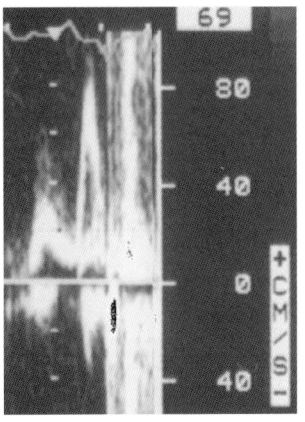
図 5-3 心尖部長軸-カラードプラ法 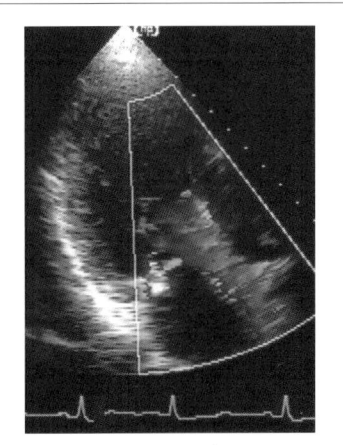
図 5 平成14年11月28日

■Ⅷ. β遮断薬

入院時心電図：sV$_1$ + rV$_5$ = 4.6 mV と，左室肥大を認めた（図2）。

当科初診時（7月25日）の心エコー図：傍胸骨左縁長軸，短軸像では，心室中隔の肥厚，左室流出路の狭小化，僧帽弁前尖に軽度逸脱および前壁中隔から側壁にかけて，および前乳頭筋の肥大を認めた。LVDd 46 mm，LVDs 27 mm，EF 72％，FS 41％で左室拡大なく，左室壁運動も良好であった。心尖部長軸カラードプラ像では，僧帽弁前尖の軽度逸脱を認めるも，僧帽弁逆流は軽度で，左室駆出血流速の増大を認めた。左室流出路における連続波ドプラ法では，収縮期後半期に急峻なピークをもつ駆出血流速パターンを認め，ピーク血流速は 2.3 m/s と増大した（図3-1）。左室流入速波形は拡張早期波（E波）の減高，心房収縮期波（A波）の増高を認め，流速比（E/A）は低下しており，左室弛緩障害の存在が疑われた（図3-2）。

当科転科時（10月3日）の心エコー図：左室壁運動は良好でLVDd 50 mm，LVDs 29 mm と左室拡大はみられなかったが，カラードプラ法では7月25日に比べ，僧帽弁接合部から左房後壁に向かう僧帽弁逆流の増大を認めた（図4-3）。左室流出路における連続波ドプラ法では収縮後半期にピークをもつ駆出血流速パターンを認め，ピーク血流速は 4.3 m/s と著明に増大しており，圧較差増大していることがわかった（図4-1）。左室流入速波形は E 波の増高，E 波の減速時間（DcT）の短縮を認め，左房圧の上昇ならびに僧帽弁逆流の増大が示唆された（図4-2）。

入院後経過：本症例では心不全の原因として頸部脂肪摘出術後の食思不振により，脱水傾向となり，左室流出路狭窄の増大を生じ，その結果僧帽弁逆流の増悪，心不全の出現をきたし悪循環となったと考えた。そこで，通常の急性心不全の治療に用いる利尿薬，ジギタリス製剤，カテコラミンは使用せず，β遮断薬（メトプロロール 40 mg/日），Ⅰa 群抗不整脈薬（シベンゾリン 200 mg/日）の投与を開始した。その結果，心不全症状は著明に改善し平成15年10月11日退院となった。

退院後（11月28日）の心エコー図：傍胸骨左縁長軸，短軸像では同様で心室中隔と前乳頭筋の肥大，左室流出路の狭小化がみられ，左室壁運動は良好でLVDd 48 mm，LVDs 29 mm と左室拡大はなかった。カラードプラ法では10月3日に比べ著明な僧帽弁逆流の軽減を認め（図5-3），左室流出路における連続波ドプラ法ではピーク血流速 2.6 m/s であり圧較差も改善していることが確認された（図5-1）。左室流入速波形では E 波の減高，A 波の増高を認め，再び左室弛緩障害パターンを呈した（図5-2）。

心臓カテーテル検査：左室造影で右前斜位像にて左室下壁から心内腔に突出する壁肥厚を認め，拡張期にバナナ状を呈し，Ⅰ度の僧帽弁逆流を認めた。この時点では心室内圧較差は認めなかった。なお，冠動脈造影は正常であった。

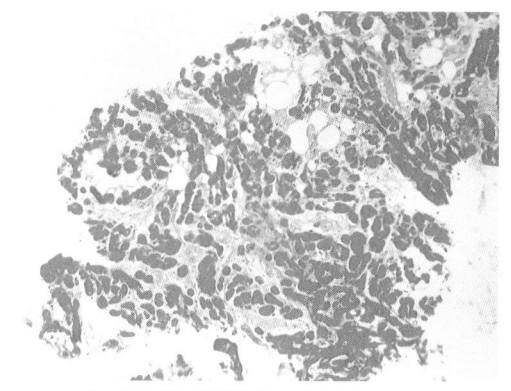

図6　病理組織所見（AM × 100）

心筋の病理組織所見：心筋肥大と fibrosis を伴った組織を認め，心筋細胞の錯綜配列もみられ，病理学的には肥大型心筋症に合致した（図6）。

●考察

本症例では，術後の食思不振による脱水を契機に肥大型心筋症における左室の狭小化が進行，流出路狭窄が増大，僧帽弁逆流の増悪を来たし，血行動態の破綻を生じて心不全を呈したと考えられた。そこで通常の急性心不全，慢性心不全増悪の治療には禁忌とされるβ遮断薬を当初より投与することにより，速やかに僧帽弁逆流の軽減および心不全の改善を認めた。肺うっ血を認める心不全に対しては通常利尿薬や血管拡張薬による治療を行うが，本症例のように僧帽弁閉鎖不全を合併した閉塞性肥大型心筋症においては，心不全増悪時であっても一般には禁忌とされるβ遮断薬の投与が治療に有効であることが示唆された。もちろん心不全増悪時におけるβ遮断薬投与は慎重でなければならないが，本例のように左室流出路狭窄および僧帽弁逆流の合併例における心不全例においては，その発生機序からみて，利尿薬による過剰な血管内ボリュームの減少はかえって左室流出路圧較差を増大せしめ，僧帽弁逆流を増大させる危険性が考えられ，β遮断薬の慎重な投与が有効であると考えられた。

●参考文献

1) Richardson, P., et al : Report of the 1995 World Health Organization/International Society and Federation of Cardiology task force on the difinition and classification of cardiomyopaties. Circulation, **93** : 841～842, 1996.
2) Harrison, D. C., et al : Effect of beta adrenergic blockade on the circulation, with particular reference to observations in patients with hypertrophic subaortic stenosis. Circulation, **29** : 84～98, 1964.
3) Schwammenthal, E., et al : Mechanism of Mitral Regurgitation in Hypertrophic Cardiomyopathy. Circulation, **98** : 856～865, 1998.

心筋梗塞に対するカルベジロールの有用性の検討

姫路循環器病センター循環器科　山田慎一郎／宝田　明／林　孝俊／志手淳也
池田嘉弘／山城荒平／水谷和郎／梶谷定志

●背景と目的

心筋梗塞の急性期の予後はPTCAなどによる早期再灌流療法やCoronary Care Unitの普及などにより，この20年間で劇的に改善した．当院でも昨年の院内での心筋梗塞の死亡率は4％にまで減少している．しかし，一方で心筋梗塞を原因とする慢性心不全の増加が問題となってきている．一旦慢性心不全となると急性増悪による入院をくり返すようになり，また最終的には心不全死や突然死をきたすことも多く，予後不良である．

α遮断作用をあわせ持つβ遮断薬であるカルベジロールは，近年慢性心不全に対する有用性が数多くの大規模試験で証明され[1]，日本でもβ遮断薬として初めて心不全に対する適応が認められた．今回我々はカルベジロールを心筋梗塞発症早期より投与することの有用性について検討した．

●対象と方法

対象は当院に1998年より2000年までの間に急性前壁心筋梗塞（前下行枝を責任病変とする）にて入院し，直ちに経皮的冠動脈形成術（PTCA）を施行され成功した48症例（男性38例，女性10例，平均年齢61歳）である．発症2，3日後にカルベジロール投与群（N＝24）と非投与群（コントロール群）（N＝24）とに振り分けた．その後発症7～10日目（急性期）と3カ月目（慢性期）に心電図同期心筋シンチグラフィー（SPECT法）を施行し，心筋の血流と左心室の壁運動を同時に測定した．血流の欠損の総数は数値化した総欠損数（total defect score : TDS）で表した．また，左室壁運動は左室駆出率で評価した．プロトコールを図1に示す．慢性期の心筋血流と左心室壁運動の改善度を急性期のものと比較した．

●結果

患者背景では両群間に有意な差はなかった．最大CPK値はどちらも4000 IU/L以上と高値であった（表1）．表2に示すように急性期においてはカルベジロール群（総欠損数33.7 ± 5.7，左室駆出率42.9 ± 12.0％）とコントロール群（総欠損数33.9 ± 4.0，左室駆出率41.2 ± 11.3％）との間に心筋血流の総欠損数や左室駆出率で差は認められなかった（表2）．しかし，慢性期になるとカルベジロールを投与した群のみが血流（総欠損数30.9 ± 3.9，p＝0.02）・壁運動（50.0 ± 15.1％，p＝0.002）ともに急性期に比べて改善していた（表3，図2・3）．総欠損数の改善度と左室駆出率の改善度との間には有意な相関関係が認められた（図4）．

●考察

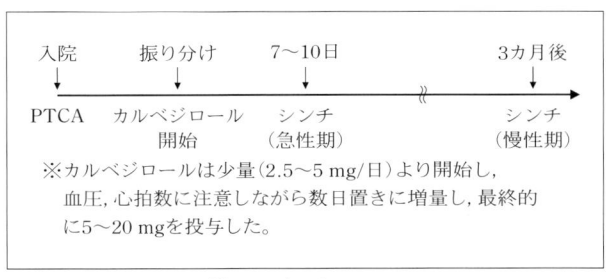

カルベジロールはβ遮断薬であると同時に強い抗酸化作用を擁しており，虚血性心疾患患者の血管内皮機能を改善することにより血流を改善することが報告されている．今回の我々の検討で，カルベジロールは心筋の血流と左室壁運動を同時に改善することが判明し，またその

図1　プロトコール

入院　振り分け　7～10日　　　　3カ月後
PTCA　カルベジロール　シンチ　　シンチ
　　　　開始　　（急性期）　　（慢性期）

※カルベジロールは少量（2.5～5 mg/日）より開始し，血圧，心拍数に注意しながら数日置きに増量し，最終的に5～20 mgを投与した．

表1　患者背景

	カルベジロール群	コントロール群
男性／女性	19/5	19/5
年齢	60.4 ± 9.8	61.5 ± 9.8
高血圧	12(50%)	10(42%)
糖尿病	3(13%)	4(17%)
高脂血症	13(54%)	9(38%)
喫煙	14(58%)	16(67%)
最大CPK	4998 ± 2638	4860 ± 2206
最大CPK-MB	449 ± 233	409 ± 202

表2　急性期シンチグラフィー

	カルベジロール群	コントロール群
左室駆出率（％）	42.9 ± 12.0	41.2 ± 11.3
拡張末期容積（ml/m²）	80.1 ± 17.1	82.5 ± 15.3
総欠損数（TDS）	33.7 ± 5.7	33.9 ± 4.0

表3　慢性期シンチグラフィー

	カルベジロール群	コントロール群
左室駆出率（％）	50.0 ± 15.1＊	43.5 ± 9.8
拡張末期容積（ml/m²）	77.6 ± 20.2	79.6 ± 15.8
総欠損数（TDS）	30.9 ± 3.9＊＊	33.9 ± 3.7

＊p＝0.002 vs 急性期，＊＊p＝0.02 vs 急性期

■ Ⅷ. β遮断薬

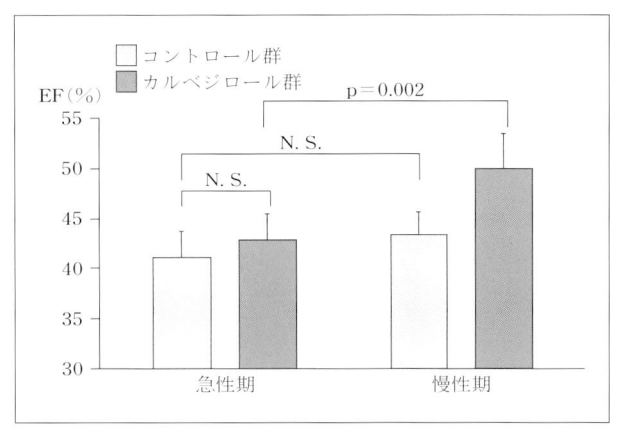

図2 左室駆出率の変化

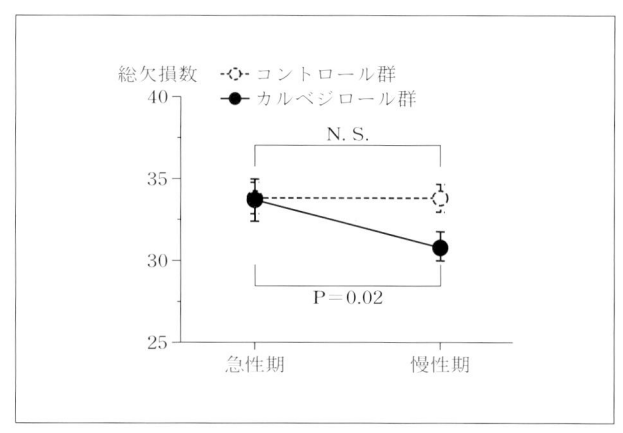

図3 総欠損数（血流）の変化

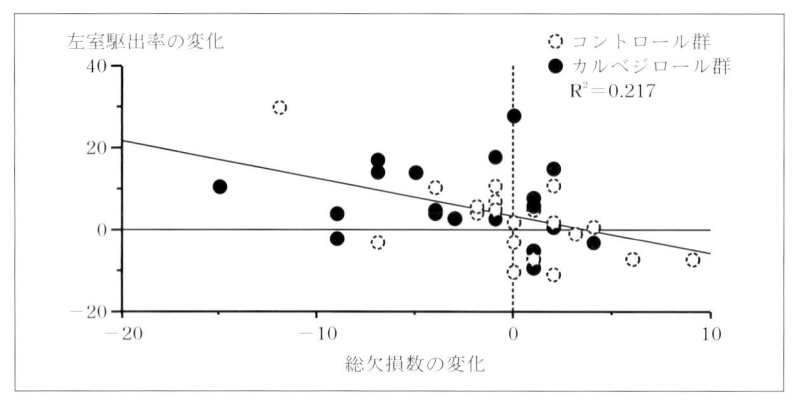

図4 左室駆出率の変化と総欠損数の変化との関連

改善に相関を認めることからカルベジロールの抗酸化作用が血流を改善し，このことが左室機能の改善にある程度寄与しているものと考えられた．

近年のβ遮断薬，特にカルベジロールによる心不全治療の進歩はめざましく，以前は治療不可能と思われた重症例でも著明な改善を認めることも少なくない．しかし，一方で治療不応例が数多く存在するのも事実であり，他の多くの疾患がそうであるように慢性心不全においても早期に治療を開始することが重要である．慢性心不全の原因としては大きく虚血性と非虚血性に分けられる．近年生活習慣の欧米化に伴い急速に心筋梗塞後の虚血性心不全が増加している．今回の研究で，カルベジロールを発症早期より投与することは心筋血流や左室壁運動を改善することが明らかになった．このことは，カルベジロールが心筋梗塞後の慢性心不全への移行を予防する可能性を示唆している．昨年発表された大規模臨床試験であるCAPRICORNでも，カルベジロールは心筋梗塞の予後を改善することが示されており[2]，また本邦でも心不全に適応が認められたこともあり今後の成果が期待される．

●文献

1) The effect of carvedilol on morbidity and mortality in patients with chronic heart failure. N. Engl. J. Med., **334**: 1349～1355, 1996.
2) Carvedilol Post-Infarct Survival Control in LV Dysfunction (CAPRICORN). Lancet, **357**: 1385～1390, 2001.

慢性心不全患者におけるカルベジロールの効果
―拡張機能からみた検討―

大阪府立病院心臓内科　浅井光俊／下永田剛／三崎尚之／山田貴久
牧野信彦／木岡秀隆／玉置俊介／福並正剛

●背景

我々は，カルベジロールがアムロジピンと比し，慢性心不全患者において予後を改善することを報告した〔日内会誌，90（臨時増刊）：132，2001〕。そこで，慢性心不全患者において両薬剤が左室拡張能にどのような影響を与えるのか比較検討した。

●対象と方法

心プールシンチグラムで左室駆出率40％未満で，ジギタリス製剤，アンジオテンシン変換酵素阻害薬等を投与されている慢性心不全患者連続91例を対象とした。心不全の原因は特定しなかったが14日以内発症の急性心筋梗塞患者，急性心不全患者，50回／分以下の徐脈，血圧90 mmHg以下の患者，気管支喘息，高度の腎障害，肝障害患者は除外した。上記基準を満たした患者に対し，臨床症状が落ち着いていることを確認し，文書による同意を得た上で登録した。登録後，エントリー順にカルベジロール，アムロジピン，プラセボにランダム化，割り付けを行った。カルベジロール群は2.5 mgで開始し，2週間ごと漸増し20 mg／日を目標とした。また，アムロジピン群は1.25 mgで開始し，2週間ごと漸増し10 mg／日を目標とした。エントリー時に脈拍，血圧，6分間歩行，心プールシンチグラムを用い左室容量曲線から左室最大充満速度（PFR）を計測，心臓超音波検査，血清ノルエピネフリン，血漿アルドステロン値，血漿レニン活性を測定した。3群とも1年間経過観察を行い1年後に上記検査を再施行した。

●結果

対象は91例であり，カルベジロール群30例，アムロジピン群31例，プラセボ群30例であった。各群の患者背景を表1，表2に示すが，特に有意差を認めなかった。各薬剤投与1年後，図1に示すように血圧は有意差を認めなかったが，脈拍は，カルベジロール群で有意に低下を認めた。図2に示すように左室駆出率は全群で有意に改善を認めたが，左室拡張末期径はカルベジロール群の

表1　Entry時の検査所見の比較（1）

	Carvedilol群	Amlodipine群	Placebo群	p Value
No.（人）	30	31	30	
年齢（歳）	63 ± 11	62 ± 12	65 ± 13	N.S.
性比（男性）	25（83％）	27（87％）	21（70％）	N.S.
虚血性心疾患	15（50％）	20（65％）	16（53％）	N.S.
NYHA機能分類	2.2 ± 0.6	1.9 ± 0.6	2.0 ± 0.8	N.S.
6分間歩行距離（m）	385 ± 71	375 ± 79	368 ± 85	N.S.
脈拍（bpm）	75 ± 12	73 ± 12	78 ± 14	N.S.
収縮期血圧（mmHg）	126 ± 14	127 ± 11	136 ± 21	N.S.
ジギタリス	26（87％）	26（84％）	27（90％）	N.S.
ACE阻害薬	24（80％）	26（84％）	21（70％）	N.S.

N.S.：not statistically significant

表2　Entry時の検査所見の比較（2）

	Carvedilol群	Amlodipine群	Placebo群	p Value
PFR（EDV/sec）	1.47 ± 0.45	1.78 ± 1.05	1.39 ± 0.71	N.S.
RI-EF（％）	31 ± 7	29 ± 7	30 ± 7	N.S.
LVDd（mm）	62 ± 8	64 ± 6	61 ± 6	N.S.
Lown分類	3.3 ± 1.7	4.0 ± 0.9	3.1 ± 1.5	N.S.
ANP（pg/ml）	43 ± 40	84 ± 110	55 ± 46	N.S.
Ald（pg/ml）	110 ± 116	80 ± 60	104 ± 100	N.S.
Renin（ng/ml/h）	9.7 ± 12.3	8.7 ± 8.6	5.8 ± 6.1	N.S.

PFR；左室最大充満速度　RI-EF；心筋シンチ左室駆出率　LVDd；左室拡張末期径
ANP；心房利尿ペプチド　Ald；aldosterone

■ Ⅷ. β遮断薬

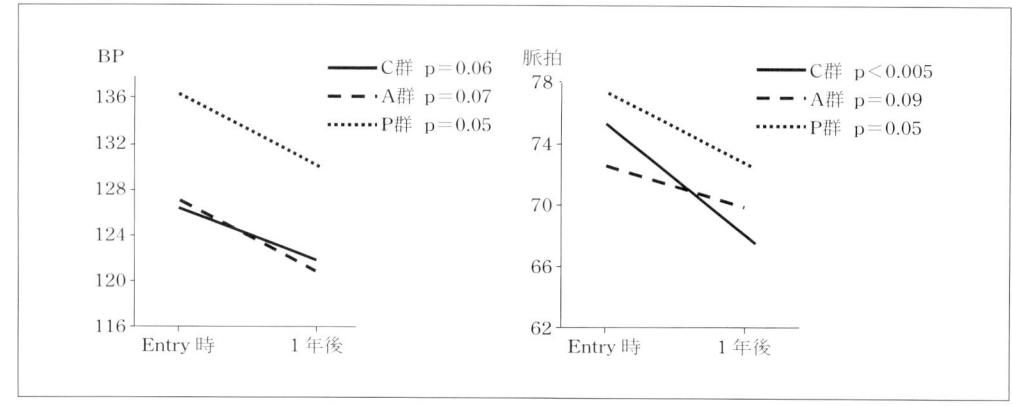

図1 薬剤投与による血圧，脈拍の変化

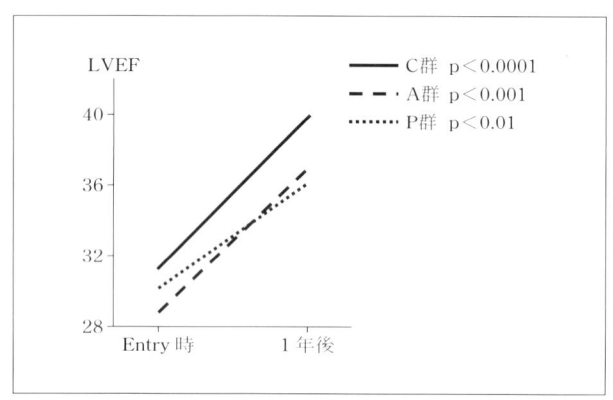

図2 薬剤投与による LVEF の変化

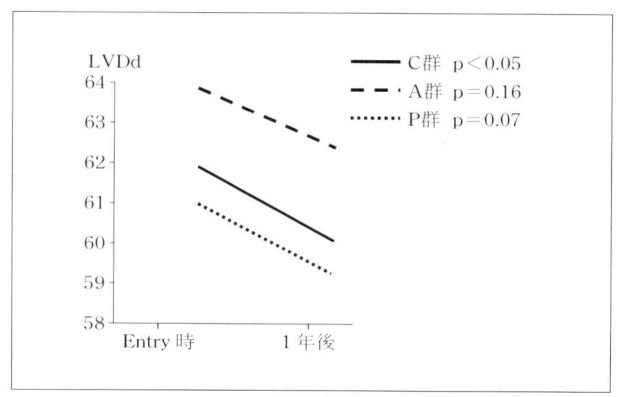

図3 薬剤投与による LVDd の変化

み有意に減少した（図3）。拡張能の指標である左室最大充満速度はカルベジロール群のみ有意に増大した（図4）。

●考察

慢性心不全患者に対するβブロッカー投与の有効性が確認されたのが，US カルベジロール試験である[1]。その後も種々の大規模試験によりその有効性は確立されたと言ってよい。今回我々は，その有効性を左室収縮能，拡張能，remodeling の観点から検討した。基礎治療薬としてアンジオテンシン変換酵素阻害薬が処方されており，左室駆出率は全ての群で改善が得られた。しかし，カルベジロール群にのみ左室拡張末期径の縮小，左室最大充満速度の増大が観察され，収縮能のみならず reverse remodeling，拡張能の改善が得られた。このことがカルベジロール投与により予後の改善に結びついている可能性が示唆された。拡張能改善の機序として収縮能改善に伴うものは否定できない。しかし，投与3カ月後，収縮能は不変であるが拡張能の改善が起こり，その後収縮能が改善するという報告[2]もあり，今後検討せねばならない。

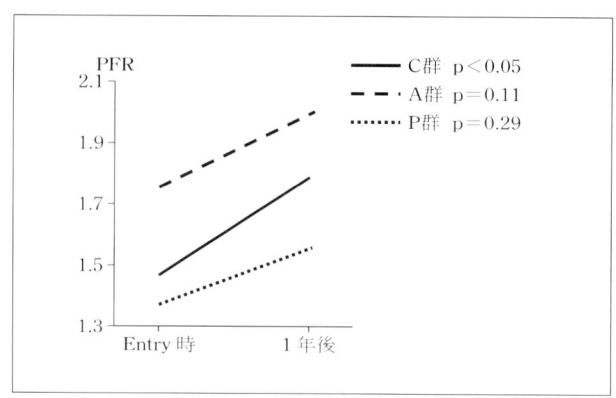

図4 薬剤投与による左室最大充満速度の変化

●文献

1) Packer, M., Bristow, R.B., Cohn, J., et al : the effect of carvedilol on morbidity and mortality in patients with chronic heart failure. N. Engl. J. Med., **334** : 1349 〜 1355, 1996.
2) Anderson, B., Caidahl, K., Waagstein, F., et al : Change in early and late diastolic filling patterns induced by long term adrenergic β-blockade in patients with idiopathic dilated cardiomyopathy. Circulation, **94** : 673 〜 682, 1996.

BMIPP心筋シンチと心筋生検組織型による拡張型心筋症のβ遮断薬治療反応性の検討

大阪労災病院循環器科　砂　真一郎／西野雅巳／板倉玉季／谷池正行／江神康之／習田　龍
田中健二郎／足立孝好／棚橋秀生／田内　潤／山田義夫

● 背景

拡張型心筋症（DCM）に対して，β遮断薬治療は標準的治療となっている。

しかし，実際にβ遮断薬治療を行う際，治療前にその効果を予測することは困難である。

● 目的

DCMのβ遮断薬治療に対する反応性を，BMIPPシンチおよび心筋バイオプシーの結果により検討すること。

● 対象

BMIPPシンチ，心筋バイオプシーおよび心臓超音波検査を施行しえた27人のDCM患者（男性21人，女性6人，年齢：53.3 ± 13.6歳）。

● 方法

全症例においてβ遮断薬投与開始前に，心臓超音波検査にて左室拡張末期径（LVDd），左室収縮末期径（LVDs），左室駆出率（EF）を測定した。また，BMIPPシンチにてBMIPP取り込み率を測定した。すなわち，^{123}I 111 MBqをbolus投与し，全投与量に対する心筋への集積量の比をBMIPP取り込み率として算出した[1]。また，心筋生検による線維化スコアを評価した。右室心筋生検を施行し，心筋線維化の程度により，以下のように分類した。

0：心筋線維化を認めない，またはほとんど認めないもの。
1：軽度の心筋線維化を認めるもの。
2：中等度の心筋線維化を認めるもの。
3：高度の心筋線維化を認めるもの。

β遮断薬治療により6カ月後にEFが10％以上改善を認めたものをβ遮断薬治療反応群とし，それ以外をβ遮断薬治療非反応群として上記の指標を比較検討した。

● 結果

反応群は20人，非反応群は7人であった。両群間で治療前のLVDd, Ds, EFに有意な差は認めなかった（表1）。BMIPP取り込み率は非反応群で有意に低かった（$p < 0.01$）（図1）。また，心筋線維化の程度は非反応群で有意に高かった（$p < 0.05$）（図2）。BMIPP取り込み率と心筋線維化の程度の間には，図3の如く有意ではあるが，疎な関連が認められた（$y = -0.31x + 1.91$, $r = -0.5$,

表1　患者背景

	反応群 (N = 20)	非反応群 (N = 7)	p-value
年齢（歳）	54.9 ± 14.4	51.7 ± 12.1	N.S.
性別（男性比）	15/20	6/7	N.S.
Dd（mm）	62.8 ± 7.9	59.0 ± 8.5	N.S.
治療前 Ds（mm）	52.3 ± 10.0	47.8 ± 8.8	N.S.
EF（％）	32.9 ± 11.8	39.6 ± 8.8	N.S.

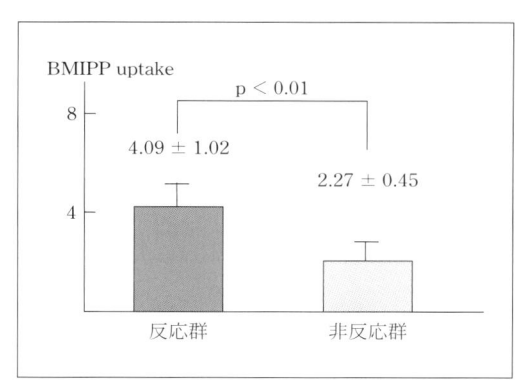

図1　BMIPP取り込み率と治療反応性

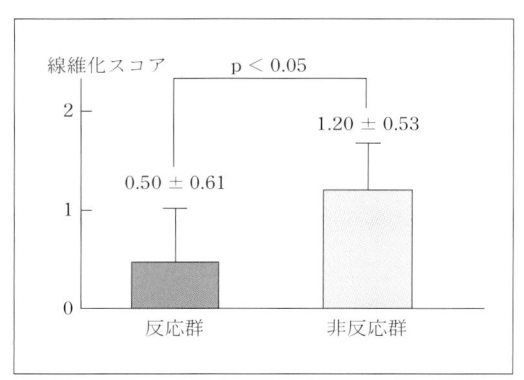

図2　線維化スコアと治療反応性

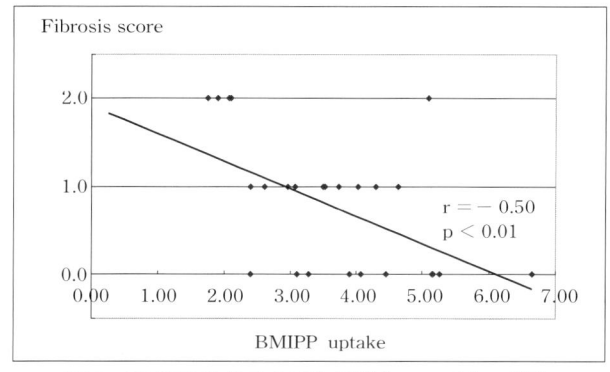

図3　BMIPP取り込み率と線維化スコアとの関連

●考察

これまで、DCM の β 遮断薬治療に対する反応性の予測因子として種々の因子が検討されている[1～5]。今回、われわれは BMIPP 取り込み率および心筋線維化の程度を比較検討した。結果、両指標とも DCM の β 遮断薬治療反応群と非反応群間で有意な差を認めたが、両指標間は疎な関連を認めるのみであった。BMIPP 取り込み率は心筋線維化の程度に比し両群のオーバーラップが少ない傾向にあり、より β 遮断薬治療に対する反応性の予測に有用と考えられた。線維化スコアは生検を施行した心筋の一部の指標であり、BMIPP 取り込み率は心筋全体の指標となりうるため、後者のほうが指標として有用である可能性が示唆された。

●総括

BMIPP 取り込み率および心筋線維化の程度により、DCM の β 遮断薬治療に対する反応性を予測できる可能性が示唆された。また、心筋線維化と BMIPP 取り込み率は疎な関連を認めたが、β 遮断薬の反応性予測には後者のほうがより有用である。

●参考文献

1) Ito, T., et al : Relationship between evaluation by quantitative fatty acid myocardial scintigraphy and response to beta-blockade therapy in patients with dilated cardiomyopathy. Eur. J. Nucl. Med., 28(12) : 1811～1816, 2001.
2) Yamada, T., et al : Which subgroup of patients with dilated cardiomyopathy would benefit from long-term beta-blocker therapy? J. Am. Coll. Cardiol., 21(3) : 628～633, 1993.
3) Suwa, M., et al : Myocardial integrated ultrasonic backscatter in patients with dilated cardiomyopathy: prediction of response to beta-blocker therapy. Am. Heart J., 139(5) : 905～912, 2000.
4) Yoshinaga, K., et al : Predicting the effects on patients with dilated cardiomyopathy of beta-blocker therapy, by using iodine-123-15-(p-iodophenyl)-3-R,S-methylpentadecanoic acid (BMIPP) myocardial scintigraphy. Ann. Nucl. Med., 12(6) : 341～347, 1998.
5) Li, L. X., et al : Comparative study of 201Tl-scintigraphic image and myocardial pathologic findings in patients with dilated cardiomyopathy. Ann. Nucl. Med., 10(3) : 307～314, 1996.

【特別講演】

慢性心不全と筋小胞体機能

山口大学医学部器官制御医科学講座循環病態内科学　矢野雅文

●はじめに

心機能が低下すると、交感神経系やレニン-アンジオテンシン系が活性化され体液の貯留や血管の収縮、心拍数の増加が起こり、血行動態が維持される。初期にはこれらの機序は代償的に働くが、長期にわたり持続すると心筋細胞の肥大、リモデリング、心筋虚血およびエネルギーの枯渇が起こり難治性の心不全を生じる。

近年、レニン-アンジオテンシン系阻害薬が心不全患者における心筋リモデリングを改善し、各種心血管イベントや死亡率を減少させることが、多くの大規模臨床試験より明らかとなった。一方、β 遮断薬もビソプロロールを用いた CIBIS、CIBIS-II、メトプロロールを用いた MERIT-HF、カルベジロールを用いた PRECISE、COPERNICUS などの臨床試験により、死亡率を減少させることが示された。本邦においても MUCHA 試験で、ACE 阻害薬との併用ではあるが、心不全に対する β ブロッカーの有用性が示されている。しかしながら、心不全に対する β 遮断薬の作用機序については不明な点が多い。

最近、β 遮断薬が、心筋筋小胞体機能を改善することにより心筋細胞内 Ca 過負荷を抑制する機序が明らかになりつつあり、心機能、心室リモデリング改善の機序としても注目されている。

1. β 受容体と細胞内シグナル伝達

心不全では交感神経の持続的な興奮によりノルエピネフリンが放出され、血中濃度が上昇する。心不全患者の血中ノルエピネフリン濃度が上昇するほど予後が悪くなることが示されている[1]。β 遮断薬はノルエピネフリンによる β 受容体刺激を抑えることで、心不全に対する効果を発揮する。β 受容体より下流のシグナル伝達における β 遮断薬の分子生物学的な作用機序については、様々な機序が推測されている（図 1）。

まず第一に、β アドレナリン受容体リン酸化酵素（β ARK）の抑制効果がある。心不全において、血中カテコラミンが上昇すると心筋の β 受容体が長期に刺激され、β ARK が活性化する。β 受容体が β ARK によってリン酸化されると、抑制蛋白である β アレスチンが受容体に結合し、β 受容体と下流のシグナル伝達に解離を生じ、心機能が低下する[2]。β 遮断薬は β ARK の活性化を抑制し、β 受容体以下のシグナル伝達を改善し、心機能を改善させると考えられている。また、心不全モデルにおいて、β 遮断薬がマトリックスメタロプロテイナーゼ（MMP）活性を低下させることにより、心室のリモデリ

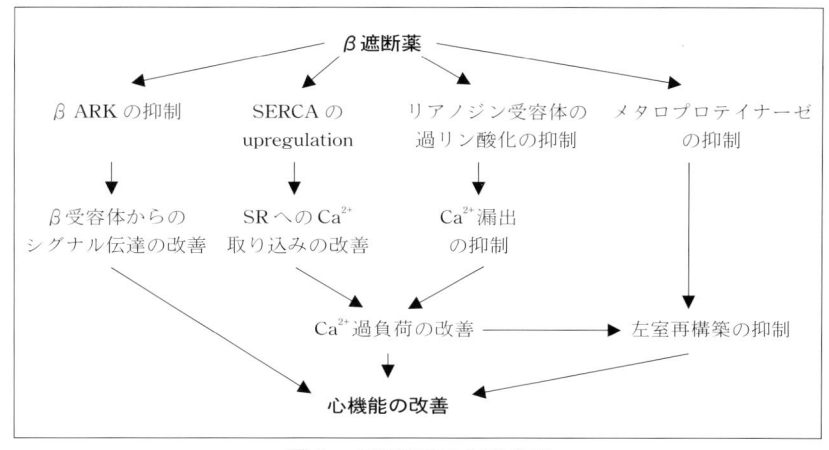

図1 β遮断薬の作用機序

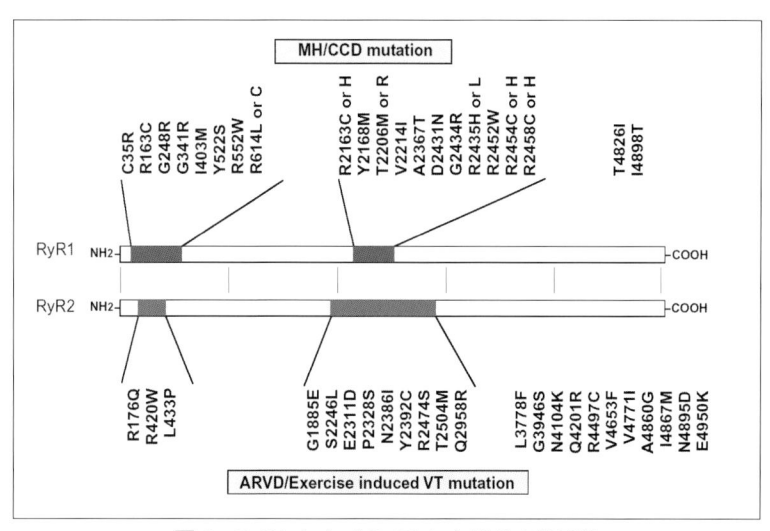

図2 RyR1およびRyR2における突然変異

ング（心室の拡大と線維化）を抑制することが示されている[3]。

2. β遮断薬と心筋筋小胞体機能

高頻度左室ペーシングによるイヌ心不全モデルにおけるメトプロロール慢性投与後のRyR2リン酸化とチャンネル機能についての検討から[4]，メトプロロール投与群ではRyR2に結合した脱リン酸化酵素のPP1，PP2A発現が保たれRyR2の過リン酸化が抑制されており，これに一致して，心不全群（RyR2のチャンネル開放特性が異常に増大）に比し，チャンネル開放特性が正常化することが判明した。

著者らも高頻度右室ペーシングによるイヌ心不全モデルを用いて，ペーシング開始時よりプロプラノロールを慢性投与し，FKBP12.6とRyR2の結合比率，およびRyR2の構造変化について検討した[5]。その結果，FKBP12.6とRyR2の結合比率は，正常群では3.6：1，心不全群では1.1：1，プロプラノロール投与群では2.4：1であり，プロプラノロール慢性投与により，RyR2に結合しているFKBP12.6量が保持されることが判明した。またこれに一致して，プロプラノロール投与群でよりリアノジン受容体の構造が保たれ，Ca²⁺漏出も抑制されていた。さらに，プロプラノロール投与群では心機能が改善し，左室リモデリングは抑制されていた。

このように，β遮断薬には心不全時のPKAによるリアノジン受容体の過リン酸化を抑え，FKBP12.6のRyR2からの解離を抑制することで，Ca²⁺漏出を防ぎ，Ca²⁺過負荷を改善する可能性があることが示されつつある。このことはβ遮断薬の心不全に対する有力な作用機序の1つとして注目される。

3. リアノジン受容体の突然変異と病的心

以前から悪性高熱症（MH）および Central Core Disease（CCD）が，骨格筋型リアノジン受容体（RyR1）のpoint mutationで発症することはよく知られていた。しかもそのmutaion部位が5000アミノ酸という巨大分子であるリアノジン受容体の，ごく限られた部位に集中していることに興味をもたれていた。2001年，はじめて疾病に関連した心筋型リアノジン受容体（RyR2）のpoint mutationが報告された。現在までに30個以上のpoint mutationが報告されている。これらのpoint mutationは運動誘発性心室頻拍，多型性の心室頻拍，ARVD typeⅡの患者において発見されている[6]。これらRyR2のpoint mutation部位は，MHやCCDでRyR1で報告されているmutation部位に重なる部分が多い（図2）。これはRyR1とRyR2の間で共通したチャンネル制御メカニズムが存

■ VIII. β遮断薬

在する可能性を示している[7]。さらに，上述のFKBP12.6の結合部位がこれらの制御ドメインの近傍に位置することから，心不全時の病態にも関与する可能性がある。

● おわりに

心不全における心筋細胞内Ca^{2+}調節機構変化，特にSR Ca^{2+}-ATPase, RyRの機能変化を中心に最近の知見を概説した。心不全では拡張期に異常なCa^{2+}の"leak"が生じており［このCa^{2+}の"leak"はMarksらの言う"aberrant"な拡張期のCa^{2+}放出[8]と同義と考えられる。即ち，心不全時にRyRのCa^{2+}感受性が上昇し，拡張期の低いCa^{2+}レベル（sub μM）でも少量のCa^{2+}が放出され続ける］。Ca^{2+}-ATPase活性の低下とあいまって細胞内Ca^{2+} overloadをきたし，収縮，弛緩障害，催不整脈性を引き起こすと考えられる。

慢性心不全の治療目的に開発された新しい強心薬のほとんどは（Ca^{2+}センシタイザーのピモベンダンを除き），心不全患者の死亡率を増加させる結果となった。その理由の一つに，ほとんどの強心薬が血行動態の改善と引き替えに"さらなる細胞内Ca^{2+} overload"という高い犠牲を払ったため心筋細胞障害が進行し，心不全患者の予後を悪化させたことが考えられる。それにひきかえ，β遮断薬が心不全に対して有効であることが，多くの大規模臨床試験などで示された。その作用機序の一つとして，最近，β遮断薬がPKAを介するリアノジン受容体の過リン酸化を抑制し心機能，心室リモデリングを改善する可能性が示された。今後は，ますます"細胞内Ca^{2+} overloadの是正"という観点からの新しい慢性心不全治療の展開が期待される。

● 文献

1) Cohn, J. N., Levine, T. B., Olivari, M. T., et al : Plasma norepinephrine as a guide to prognosis in patients with chronic congestive heart failure. N. Eng. J. Med., 311 : 819 ~ 823, 1984.
2) Inglese, J., Tomhave, E. D., Lefkowitz, R. J., et al : Structure and mechanism of the G protein-coupled receptor kinases. J. Biol. Chem., 268 : 23738 ~ 23753, 1993.
3) Senzaki, H., Paolocci, N., Gluzband, Y. A., et al : β-blockade prevents sustained metalloproteinase activation and diastolic stiffning induced by angiotensin II combined with evolving cardiac dysfunction. Circ. Res., 86 : 807 ~ 815, 2000.
4) Reiken, S., Gaburjakova, M., Gaburjakova, J., et al : β-Adrenergic receptor blockers restore cardiac calcium release channel (ryanodine receptor) structure and function in heart failure. Circulation, 104 : 2843 ~ 2848, 2001.
5) Doi, M., Yano, M., Kobayashi, S., et al : Propranolol prevents the development of heart failure by restoring FKBP12.6-mediated stabilization of ryanodine receptor. Circulation, 105 : 1374 ~ 1379, 2002.
6) Marks, A. R. : Clinical implications of cardiac ryanodine receptor/calcium release channel mutations linked to sudden cardiac death. Circulation, 106 : 8 ~ 10, 2002.
7) Ikemoto, N., Yamamoto, T. : Regulation of calcium release by interdomain interaction within ryanodine receptors. Front. Biosci., 7 : 671 ~ 683, 2002.
8) Marks, A. R. : Cardiac intracellular calcium release channels —Role in heart failure— (mini review). Circ. Res., 87 : 8 ~ 11, 2000.

【特別講演】

心不全治療と核医学

国立循環器病センター放射線診療部　石田良雄

心不全患者への核医学検査の応用は，心プールシンチグラフィによる左室駆出率（LVEF）の計測と心筋血流SPECTによる心筋線維化の観察に限られていたが，① ^{99m}Tc標識製剤（^{99m}Tc-MIBI, ^{99m}Tc-tetrofosmin）による心電図同期心筋血流SPECTを用いた左室容積・LVEF計測法（Quantitative Gated SPECT），② 脂肪酸トレーサおよびグルコーストレーサによる心筋代謝イメージング（^{123}I-BMIPP SPECTおよび^{18}F-FDG PET），③ ノルエピネフリン（NE）トレーサによる心臓交感神経イメージング（^{123}I-MIBGイメージング）などの進歩によってその重要性が増してきた。本稿では，拡張型心筋症（DCM）を基礎疾患とする心不全患者へのこれらの応用のなかで，特にβ受容体遮断薬治療に際して有益な診断情報について概説する。

● Quantitative Gated SPECT（QGS）による左室機能評価[1]

β受容体遮断薬はDCM患者の心機能ならびに長期予後の改善に有効性が認められているが，無効例も少なくなく心不全を増悪させるリスクもある。したがって，治療開始後は慎重な左室機能モニタリングが必要となる。その簡便さから心エコー図が専ら利用されているが，計測の精度ならびに再現性には限界を持つ。心プールシンチグラフィは，LVEF計測に優れるが左室容積計測には限界がある。このような中で，心電図同期心筋血流SPECT像（^{99m}Tc標識製剤による）の心筋輪郭抽出に基づく左室容積計測法が注目されてきた。1995年にGermanoらによって開発されたQGSソフトウェアは，その代表である。同法を用いると，β受容体遮断薬治療

奏効例では，LVEF の上昇ならびに左室壁運動の改善とともに，左室拡張末期容積の顕著な縮小化（reverse remodeling）が観察でき，効果判定に非常に優れている。

● ¹⁸F-FDG PET による心筋代謝評価[2]

心不全における心筋エネルギー代謝異常の本態は十分に解明されていないが，最近になって心不全の進行とともに心筋利用エネルギー基質が脂肪酸からグルコースにシフトする現象（胎児化現象）が明らかになってきた。第一は，心臓移植を受けた DCM 症例の摘出心の遺伝子診断で，ミトコンドリアの脂肪酸β酸化酵素の mRNA 発現が低下していることを示した成績である。第二は，イヌのペーシング誘発心不全モデルで，ペーシング持続時間の増加による収縮不全の進行とともに，心筋の脂肪酸摂取が低下する一方で糖摂取が増加する現象が認められ，かかる基質利用の変化は NO 産生障害に関係することを示した成績である。したがって，このような代謝シフトの検出に基づいて心筋代謝障害の重症度推定が可能と考えられ，β受容体遮断薬の効果判定にも応用が期待される。

著者らは，DCM 症例 45 例に対して，5 時間の空腹条件下で ¹⁸F-FDG 185 MBq 静注の直前から動態イメージングを行い，心筋集積度の観察とともに Patlak 法を用いて MGUr（心筋糖代謝率；mg/min/100 g）を計測した。その結果，MGUr は左室駆出率との間に負の相関が認められ，心不全の重症化とともに心筋のグルコース利用が亢進することが示唆された。しかし，MGUr は血中遊離脂肪酸濃度（FFA）との間にも負の相関が認められ，MGUr 上昇には血中 FFA 濃度低下の影響が加わると推定された。そこで著者らは，ヘパリンが血中 FFA 濃度を上昇させることに注目し，ヘパリン静注負荷に対する MGUr の反応性に基づいて代謝異常を検出する手法を導入した。血中 FFA 濃度上昇によっても MGUr 上昇が持続する現象を捉えて，代謝シフトを検出しようとしたわけである。

重症心不全 16 例で検討を行ったところ，対象例は，ヘパリン静注負荷によって MGUr が 50％以上低下した 7 例（抑制例）と同低下が認められなかった 9 例（非抑制例）に分かれた。この非抑制例は，左室駆出率低下が非常に高度であり，かかる代謝シフト検出法が重症度評価に役立つことが示唆された。β受容体遮断薬治療による変化については，現在のところ少数例での検討に限られるが，顕著な心機能改善を示した症例では代謝シフトが正常化するのに対して，心機能改善に乏しい症例では代謝シフトが持続することが知られ，同治療の効果判定にも応用が可能と考えている。

● ¹²³I-MIBG による心臓交感神経機能評価[3]

心不全では，交感神経活動亢進の持続によって，心臓交感神経終末では NE turnover の亢進・NE 放出の増加が起こり，さらに NE 再吸収の低下が加わって，血中への NE spillover が増加する。NE トレーサである ¹²³I-metaiodobenzylguanidine（MIBG）を用いて，この動態を観察することが可能で，MIBG 投与 15 分後（初期像）と 3 ～ 4 時間後（後期像）の 2 回の胸部正面 planar 像の撮像から求めた心筋 MIBG 洗い出し率（WR，％）は，NE spillover を反映した交感神経活動指標として活用されている。

我々は，carvedilol 治療が導入された DCM 39 例を対象に，治療直前，治療後 1 カ月と 3 カ月の各時期に心エコー図，心プールスキャン，MIBG イメージングを実施し，同治療における MIBG イメージングの意義を検討した。この 3 カ月間の経過観察で，対象は，① 心不全増悪あるいは徐脈・低血圧のため治療を中止した Intolerance 群（10 例），② 治療継続が可能であったが LVEF 5％以上の心機能改善が得られなかった Non-responder 群（9 例），③ 同 LVEF 5％以上の心機能改善が得られた Responder 群（20 例）に分類された。治療前の成績を比較すると，3 群間で心機能指標には差がなかったが，WR は，Intolerance 群のうちの心不全増悪例が他群に比して有意に高値を示し（WR ≧ 60％），心不全増悪の事前予測性を持つことが示唆された。治療後の経過について Intolerance 群を除く 2 群で検討したところ，Responder 群では 1 カ月目から心機能が改善し（% FS 増加，EDD 減少），これに随伴して WR 低下（正常化）が認められた。一方，Non-Responder 群では心機能には有意な改善がなく MIBG 指標も変化に乏しかった。以上から，WR は心機能への効果に並行した変化を示すことが示唆された。

また，これらの症例に対してその後 3 年間の予後調査を行ったところ，Intolerance 群の心事故発生率が非常に高かったが，WR では 60％以上の症例は 60％未満の症例に比べて心事故発生率が有意に高く，WR による長期予後の予測が可能と考えられた。

本検討から，DCM に対する carvedilol 治療において，MIBG イメージングの利用は，(1) 心不全増悪のリスクが高い症例の事前予測に役立つ，(2) 治療効果のモニタリングに役立つ（交感神経活動の鎮静化や交感神経終末での NE 調節の正常化が反映される），(3) 長期予後の評価に役立つ，などの価値を持つことが示唆された。

●文献

1) Germano, G., Kiat, H., Kavanagh, P.B., et al : Automatic quantification of ejection fraction from gated myocardial perfusion SPECT. J. Nucl. Med., 36 : 2138 ～ 2147, 1995.
2) Ishida, Y., Yasumura, Y., Fukuchi, K., et al : Increased myocardial glucose utilization in the fasting state as a metabolic indicator of severity of heart failure : a study by F-18 FDG PET. Positron Emission Tomography in the Millenium (edited by N. Tamaki, et al), Elsevier Science B. V., p. 121 ～ 126, 2000.
3) 石田良雄：¹²³I-MIBG による交感神経機能イメージングとその臨床応用．心臓交感神経障害の病態と画像診断─ NE と MIBG ─（堀　正二，石田良雄編著），医薬ジャーナル社，p. 94 ～ 158，1999．

索引（数字・欧文）

1・2・3

100％酸素吸入試験　22
Ⅰa群抗不整脈薬　50, 96
Ⅰ度房室ブロック　26
²⁰¹TlCl/¹²³I-BMIPP 二核種同時心筋シンチ　80
3次元CT　20
　　先天性冠動脈瘻の――像　21
3枝病変　78
Ⅲ度房室ブロック　26

α・β

α-galactosidase　4
βアドレナリン受容体リン酸化酵素（βARK）　102
βアレステン　102
β遮断作用（アミオダロンの）　46
β遮断薬（=ブロッカー）　93～105（Ⅷ章）, 3, 13, 15, 41, 50, 100, 101, 102, 104

A

AAIモード　51
ACE（アンジオテンシン変換酵素）阻害薬　3, 14, 74, 99, 102
Af　26, 30, 92 →心房細動もみよ
akinetic segment　81
angiosarcoma（血管肉腫）　84
ANP（心房性ナトリウム利尿ペプチド）　14, 30
ARVD type Ⅱ　103
ASD（心房中隔欠損）　26
ASH（非対称性心室中隔肥大）　41, 44, 49
ATP負荷タリウムシンチグラム　20
Auto PBSCT（自家末梢血幹細胞移植）　84

B

Bence-Jones 蛋白（尿中）　3
benign metastasizing leiomyoma；BML（良性転移性子宮筋腫）　85
BMIPP（シンチ）　101, 104
BNP（脳性ナトリウム利尿ペプチド）　14, 15, 75
Bruce protocol　58
　modified ―― protocol　58
Bモード　24

C

Ca²⁺　103
CABG（冠動脈バイパス術）　67, 71, 73, 78
CAD（冠動脈疾患）　58
CAPRICORN　98
cardioplegia　26
cationic protein（CP）　10
Ca（=カルシウム）拮抗薬　41, 50
CCU（Coronary Care Unit）　97
Central Core Disease（CCD）　103
CHDF（持続血液濾過透析）　60
CHF（慢性心不全）　30, 97, 99, 102
Chiari's network　92
CIBIS　102
CIBIS-Ⅱ　102
constitutional sigh　89
COPERNICUS　102
Coronary Care Unit（CCU）　97
Cosgrove ring　81
CP（cationic protein）　10
CPAP mask　45
CPK　97
CRP　90
CT
　3次元――　20
　3次元, 先天性冠動脈瘻――像　21
　小粒状結節影：胸部――像　86
　電子ビーム――　21
　ヘリカル――　20
C-TGA（修正大血管転位症）　25
cTnT（心筋トロポニンT）　35, 40

D

DC（電気的除細動）　3, 26, 33
DCM（拡張型心筋症）　40, 72, 75, 101, 104
DcT（deceleration time；E波のピークからの減速時間）　2
Dd（左室拡張期径）　40
DDDペーシング　50
　　（体外式）　3
D-Dimer　33
Dor手術　75, 80
Duke criteria　62, 64
Duran ring　81
dynamic stenosis　50
dyskinetic segment　81

E

early CT sign 陽性　32
Ebstein 奇形　26
EF（Ejection fraction；駆出率）　27, 81, 101
electrical storm　71
ESVI　81
Eustachius valve（下大静脈弁）　92
E波のピークからの減速時間（deceleration time；DcT）　2

F

Fabry 病（典型的, 非典型的）　4
False tendon（仮性腱索）　92
feeding artery　84
FFA（血中遊離脂肪酸濃度）　105
¹⁸F-FDG PET　105
fibrosis　96
FKBP12.6　103
Focal Atrial Fibrillation　36
Forrester
　――Ⅱ型　72
　――Ⅳ型　70
free radical（フリーラジカル）　15
FS（左室短縮率）　40

G・H

GnRHアゴニスト　86
HCM（肥大型心筋症）　2, 4, 40, 94
　虚血性心疾患合併――　41
　――（スペード型変形）　40
　心尖部――　40
　非対称性心筋――　40
HD（血液透析）　58 →透析もみよ
helper-T-cell　11
hibernating myocardium（冬眠心筋）　80
hibernation（可逆性慢性虚血）　75
high flow 肺高血圧　22
H/M比（心筋/縦隔比）　14
HOCM（閉塞性肥大型心筋症）　44, 46, 49, 94
　虚血性心疾患合併――　43

I・J・K

IABP挿入　70, 77
¹²³I-BMIPP　101, 104
ICD（植え込み型除細動器）　50, 76
ice slush　26
IL-6　89
¹²³I-MIBG（metaiodobenzylguanidine）
　――イメージング（心臓交感神経イメージング）　104
　――心筋/縦隔比（H/M比）　14
　――心筋シンチグラフィ　72
I-123MIBG心筋シンチグラフィ　14, 72, 104 →¹²³I-MIBGもみよ
IMR（Ischemic mitral regurgitation；虚血性僧帽弁閉鎖不全症）　80
　――（2度）の治療方針　81
Jatane 手術　80
Kay法　81
KIRI　52

L

leiomyosarcoma（平滑筋肉腫） 84
Löffler 心内膜炎 10
LVDd（左室拡張末期径） 99, 101
LVDs（左室収縮末期径） 101
LV-EDVI 77
LVEF（左室駆出率） 97, 99, 104
Lysosome 酵素活性 5

M

MAID 療法 84
major basic protein（MBP） 10
malignant mesenchymoma（悪性間葉腫） 84
Marveric 52
Mayo Clinic 2
M-bow 3
MBP（major basic protein） 10
MERIT-HF 102
mesothelioma（中皮腫） 91
MGUr（心筋糖代謝率） 105
MH（悪性高熱症） 103
MIBG 心筋シンチグラム→ ^{123}I-MIBG をみよ
MMP（マトリックスメタロプロティナーゼ） 102
Moderator band（右室内の肉柱） 92
modified Bruce protocol 58
MR（僧帽弁閉鎖不全） 46, 81, 94
MUCHA 試験 102
myxoma（粘液腫） 84, 91
M 蛋白（血中） 3

N・P

NE（ノルエピネフリン） 99, 102
―― spillover 105
―― turnover 105
――トレーサ 105
NO 産生障害 105
NSVT 71
Pacopexy 81
Paf（発作性心房細動） 30, 44
PAR（肺血管抵抗） 23
Patlak 法 105
PA（肺動脈）拡張 23
PBSCT（auto）〔幹細胞移植（自家末梢血）〕 84
PCI（冠動脈インターベンション治療）〔PTCA（経皮的冠血管形成術）〕 56, 72, 73, 77, 78, 97
PET（[18]F-FDG） 105
PFR（左室最大充満速度） 99
phosphdiesterase Ⅲ 阻害作用 70
physio-ring 81
PLSVC（左上大静脈遺残） 23
point mutation 103
Poor progression of R 72
PP1 103

PP2A 103
PRECISE 102
PS（肺動脈狭窄症） 26
P-SAE（P 波加算平均心電図） 30
PTCA（経皮的冠血管形成術）→ PCI をみよ
――ガイドワイヤ 52
PT-INR 32
PTSMA〔経皮的中隔心筋焼灼術, （カテーテル）アブレーション〕 36, 46, 49
PV（肺動脈弁）肥厚 23
Pw（左室後壁厚） 40
P 波加算平均心電図（P-SAE） 30

Q・R

QGS（Quantitative Gated SPECT ; 左室容積・LVEF 計測法） 104
――ソフトウェア 104
QOL の改善 81
Quantitative Gated SPECT ; QGS（左室容積・LVEF 計測法） 104
RAST-IgE 10
reverse remodeling（左室拡張末期容積の縮小化） 105
RF 90
ring annuloplasty 81
Rotablator 80
RyR1（骨格筋型リアノジン受容体） 103
RyR2（心筋型リアノジン受容体） 103

S

SAM（僧帽弁収縮期前方運動） 44, 53
sarcoma（肉腫） 91
SAVE（septal anterior ventricular exclusion）手術 81
shoshin beriberi（衝心脚気） 6
SPAF-Ⅲ study 33
SPB ratio（SPB 回復遅延の指標） 58
SPECT
　[123]I-BMIPP 101, 104
　心電図同期心筋（血流）シンチグラフィ 97, 104
Staphylococcus aureus 菌血症 64
stunned myocardium（気絶心筋） 80
ST 低下（透析中） 66

T

[99m]Tc 標識製剤（[99m]Tc-MIBI, ^{99m}Tc-tetrofosmin） 104
TEE（経食道心エコー検査） 33, 92
Teo 52
Thebesius valve（冠静脈弁） 92
thiamine 6
Tl 心筋シンチ 74 →シンチもみよ
TMF（パルスドプラ波形） 2
TnT（心筋トロポニン T） 35, 40
torn chordae 26
total defect score ; TDS（総血損数） 97

TR（房室弁閉鎖不全症） 25
trichlormethiazide（トリクロルメチアジド） 60

U・V

US カルベジロール試験 100
viability（バイアビリティー） 72, 73, 75, 77
volume 負荷テスト 81
von Reyn criteria 65
VS（心室中隔壁厚） 40
VSD（心室中隔欠損（症）） 22, 24, 26
――（Ⅱ型） 23
VT（心室頻拍） 70
VVI ペーシングスパイク 32
VVI ペースメーカー 32

索引（和文）

あ 行

悪性間葉腫（malignant mesenchymoma） 84
悪性高熱症（MH） 103
悪性黒色腫 92
悪性腫瘍 91
アシドーシス 8
　　代謝性—— 12
亜硝酸薬 72
アドリアマイシン 15
　　——心筋症 15
アプリンジン 45, 77
アブレーション（カテーテル）（経皮的心室中
　　　隔心筋焼灼術，PTSMA） 36, 46, 49
アミオダロン 43, 44, 50, 71
アミロイドーシス（心，原発性） 2
アムロジピン 99
アルコール性肝硬変 6
アルコール多飲者治療抵抗性急性心不全 6
アルドステロン値 99
アレルギー 10
アンジオテンシン変換酵素（ACE）阻害薬
　　　　　　　　　　　3, 14, 74, 99, 102
アントラサイクリン系抗腫瘍剤 13
アンピシリン 64
イソソルビド（硝酸） 77
遺伝子突然変異 41
イホスファミド 84
インターベンション（PCI, PTCA） 56, 72,
　　　　　　　　　　　　　73, 77, 78, 97
植え込み型除細動器（ICD） 50, 76
右室
　　——拡大 13
　　——収縮能低下 13
　　——心筋炎 13
　　——内異常筋束〔肺動脈弁狭窄，左上大静
　　　　脈遺残（PLSVC），冠静脈洞還流合併〕
　　　　　　　　　　　　　　　　　　　23
　　——内の肉柱（Moderator band） 92
　　——壁運動低下 13
右心系心腔内腫瘍 91
右心不全症状 91
渦状混濁（角膜） 5
右房内血栓 87
右房内腫瘍 87
運動回復期血圧遅延 58
運動負荷タリウム心筋シンチグラフィ 72
　　　　　　　　　→シンチ（グラフィ）もみよ
エコー（心エコー）（→ドプラもみよ）
　　　Ｂモード—— 24
　　　TEE（経食道——検査） 33, 92
　　　TMF（パルスドプラ波形） 2
　　　経食道——検査（TEE） 33, 92
　　　高周波プローベ 92
　　　コントラスト—— 47

　　　心筋——（超選択的） 51
　　　心筋——（PTSMA時）図 51
　　　——図（右室内異常筋束・肺動脈弁狭窄，
　　　　　左上大静脈遺残（PLSVC），冠静脈
　　　　　洞還流合併） 24
　　　——図ガイド 53
　　　ドブタミン負荷—— 50
　　　モヤモヤ—— 87
エタノール注入 47, 51
エナラプリル 15, 77
黄色ブドウ球菌 64

か 行

回旋枝虚血 81
化学療法（超大量） 85
可逆性慢性虚血（hibernation） 75
核医学 104
拡大心 81
拡張型心筋症（DCM） 40, 72, 75,
　　　　　　　　　　　　　　101, 104
拡張相への移行 43
拡張能改善 100
下肢動脈閉塞（急性） 32
仮性腱索（False tendon） 92
下大静脈弁（Eustachius valve） 92
カテーテルアブレーション（経皮的心室中隔
　　　　心筋焼灼術，PTSMA） 36, 46, 49
カテーテル検査 77
カテコラミン 8, 13, 42, 72, 77, 96
　　——濃度 59
粥状硬化 66
カラードプラ法 24, 96
　　　　　　　　　→ドプラ，エコーもみよ
ガリウムシンチ 85
　　　　　　　　　　　　→シンチもみよ
カリフラワー状腫瘍 84
カルシウム（Ca）拮抗薬（カルシウムブロッ
　　　　　　　　　　　　カー） 41, 50
カルベジロール 3, 45, 71, 97, 99, 100,
　　　　　　　　　　　　　　　　102
冠血行再建術　→CABG，PCIをみよ
肝硬変（アルコール性） 6
幹細胞移植（PBSCT） 84
間質の浮腫像 8
冠静脈洞還流 23
冠静脈弁（Thebesius valve） 92
関節リウマチ（慢性） 89
感染症状 92
感染性心内膜炎（慢性腎不全合併） 61
完全房室ブロック 51
肝胆道系酵素の上昇 13
冠動脈
　　——インターベンション（PCI, PTCA）
　　　　　　　　56, 72, 73, 77, 78, 97
　　——硬化 41

　　——疾患（CAD） 58
　　——石灰化 56, 66
　　——バイパス術（CABG） 67, 71, 73, 78
　　——弁（Thebesius valve） 92
　　——瘻（先天性） 20
顔面紅斑 5
期外収縮
　　心房性期外刺激・—— 36
　　肺静脈起源の—— 38
機械的心肺補助 3
CHDF（持続血液濾過透析） 60
気絶心筋（stunned myocardium） 80
急性
　　——下肢動脈閉塞 32
　　——心筋炎 11
　　——心筋梗塞 43, 76
　　——心不全
　　　　（治療抵抗性；アルコール多飲者） 6
胸部レントゲン写真
　　　　　　　（治療抵抗性急性心不全） 7
虚血性心筋症 69～82（VI章），72, 73, 76,
　　　　　　　　　　　　　　　　　80
虚血性心疾患
　　重症—— 69～82（VI章）
　　肥大型心筋症合併—— 41
　　閉塞性肥大型心筋症合併—— 43
　　慢性腎不全合併—— 56, 66, 78
虚血性僧帽弁閉鎖不全症（Ischemic mitral-
　　　　　　　　regurgitation：IMR） 80
　　　　　　　　→僧帽弁閉鎖不全もみよ
筋小胞体機能 102
筋性狭窄 50
空間マグニチュード波形 30
駆出率
　　——低下 42, 57
　　左室——（LVEF） 97, 99, 104
グリコスフィンゴリピッド 4
グリセオール 32
グルコーストレーサ 104
グロブリン製剤 64
経食道心エコー検査（TEE） 33, 92
　　　　　　　　　　　　→エコーもみよ
経皮的冠血管（動脈）形成（術）
　　　　　　　　　　　　　→PCIをみよ
経皮的心室中隔心筋焼灼術
　　〔PTSMA，（カテーテル）アブレーション〕
　　　　　　　　　　　　　36, 46, 49
経皮的バルーン拡張（術） 24, 80
　　　　　　　　　　　　　→PCIもみよ
血液透析（HD）患者 58
　　　　　　　　　→慢性腎不全もみよ
血管
　　——拡張薬 77, 80
　　——再建術　→CABG，PCIをみよ
　　——肉腫（angiosarcoma） 84

血行再建（術）　73, 75, 76
　　　　　　　　　→ CABG，PCI もみよ
血栓　92
　　　右房内——　87
　　　抗——療法　34
血中カテコラミン濃度　59
血中遊離脂肪酸濃度（FFA）　105
ゲンタマイシン　64
原発性アミロイドーシス　2
原発性腫瘍　91
抗癌剤　13
高血圧（慢性腎不全合併）　66
抗結核剤　64
抗血栓療法　34
膠原病様症状　90
抗酸化作用　15, 98
好酸球　10
　　　——顆粒　10
　　　——増加性心筋炎　10
高周波プローベ　92
抗腫瘍剤（アントラサイクリン系）　13
抗真菌剤　64
酵素補充療法　6
好中球減少　84
高度左側房室弁逆流　25
高拍出性心不全　8
紅斑（顔面）　5
後負荷軽減療法　27
抗不整脈薬（Ⅰa群）　50, 96
骨格筋型リアノジン受容体（RyR1）　103
コントラストエコー　47 →エコーもみよ
サイアザイド系利尿剤　60 →利尿剤もみよ

さ 行

サイトカイン　11
再発性難治性不整脈　51
細胞毒性蛋白　10
左室
　　　——拡張期径（Dd）　40
　　　——拡張末期径（LVDd）　99, 101
　　　——拡張末期容積の縮小化
　　　　　　　　　　（reverse remodeling）　105
　　　——球状化　81
　　　——駆出率（LVEF）　97, 99, 104
　　　——後壁厚（Pw）　40
　　　——コンプライアンス　94
　　　——最大充満速度（PFR）　99
　　　——収縮能低下　13
　　　——収縮末期径（LDVs）　101
　　　——縮小形成術　75
　　　——－大動脈圧較差　46
　　　——短縮率（FS）　40
　　　——内閉塞　50
　　　——肥大　57
　　　——壁肥厚（非対象）　13
　　　——壁肥厚（びまん性）　13
　　　——容積・LVEF 計測法（Quantitative
　　　　　　　　　Gated SPECT；QGS）　104
　　　——流出路狭窄　96

　　　——流出路閉塞誘発　50
左側房室弁置換術　25
左側房室弁閉鎖不全症　27
左房粘液腫　89, 91
サルコーマ（未分化型）　84
酸化ストレス　17
三尖弁
　　　——逆流　88
　　　——形成術　27
　　　——人工弁置換術　85
　　　——置換術　27
酸素飽和度分析　20
自家末梢血幹細胞移植（Auto PBSCT）　84
ジギタリス製剤　8, 14, 27, 96, 99
四肢末端痛　4
持続血液濾過透析（CHDF）　60
持続性単形性心室頻拍　77
ジソピラミド　45, 50
シピリダモール負荷心筋シンチグラフィ　66
シベンゾリン　44, 50, 96
脂肪酸トレーサ　104
シャント　20, 22
収縮性心膜炎症　91
収縮能改善　100
重症虚血性心疾患　69〜82（Ⅵ章）
修正大血管転位症（C-TGA）　25
腫瘍（右房内）　87
消化器症状　11, 84
硝酸イソソルビド　77
上室性頻拍性不整脈　29〜38（Ⅲ章）
上室性不整脈　44
衝心脚気（shoshin beriberi）　6
静脈洞弁遺残　92
小粒状結節影　85
除細動
　　　——器（植え込み型；ICD）　50, 76
　　　電気的——　3, 26, 33
　　　薬物的——　33
除水　65
ショック（心原性）　13
除脈性心房細動　87
ジルチアゼム　49
心アミロイドーシス　2
心移植　3, 85
腎移植患者　66
心エコー→エコー，ドプラをみよ
心外膜炎　92
心カテーテル検査　77
腎機能低下　70
心筋 MIBG 洗い出し率　105
心筋 viability　72, 73, 75, 77
心筋炎　1〜27（Ⅰ章）
　　　好酸球増加性——　10
心筋／縦隔比（H/M 比）　14
心筋型リアノジン受容体（RyR2）　103
心筋虚血　59, 102
心筋梗塞　70, 97
　　　冠動脈左前下行枝——　77
　　　陳旧性——　75, 80
心筋コントラストエコー（超選択的）　51

　　　——図（PTSMA 時）　51
心筋細胞異常　41
心筋細胞膜障害　15
心筋サルコメア　49
心筋症　91
　　　アドリアマイシン——　15
　　　拡張型——　40, 72, 75, 101, 104
　　　虚血性——　69〜82（Ⅵ章），72, 73, 76,
　　　　　　　　　　　　　　　　　　80
　　　二次性——　1〜17（Ⅰ章）
　　　肥大型——（HCM）　39〜54（Ⅳ章）
　　　　　　　　　　　　　　2, 4, 40, 94
　　　閉塞性肥大型——　44, 46, 49, 94
　　　　　虚血性心疾患合併——　41
心筋生検→組織所見・病理像をみよ
心筋線維化　101
心筋組織所見→組織所見をみよ
心筋代謝障害　105
心筋糖代謝率（MGUr）　105
心筋トロポニン T（cTnT）　35, 40
心筋の waving　8
心筋バイオプシー→組織所見・病理像をみよ
腎血流の低下　60
心原性ショック　13
心原性脳塞栓症　74
心腔内腫瘍（右心系）　91
人工呼吸管理　8
心室腔拡大　13
心室性頻拍（難治性）　51
心室性不整脈　53
　　　致死性——　21
　　　難治性——　76
心室粗細動　70
心室中隔
　　　——欠損（症）（VSD）　22, 24, 26
　　　——（Ⅱ型）　23
　　　——心筋切開切除術　51
　　　——穿孔　51
　　　——肥大（非対称性；ASH）　41, 44, 49
　　　——壁厚（VS）　40
心室頻拍　70
心室壁運動低下　13
心室レート抑制　46
心尖部肥大型（肥大型心筋症）　40
心臓移植　3, 85
心臓サルコーマ　85
心臓腫瘍　83〜92（Ⅶ章）
　　　続発性——　92
心臓粘液腫　89
心タンポナーデ　85, 91
シンチ（グラフィ）
　　　^{201}TlCl/^{123}I-BMIPP 二核種同時心筋——
　　　　　　　　　　　　　　　　　　80
　　　ATP 負荷タリウム——　20
　　　BMIPP ——　101, 104
　　　^{18}F-FDG PET　105
　　　I-123MIBG 心筋——　→ ^{123}I-MIBG をみよ
　　　^{123}I-BMIPP　101, 104
　　　^{123}I-MIBG（metaiodobenzylguanidine）
　　　——イメージング

　　　　（心臓交感神経イメージング）104
　　　　――心筋／縦隔比（H/M 比）14
　　　　――心筋シンチグラフィ 72
　SPECT
　　　^{123}I-BMIPP　104
　　　心電図同期心筋（血流）――　97, 104
　　　^{99m}Tc 標識製剤
　　　　　（^{99m}Tc-MIBI, ^{99m}Tc-tetrofosmin）104
　　　Tl 心筋――　74
　　　　運動負荷タリウム心筋――　72
　　　ガリウム――　85
　　　心電図同期心筋（血流）――　97, 104
　　　心プール――　30, 99, 104
　　　タリウム――（ATP 負荷）20
　　　肺血流――　88
　心電図同期心筋（血流）シンチグラフィ
　　　　　　　　　　　　　　　97, 104
　心内膜
　　　――炎（感染性；腎不全合併）61
　　　――心筋生検　4
　　　――心筋線維症　10
　心嚢液貯留　92
　心プールシンチグラフィ　30, 99, 104
　　　　　　　　　→シンチもみよ
　心不全
　　　右――症状　91
　　　虚血性――　98
　　　高拍出性――　8
　　　――増悪　44
　　　スリガラス様陰影（治療抵抗性急性――）
　　　　　　　　　　　　　　　　　8
　　　抵抗性急性――（アルコール多飲者）6
　　　慢性腎不全合併――　60
　　　慢性――（CHF）30, 97, 99, 102
　　　　　治療抵抗性――　13
　腎不全→慢性腎不全をみよ
　心房細動（Af）29～38（Ⅲ章），26, 30,
　　　　　　　　　　　　　　　　　92
　　　除脈性――　87
　　　肺静脈起源発作性――　36
　　　非弁膜症性　32, 33
　　　頻脈性――　45
　　　発作性――（Paf）30, 44
　　　慢性――　32
　心房性期外収縮
　　　心房期外刺激・――　36
　　　肺静脈起源の――　38
　心房性ナトリウム利尿ペプチド（ANP）
　　　　　　　　　　　　　　　14, 30
　心房粗動　2
　心房中隔欠損（ASD）26
　心房中隔瘤　92
　心房内血栓　32
　ステロイド治療　10
　ステント留置　80
　スピロノラクトン（spironolactone）
　　　　　　　　　　　　　3, 60, 77
　スペード型変形（肥大型心筋症）40
　スリガラス様陰影（抵抗性急性心不全）8
　生検（像）→組織所見・病理像をみよ

　成人修正大血管転位症（C-TGA）25
　石灰化（冠動脈）56, 66
　占拠性病変（超音波）85
　先天性冠動脈瘻　20
　先天性心疾患（ADULT）19～27（Ⅱ章）
　全内臓逆位　27
　造影像
　　　右室内異常筋束・肺動脈弁狭窄, 左上大
　　　静脈遺残（PLSVC）, 冠静脈洞還流合併
　　　　　　　　　　　　　　　　　24
　早期再灌流療法　97
　総欠損数（血流の）97
　相対的（心筋）虚血　41, 50
　僧帽弁
　　　逆流　15, 64, 96
　　　狭窄症　91
　　　収縮期前方運動（SAM）44, 53
　　　置換術　51
　　　閉鎖不全（MR）46, 81, 94
　　　虚血性――（Ischemic mitral-
　　　　　　regurgitation；IMR）80
　組織所見・病理像
　　　アミロイドーシス心筋組織所見　3
　　　好酸球性心筋炎生検像　11
　　　心筋生検（バイオプシー）10, 101
　　　　　　――組織型　101
　　　心内膜心筋生検　4
　　　多発性左房内腫瘤　84
　塞栓危険因子　33
　塞栓症状　92
　続発性腫瘍　91
　続発性心臓腫瘍　92

た 行

　体外式 DDD ペーシング　3
　胎児化現象　105
　代謝異常（腎不全合併）66
　代謝シフト　105
　代謝性アシドーシス　12
　大動脈
　　　――内バルーンパンピング　13
　　　――弁逆流　62
　　　――弁収縮期半閉鎖　44
　　　――弁置換術　62
　第二世代免疫分析キット（トロポニン T の）
　　　　　　　　　　　　　　　　　40
　ダウノルビシン　13
　　　――心筋症　13
　ダカルバジン　84
　多元性・難治性持続性心室頻脈　77
　多枝病変　80
　脱水　96
　多発性左房内腫瘤　84
　タリウムシンチグラム（ATP 負荷）20
　　　　　　　　　→シンチグラフィもみよ
　炭酸水素ナトリウム　8
　致死性心室性不整脈　21
　中皮腫（Mesothelioma）91
　中流部狭窄（閉塞性肥大型心筋症の）50

　超選択的心筋コントラストエコー　51
　超大量化学療法　85
　治療抵抗性急性心不全（アルコール多飲者）
　　　　　　　　　　　　　　　　　6
　陳旧性心筋梗塞　75, 80
　低汗症　6
　抵抗性慢性心不全　13
　テストステロン剤　86
　テモカプリル　3
　電気エネルギー量　34
　電気的除細動（DC）3, 26, 33
　電子ビーム CT　21
　糖脂質代謝異常　4
　透析→慢性腎不全もみよ
　　　ST 低下（――中）66
　　　血液――（HD）患者　58
　　　持続血液濾過――（CHDF）60
　洞調律維持（慢性非弁膜症性心房細動）33
　糖尿病性腎症　67
　動脈側心室駆出率（Ejection fraction；EF）
　　　　　　　　　　　　　27, 81, 101
　動脈血ガス分析　8
　動脈硬化　57
　冬眠心筋（hibernating myocardium）80
　ドキソルビシン　84
　ドーパミン　70
　ドブタミン　60
　　　――負荷エコー　50
　　　――テスト　81
　ドプラ（→エコーもみよ）
　　　TMF（パルス――波形）2
　　　カラー――法　24, 96
　　　心エコー連続波――　53
　　　連続波――血流速度波形　23
　　　連続波――法　96
　トラセミド（torasemide）60
　トリクロルメチアジド（trichlormethiazide）
　　　　　　　　　　　　　　　　　60
　トレッドミル運動負荷試験　58
　トロポニン T（cTnT）35, 40

な 行

　難治性心室性頻拍　51
　難治性心室性不整脈　76
　ニカルジピン（nicardipine）60
　肉腫（Sarcoma）91
　肉柱（右室内の；Moderator band）92
　二次性心筋症　1～17（Ⅰ章）
　ニフェカラント　71
　尿中 Bence-Jones 蛋白　3
　粘液腫（myxoma）91, 84
　　　――（左房）89, 91
　脳梗塞　33
　脳性ナトリウム利尿ペプチド（BNP）
　　　　　　　　　　　　　14, 15, 75
　脳塞栓（症）33
　　　心原性――　74
　ノルエピネフリン（NE）99, 102
　　　――spillover　105

— 110 —

――― turnover　105
――― トレーサ　105

は 行

バイアビリティー（viability）
　　　　　　　　　　　72，73，75，77
バイオプシー→組織所見・病理像をみよ
肺鬱（うっ）血　45，94
肺血管抵抗（PAR）　23
肺血流シンチ　88→シンチもみよ
肺静脈開口部　92
肺静脈起源発作性心房細動　36
肺水腫　9，44
肺動脈（PA）
　　―――拡張　23
　　―――狭窄症（PS）　26
　　―――弁（PV）肥厚　23
　　―――弁（性）狭窄（症）　23，91
バイパス術（CABG）　67，71，73，78
パニペネム　64
バルーン拡張（術）　24，80→PCIもみよ
バルーンパンピング（大動脈内）　13
バルサルバ負荷　50
パルスドプラ波形（TMF）　2
　　　　　　　　→ドプラ，エコーもみよ
晩期再灌流療法　76
被角血管腫　5
微小心筋障害　40
ビソプロロール　44，102
肥大型心筋症（HCM）　39～54（IV章）
　　　　　　　　　　　　2，4，40，94
　　虚血性心疾患合併―――　41
　　―――（スペード型変形）　40
　　心尖部―――　40
　　非対称性心筋―――　40
　　閉塞性―――（HOCM）　44，46，49，94
　　　虚血性心疾患合併―――　43
非対称性
　　―――左室壁肥厚　13
　　―――心筋肥大型心筋症　40
　　―――心室中隔肥大（ASH）　41，44，49
ビタミンB$_1$　8
ビタミン製剤（複合）　8
左主幹部病変　80
左上大静脈遺残（PLSVC）　23
非典型的Fabry病　4
非弁膜症性心房細動　32，33
　　　　　　　　　　→心房細動もみよ
びまん性左室壁肥厚　13
ピモベンダン　3，77
病理像・組織所見
　　アミロイドーシス心筋組織所見　3
　　好酸球性心筋炎生検像　11
　　心筋生検（バイオプシー）　10，101
　　　―――組織型　101
　　心内膜心筋生検　4
　　多発性左房内腫瘤　84
貧血　67
頻拍性不整脈（上室性）　29～38（III章）

頻脈性心房細動　45→心房細動もみよ
フィブリン　88
負荷テスト
　　volume―――　81
　　ドブタミン―――（エコー）　50，81
複合ビタミン製剤　8
プラセボ　99
　　―――効果（ペースメーカー植え込みによる）
　　　　　　　　　　　　　　　　51
フリーラジカル（free radical）　15
プレドニゾロン　10
プロカインアミド　77
フロセミド（furosemide）
　　　　　　　　3，15，45，60，77
プロブコール　17
プロプラノロール　49，103
平滑筋肉腫（leiomyosarcoma）　84
閉塞性動脈硬化症（腎不全合併）　66
閉塞性肥大型心筋症（HOCM）
　　　　　　　　44，46，49，94
　　虚血性心疾患合併―――　43
閉塞責任中隔心筋　49
ペーシングカテーテル　46，52
ペーシングスタディ　46
ベタミプロン　64
ヘパリン　32，34，50，105
ベラパミル　45，50
ヘリカルCT　20→CTもみよ
弁下部狭窄　50
弁逆流
　　僧帽―――　64
　　大動脈―――　62
　　高度左側房室―――　25
弁形成　81
ベンジルペニシリン　62
弁性肺動脈狭窄　23
弁置換術（左側房室）　25
弁輪形成術　81
弁輪縫縮術　27
房室ブロック
　　I度―――　26
　　III度―――　26
　　完全―――　51
房室弁閉鎖不全症（TR）　25
発作性上室頻拍　74
発作性心房細動（Paf）　30，44
　　　　　　　　　　→心房細動もみよ

ま 行

マグニチュード波形（空間）　30
マグネシウム製剤　8
マッピング　36
マトリックスメタロプロティナーゼ（MMP）
　　　　　　　　　　　　　　　　102
慢性関節リウマチ　89
慢性虚血（可逆性；hibernation）　75
慢性心不全（CHF）　30，97，99，102
　　　　　　　　　　　→心不全もみよ
　　抵抗性―――　13

慢性腎不全患者の心疾患　55～67（V章）
　　感染性心内膜炎合併―――　61
　　虚血性心疾患合併―――　56，66，78
　　高血圧合併―――　66
　　心不全合併―――　60
慢性心房細動　32→心房細動もみよ
未分化型サルコーマ（undifferentiated-
　　　　　　　　　　　　sarcoma）　84
ミルリノン　70
メスナ　84
メトプロロール　14，96，102
モヤモヤエコー　87
モルフィン　52

や・ら・わ 行

疣贅　62，92
遊離脂肪酸濃度（FFA）　105
リアノジン受容体（骨格筋型）（RyR1）　103
リウマチ因子　90
リウマチ（慢性関節）　89
リドカイン　71，77
利尿剤　3，8，27，41，60，72，74，77，
　　　　　　　　　　　　　　80，96
リモデリング　76，102
流出路狭窄（閉塞性肥大型心筋症の）　50
良性転移性子宮筋腫（benign metastasizing-
　　　　　　　　　　leiomyoma；BML）　85
ループ利尿剤　60
レイノー症状　89
レニン・アンジオテンシン
　　　　　・アルドステロン系の亢進　60
レニン・アンジオテンシン系阻害薬　102
レニン活性　60，99
連続波ドプラ→ドプラ，エコーもみよ
　　―――血流速度波形　23
　　―――法　96
瘻管　20
漏斗部狭窄　24
ワルファリン（ワーファリン）　32，34，77

循環器疾患 治療戦略と実践

2006年8月10日 初版第1刷 発行

編 集　田内　潤／瓦林孝彦／井上智夫／松田光雄
　　　　伊藤　彰／梶谷定志／鷹津良樹／南都伸介
発行者　折原國弘
発行所　株式会社 医事出版社
　　　　〒104-0033 東京都中央区新川1-2-8
　　　　電話03-3555-0815
　　　　http://www.iji.co.jp/

乱丁・落丁本はお取替えいたします。
Printed in Japan
ISBN 4-87066-149-7